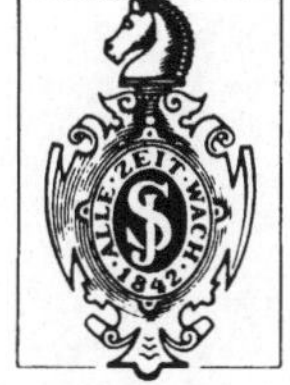

U. Bogdahn H. G. Mertens (Hrsg.)

Prognostik in der Intensivtherapie des Zentralnervensystems

Springer-Verlag
Berlin Heidelberg New York
London Paris Tokyo

Prof. Dr. med. Ulrich Bogdahn
Prof. Dr. med. Hans-Georg Mertens
Neurologische Univ.-Klinik und Poliklinik
Josef-Schneider-Straße 11
8700 Würzburg

5. Arbeitstreffen der Arbeitsgemeinschaft
Neurologische Intensivmedizin (ANIM - Würzburg 1988)

ISBN-13: 978-3-642-95581-5   e-ISBN-13: 978-3-642-95580-8
DOI: 10.1007/978-3-642-95580-8

CIP-Titelaufnahme der Deutschen Bibliothek

Prognostik in der Intensivtherapie des Zentralnervensystems :
[Würzburg 1988] / U. Bogdahn u. H. G. Mertens (Hrsg.). –
Berlin ; Heidelberg ; New York ; London ; Paris ; Tokyo :
Springer, 1989
    (... Arbeitstreffen der Arbeitsgemeinschaft Neurologische
    Intensivmedizin (ANIM) ; 5)
    ISBN-13: 978-3-642-95581-5

NE: Bogdahn, Ulrich [Hrsg.]; Arbeitsgemeinschaft Neurologische
    Intensivmedizin: ... Arbeitstreffen der ...

2125/3140/543210 – gedruckt auf säurefreiem Papier

Vorwort

Die Einschätzung der Überlebens- und Langzeitprognose eines Schwerkranken mit Beteiligung des Zentralnervensystems ist eine wesentliche Aufgabe des Intensivmediziners – hier sind Internisten, Chirurgen, Neurochirurgen, Neurologen, Anästhesisten, Notärzte sowie Pädiater interdisziplinär gefordert. Nicht selten sind es die Neurologen, die hier besonders ihr Fachwissen einbringen müssen, um eine ausgewogene Entscheidung zu ermöglichen. Das 5. Arbeitstreffen der Arbeitsgemeinschaft „Neurologische Intensivmedizin (ANIM)" in Würzburg hatte es sich zum Ziel gesetzt, gemeinsam neue Erfahrungen und bekanntes Wissen für die Erstellung prognostischer Parameter in der Intensivtherapie von Patienten mit ZNS-Erkrankungen zusammenzustellen. Wenn dies auch nicht für alle Bereiche neurologiebezogener Intensivmedizin vollständig gelingen konnte – dazu war der Themenkreis sicherlich für ein Arbeitstreffen zu weit gespannt –, so finden doch die beteiligten Fachdisziplinen erstmals ein zusammenhängendes Referenzwerk vor, das Auskunft über prognostische Fragen, auch unter neuen therapeutischen Gesichtspunkten, geben möchte. Als Schwerpunkte wurden besonders ZNS-Blutungen (incl. Subarachnoidalblutungen), Hypoxie und Ischämie, venöse Durchblutungsstörungen, entzündliche Erkrankungen, Traumen, Erkrankungen der Stammganglien und des Stoffwechsels, sowie spinale Störungen berücksichtigt. Ferner finden sich Angaben zur allgemeinen Katamnese und zur Personalplanung, die in Zukunft wegen des allerorts bestehenden Mangels an qualifizierten Pflegekräften ein Höchstmaß an Umsicht erfordern wird, um die therapeutischen Erfolge nicht in Frage zu stellen. Die Herausgeber hoffen auf rege Diskussion und Kritik, um in diesem Gebiet der Intensivmedizin eine möglichst klare, von den beteiligten Fachdisziplinen akzeptierte Basis für die täglich zu treffenden Entscheidungen auf der Intensivstation zu erhalten.

Nicht vergessen werden soll an dieser Stelle, Dank zu sagen all jenen, die durch ihre Mithilfe zum Gelingen des Arbeitstreffens beitrugen und nicht zuletzt denjenigen, die durch ihre Arbeit die Grundlage für unser Wissen erst ermöglicht haben.

Würzburg, im Oktober 1988   H.G. Mertens und U. Bogdahn

Inhaltsverzeichnis

E. Enzephalitis, Meningitis, Guillain-Barré-Syndrom

F. Metabolische Störungen

G. Extrapyramidal-motorische Erkrankungen, Myasthenie

H. Methodik

Autorenverzeichnis

AUER, L. M., Univ.-Klinik für Neurochirurgie, A-8036 Graz

BADRY, F., NL-Univ.-Klinik Innsbruck, Anichstr. 3, A-6020 Innsbruck

BAUER, M. J., Neurologische Univ.-Klinik, Hamburg-Eppendorf, Martinistr.,
2000 Hamburg 20

BITTKAU, S., NL-Klinik der Univ. Würzburg, Josef-Schneider-Str. 11,
8700 Würzburg

BOGDAHN, U., Neurologische Univ.-Klinik, Josef-Schneider-Str. 11,
8700 Würzburg

BRAWANSKI, A., Neurochirurgische Univ.-Klinik Würzburg,
Josef-Schneider-Str. 11, 8700 Würzburg

BRINKMANN, H. G., NL-Univ.-Klinik, Erlangen, Schwabachanlage 6,
8520 Erlangen

BRODESSER, L., Rheinische Landesklinik, Kaiser-Karl-Ring 20, 5300 Bonn 1

BÜTTNER, T., Neurologische Univ.-Klinik Gießen, Am Steg, 6300 Gießen

DITTMAR, G., Neurologische Klinik, Städt. Klinik Dortmund,
Beurhausstr. 40, 4600 Dortmund 1

DORNDORF, W., Direktor der Neurologische Univ.-Klinik Gießen, Am Steg,
6300 Gießen

DRUSCHKY, K. F., NL-Univ.-Klinik mit Poliklinik der Friedrich-Alexander-
Universität, Erlangen-Nürnberg, Schwabachanlage 6, 8520 Erlangen

EPPINGER, B., Neuroradiologie, Abt. Röntgendiagnostik, Univ. Freiburg,
Hauptstr. 5, 7800 Freiburg

FOLKERTS, H., Neurologische Klinik, Städt. Klinik Dortmund,
Beurhausstr. 40, 4600 Dortmund 1

GERSTENBRAND, F., Direktor der NL-Univ.-Klinik Innsbruck, Anichstr. 3,
A-6020 Innsbruck

GUNREBEN, G., Neurologische Univ.-Klinik, Josef-Schneider-Str. 11,
8700 Würzburg

HAASS, A., Univ.-Nervenklinik, Neurologie, 6650 Homburg/Saar

HACKE, W., Direktor der Neurolog. Univ. Klinik, Im Neuenheimer Feld, 6900 Heidelberg

HAHN, G., Neurologische Univ.-Klinik Würzburg, Josef-Schneider-Str. 11, 8700 Würzburg

HAMANN, G., Univ.-Nervenklinik, Neurologie, 6650 Homburg/Saar

HASSEL, W., Neurologische Univ.-Klinik, Josef-Schneider-Str. 11, 8700 Würzburg

HAUBITZ, I., Rechenzentrum der Univ. Würzburg, Am Hubland, 8700 Würzburg

HAUPT, W. F., Univ.-Nervenklinik Köln, Josef-Stelzmann-Str. 9, 5000 Köln 41

HEITMANN, R., Direktor der Rheinischen Landesklinik, Kaiser-Karl-Ring 20, 5300 Bonn 1

HENZE, T., Neurologische Univ.-Klinik, Robert-Koch-Str. 40, 3400 Göttingen

HILZ, M. J., NL-Univ.-Klinik, Erlangen, Schwabachanlage 6, 8520 Erlangen

HORNIG, C. R., Neurologische Univ.-Klinik Gießen, Am Steg, 6300 Gießen

HÖRLIN, E., Neurologische Univ.-Klinik, Josef-Schneider-Str. 11, 8700 Würzburg

JESKE, J., Univ.-Nervenklinik Köln, Josef-Stelzman-Str. 9, 5000 Köln 41

Jürgens, R., Univ.-Nervenklinik Köln, Josef-Stelzmann-Str. 9, 5000 Köln 41

KLEWIN, I. R., NL-Klinik der Ruhr-Univ. Bochum, St.-Josef-Hospital, Gudrunstr. 56, 4630 Bochum

KLINGELHÖFER, J., Klinische Neurophysiologie im Zentrum Neurologische Medizin, Georg-August-Universität, Robert-Koch-Str. 40, 3400 Göttingen

KLOSS, R., Univ.-Nervenklinik, Neurologie, 6650 Homburg/Saar

KÖHLER, E., Neurolog. Univ. Klinik, Josef-Schneider Str. 11, 8700 Würzburg

KRONE, A., Neurochirurgische Univ.-Klinik Würzburg, Josef-Schneider-Str. 11, 8700 Würzburg

KRULL, F., Univ.-Nervenklinik Köln, Josef-Stelzmann-Str. 9, 5000 Köln 41

KRÜGER, H., Neurologische Univ.-Klinik Würzburg, Josef-Schneider-Str. 11, 8700 Würzburg

KUHN, W., z. Zt. Nervenklinik der Univ. Würzburg, Füchsleinstr. 18, 8700 Würzburg

KUNZE, K., Direktor der Neurolog. Univ.-Klinik, Hamburg-Eppendorf, Martinistr. 20, 2000 Hamburg 20

LINCKE, H. O., Direktor der Neurologischen Klinik, Städt. Klinik Dortmund,
Beurhausstr. 40, 4600 Dortmund 1

LITSCHER, G., Technische Universität Graz, A-8036 Graz

MARTIN, R., Neurologische Univ.-Klinik, Josef-Schneider-Str. 11,
8700 Würzburg

MERTENS, H. G., Direktor der Neurologischen Univ.-Klinik,
Josef-Schneider-Str. 11, 8700 Würzburg

MEWE R., Neurochirurgische Klinik, Westf. Wilhelms-Universität Münster,
Albert-Schweitzer-Str. 33, 4400 Münster

MEYER, C., Neurologische Univ.-Klinik Göttingen, Robert-Koch-Str. 40,
3400 Göttingen

MULFINGER, L., Neurolog. Univ. Klink, Josef-Schneider-Str. 11,
8700 Würzburg

NAU, R., NL-Klinik der Georg-August-Universität, Robert-Koch-Str. 40,
3400 Göttingen

NEUNDÖRFER, B., Direktor der NL-Univ.-Klinik, Erlangen, Schwabachanlage 6,
8520 Erlangen

NEUNZIG, H.-P., NL-Univ.-Klinik, Hamburg-Eppendorf, Martinistr.,
2000 Hamburg

PFURTSCHELLER, G., Abteilung für Medizinische Informatik des Institutes für
Elektro- und Biomed. Technik der Technischen Universität Graz,
A-8036 Graz

PINTER, W., Neurologische Univ.-Klinik, Hamburg-Eppendorf, Martinistr.,
2000 Hamburg 20

POENIGHAUS, K., Neurochirurgische Univ.-Klinik, Josef-Schneider-Str. 11,
8700 Würzburg

PRANGE, H. W., Neurologische Univ.-Klinik Göttingen, Robert-Koch-Str. 40,
3400 Göttingen

PRUGGER, M., Neurologische Univ.-Klinik, Anichstr. 3, A-6020 Innsbruck

PRZUNTEK, H., Direktor der Neurologischen Univ.-Klinik der Ruhr-Universität
Bochum, St. Josef-Hospital, Gudrunstr. 56, 4630 Bochum

RÄDER, K., Neurolog. Univ. Klinik, Göttingen, Robert-Koch-Str. 40,
3400 Göttingen

RÄDER, K., Psychiatrische Klinik der Univ. Göttingen, Robert-Koch-Str. 40,
3400 Göttingen

RATZKA, M., Abteilung für Neuroradiologie der Univ. Würzburg,
Josef-Schneider-Str. 11, 8700 Würzburg

REICHMANN, H., Neurologische Univ.-Klinik, Josef-Schneider-Str. 11,
8700 Würzburg

RINGELSTEIN, E. B., Klinikum der RWTH Aachen, Abt. Neurologie,
Pauwelsstr., 5100 Aachen

RITTMEYER, K., Neuroradiologische Abteilung der Georg-August-Universität,
Robert-Koch-Str. 40, 3400 Göttingen

RUMPL, E., Direktor der Abteilung für Neurologie am Landeskrankenhaus
Klagenfurt, St. Veiter-Str. 47, A-9020 Klagenfurt

RÖTTGER, W., Neurochirurgische Univ.-Klinik, Josef-Schneider-Str. 11,
8700 Würzburg

SCHÄDLICH H. J., Univ. Nervenklinik Köln, Josef-Stelzmann-Str. 9,
5000 Köln 41

SCHALKE, B. C. G., NL-Klinik der Univ. Würzburg, Josef-Schneider-Str. 11,
8700 Würzburg

SCHIMRIGK, K., Direktor der Universitäts-Nervenklinik, Neurologie,
6650 Homburg/Saar

SCHUBERT, P., Neurologische Univ.-Klinik, Josef-Schneider-Str. 11,
8700 Würzburg

SCHUCHARDT, V., Rheinische Landesklinik, Kaiser-Karl-Ring 20, 5300 Bonn 1

SCHUKNECHT, B., Abteilung für Neuroradiologie der Univ. Würzburg,
Josef-Schneider-Str. 11, 8700 Würzburg

SCHUMACHER, A., Univ.-Nervenklinik Köln, Josef-Stelzmann-Str. 9,
5000 Köln 41

SCHUMACHER, M., Neuroradiologie der Univ. Freiburg, Hauptstr. 5,
7800 Freiburg

SUCHY, I., Scheringwerke A. G., 1000 Berlin

SWIONTEK, F., Neurologische Univ.-Klinik Göttingen, Hauptstr. 5,
3400 Göttingen

SZELIES, B., Univ.-Nervenklinik Köln, Josef-Stelzmann-Str. 9, 5000 Köln 41

WACH, P., Neurolog. Univ. Klinik, Erlangen, Schwabachanlage 6,
8520 Erlangen.

WALTER, H. J., Neurologische Univ.-Klinik Würzburg, Josef-Schneider-Str. 11,
8700 Würzburg

WORTMANN, B., Neurologische Univ.-Klinik, Josef-Schneider-Str. 11,
8700 Würzburg

Einführung

Das Thema „Prognostik in der Intensivmedizin des Zentralnervensystems"
umfaßt die meisten Sektoren einer vitalen Grenzsituation neurologischer
Erkrankungen. „Die Spätprognose" bedrängt uns alle.

Der Intensivarzt ist mehr als andere Spezialisten veranlaßt, Bilanz zu ziehen.
Der Einbruch der Technik in die Medizin mit allen Vor- und Nachteilen wird
an wenigen Stellen so deutlich wie in der Intensivmedizin, die – oft scheint es
uns geradezu uferlos – das Leben verlängern kann. Der Nutzen der Technik für
den Menschen, die ethischen Probleme werden deshalb meist und ganz besonders an diesem Beispiel vehement und konträr diskutiert.

Der Nutzen unserer Bemühungen ist nicht, wie wir es von jeder anderen
Therapie erwarten, in kontrollierten Studien mit alternativen Behandlungs-
gruppen zu beweisen. Die Verbesserung der Überlebenschance in vital bedroh-
ten Situationen ist auch meist so offensichtlich, daß es eines Beweises nicht
bedarf. Anders steht es um das „Outcome", um die Frage: Hat sich der große
Aufwand, der Einsatz vieler Menschen, ja und auch Kosten am Ende für den
Betroffenen gelohnt? Wie sieht die Bilanz aus?

Wir Therapeuten sind beteiligte, aber doch außenstehende Beobachter aus
der begrenzten Sicht des nur indirekt Betroffenen. Entscheidend ist aber letztlich die Meinung des Subjekts, des Betroffenen.

Wir sind dem Eid des Hippokrates verpflichtet und bekennen uns zum Leben
als oberstem Wert ärztlichen Tuns. Dürfen wir aber Leben an sich, Leben um
jeden Preis zum Maßstab unseres Tuns machen?

Ein möglichst volles, unversehrtes Leben ist gewiß das, was wir wollen. Aber
auch ein behindertes, ja ein stark eingeschränktes Leben kann von seinem
Träger positiv und durchaus lebenswert erlebt werden. Ein außenstehender
Beobachter ist oft verwundert, wie geistige Persönlichkeit sich unter der äußeren Behinderung entwickelt. Wie außerordentlich schwierig kann ärztliche Entscheidung unter diesen Aspekten in Grenzsituationen sein. Wir sind uns
bewußt, daß der Helferwille dem Krankenwillen unterzuordnen ist, oder, mit
den Worten von Kierkegaard: „Das Helfen beginnt mit der Demütigung des
Helfers". Anders gesagt: Wir Ärzte haben die Kunst des bescheidenen Beglei-
ters von Menschen im Leben und Sterben zu erlernen.

In der Realität der Intensivstation ist unser Dialog mit dem Betroffenen, um
seinen Willen zu erfahren, oft nur ein fiktiver, weil dieser nicht bei Bewußtsein
ist oder sich nicht äußern kann, oder nicht in der Lage ist, seine Situation zu

überschauen. Wir müssen dann handeln, auch ohne Auftrag, im wohlverstandenen Interesse des Kranken. Unsere Aufgabe kann es sein – in aussichtsloser Lage eines Kranken – Hilfe zu unterlassen. Dazu gehört vielleicht mehr Mut, als Hilfe zu leisten.

In dem aufsehenerregenden Spektakel um die Aktivitäten von Hackethal, um aktive Sterbehilfe, die strafbar, oder Beihilfe zum Suizid, die straffrei ist, haben vielfach Ärzte und Theologen bis zur Ärztekammer und zum Weltärztebund Stellung für das Leben, aber auch für ein menschliches Begleiten im Sterben gesprochen.

Der Bundesjustizminister äußerte: „Jeder Arzt kann straflos passiv Sterbehilfe leisten, insbesondere indem er dem Sterbenden schmerzlindernde Mittel im erforderlichen Maße gibt. Dies selbst dann, wenn diese im Einzelfall zu einer Verkürzung des Lebens führen können. Kein Arzt ist gehalten, durch Einsatz moderner Intensivtherapie verlöschendes Leben, u. U. sogar qualvoll zu verlängern."

„Der Grundwert der Selbstbestimmung des Menschen steht gegenüber dem Grundwert des Lebens als Geschenk, als von Gott geliehendes Pfand, das nicht wegzuwerfen ist" (Dörner). Es ist anzuerkennen, daß „menschliches Leben nicht wegzumachen ist, sondern mehr als alles andere den Menschen als Menschen konstitutiert" (P. Sloterdijk). In diesem Dilemma wird von uns ein pragmatisches Urteil verlangt. Dieses aber setzt ein Höchstmaß an Wissen, Können und Erfahrung voraus.

Handeln wir, oder entschließen wir uns, nicht zu handeln? Wir können in dieser Entscheidung nicht erwarten, unschuldig zu bleiben. Hier hilft keine ärztliche Sonderethik. Es gibt nur ein allgemeinmenschliches ethisches Bewußtsein als Richtschnur. Wohl haben wir eine besondere ärztliche Verantwortung, da wir Mehrwissende, besonders – Erfahrene sind und sein müssen. Weder Angehörige, noch der Kranke selbst können uns die Beantwortung der entscheidenden Fragen abnehmen: „Was muß ich tun? Was soll ich tun? Was darf ich tun?"

Unser Thema „Prognostik in der Intensivmedizin des Zentralnervensystems" soll die Erfahrungen vieler Intensivabteilungen sammeln, um Hilfe zu geben in dieser schwierigen Entscheidungssituation. Wir wollen wenigstens versuchen, prognostische Kriterien zu erarbeiten.

Es ist sehr viel publiziert worden zum Thema Hirntod. Doch diese Diagnose ist vergleichsweise einfach und gut definiert. Demgegenüber stellen wir uns heute die Frage: Welche Erwartungen hat der Kranke auf der neurologischen Intensivstation? Ist es sinnvoll, nichts unversucht zu lassen, die Vitalfunktionen zu erhalten? Oder verlängern wir damit nur ein hoffnungsloses, ein menschenunwürdiges Leiden?

Aber wir begegnen auch der anderen Frage, die uns fast noch stärker korrumpiert: Platz und Mittel der Intensivstationen sind begrenzt und allzu oft nicht für alle Zuverlegten verfügbar. Wir sind gezwungen auszuwählen.

Wem sollen die vorhandenen Möglichkeiten zugewendet werden? Ganz besonders in einem solchen aufgezwungenen Sichtungsverfahren sind wir uns unserer Ohnmacht bewußt. Wir haben keineswegs ausreichende Richtlinien und können nur in jedem Einzelfall individuell nach eigener Erfahrung abwägen.

Vielleicht helfen uns in dieser Situation die in dem vorliegenden Band zusammenfließenden Erfahrungen vieler Intensivstationen, die zur Verfügung stehenden Entscheidungshilfen besser zu definieren und zu quantifizieren. Jedenfalls wollen wir uns bemühen, Schritte in dieser Richtung zu finden.

H. G. Mertens

A. Übergreifende prognostische Parameter in der neurologischen Intensivmedizin

Zur Prognose neurologischer Intensivpatienten (eine 5-Jahresbilanz): I. Krankheitsgruppen, Alters- und Geschlechtsverteilung, Früh- und Spätletalität, Todesursachen

H. W. Prange, C. Meyer und *K. Räder*

Einleitung

Die Intensivtherapie ist in der Neurologie ein relativ junges Teilgebiet. Die Erfahrungen sind noch begrenzt; Untersuchungen über die Langzeitergebnisse wurden bisher nicht publiziert. Letztere sind jedoch von Interesse als Basiszahlen bei Bedarfsplanungen im System der medizinischen Versorgung. Außerdem können sie dem Kliniker bessere prognostische Einsichten vermitteln und damit zumindest in Einzelfällen die therapeutische Entscheidung erleichtern.

Mit dem Ziel, „harte Daten" über den poststationären Langzeitverlauf neurologischer Intensivpatienten zu erhalten, haben wir in einer katamnestischen Studie das Ergehen von 293 Patienten über eine 5-Jahresperiode zurückverfolgt. Die statistischen Zahlen zu Alters- und Geschlechtsverteilung, Krankheitsgruppen, Letalität und Todesursachen werden im folgenden vorgelegt.

Methodik

Aufgenommen in die retrospektiv angelegte Studie wurden 319 konsekutive Patienten, die in den Jahren 1980 und 1982 auf der Intensivstation der Neurologischen Universitätsklinik Göttingen stationär behandelt wurden. Die Verlaufsbeobachtung sollte jeweils 60 Monate seit Beginn der Erkrankung betragen. Es wurden zwei getrennte Jahrgänge in die Untersuchung einbezogen, um so den Einfluß sich verändernder Therapieregime mitzuerfassen.

Die Datenerhebung erfolgte über Krankenblattauswertung, Anschreiben der Meldeämter (Todeszeitpunkt), der Hausärzte (Todesursache/Status praesens) und der Patienten selbst.

Die personenbezogenen Daten wurden anonymisiert zusammen mit den übrigen Variablen parametrisiert und dann mit Hilfe von Unterprogrammen des statistischen Programmpaketes BMDP (PC-Version) gerechnet [1].

Ergebnisse

Bei 26 Patienten lag keine neurologische Behandlungsdiagnose vor. Sie wurden bei der weiteren Auswertung nicht berücksichtigt. Die verbleibenden 293 Per-

Tabelle 1. Häufigkeit und geschlechtsbezogene Altersverteilung neurologischer Intensivpatienten (Universität Göttingen 1980/82)

Krankheit	Häufigkeit %	n	Geschlechtsbezogene Altersverteilung (a) weiblich mittleres Alter (± SD)	n	männlich mittleres Alter (± SD)
Hirninfarkt	25,3	25	61,5 ± 15,6	49	56,0 ± 14,3
Spontane Hirnblutung	17,7	25	58,0 ± 17,9	27	57,4 ± 15,5
Subarachnoidalblutung	8,2	9	49,4 ± 15,3	15	57,8 ± 8,2
Meningitis/Enzephalitis	9,2	9	31,1 ± 13,5	18	36,9 ± 17,1
Guillain-Barré-Syndrom	3,8	6	52,2 ± 19,1	5	60,2 ± 16,3
Tumoröse Prozesse	7,8	9	52,6 ± 13,1	14	51,9 ± 16,5
Alkoholkomplikationen	5,8	3	55,3 ± 9,3	14	47,6 ± 9,6
Epilepsiekomplikationen	5,1	9	42,3 ± 19,0	6	41,7 ± 22,6
Traumen des ZNS	3,8	5	53,6 ± 21,5	6	46,7 ± 21,3
Psychiatrische Krankheiten	3,4	4	34,8 ± 10,5	6	53,0 ± 19,9
Intoxikationen	2,7	3	36,3 ± 11,9	5	46,4 ± 18,4
Sonstige Krankheiten	7,2	8	42,1 ± 17,6	13	52,1 ± 19,4

sonen teilten sich in 178 (61%) männliche und 115 (39%) weibliche auf. Das mittlere Alter lag bei 52 Jahren (Spannweite: 15–90 Jahre) und zeigte keine statistisch signifikanten Geschlechtsdifferenzen.

Die Altersverteilung in bezug auf Krankheit und Geschlecht gibt Tabelle 1 wieder. Unter den Krankheitsgruppen überwogen die zerebralen Gefäßerkrankungen, die mit 51,2% bei mehr als der Hälfte der Behandelten vorlagen. Zerebrale Hypoxie und sonstige Gefäßprozesse – einschließlich der wenigen Fälle mit Hirnvenenthrombose – sind mit in die Gruppe „Hirninfarkte" einbezogen worden. Die prozentuale Verteilung der Behandlungsdiagnosen ist der Tabelle 1 zu entnehmen.

Unter „sonstigen Krankheiten" wurden ungeklärte Bewußtlosigkeit, akute Hirnstammsyndrome bei multipler Sklerose, akinetische Krisen bei Parkinsonismus, Komplikationen bei Chorea Huntington, myasthene Krisen, Myopathien und Spätkomplikation bei amyotrophischer Lateralsklerose zusammengefaßt. Bei den psychiatrischen Krankheiten handelte es sich um das sog. maligne Neuroleptikasyndrom, katatonen Stupor und Anorexia nervosa. Den Intoxikationen lagen zumeist Lithium- und Antikonvulsivaüberdosierungen zugrunde, letztere teilweise in suizidaler Absicht. In Einzelfällen wurden auch Patienten mit Vergiftungen durch Benzodiazepine und Antidepressiva aufgenommen.

Die mittlere Behandlungsdauer auf der Intensivstation betrug 19 Tage; Median 10 Tage. Die maximale Behandlungsdauer lag bei 188 Tagen. Der kürzeste Aufenthalt auf der Intensivstation betrug unter 24 h. Signifikante Abweichungen vom Mittelwert der Gesamtgruppe ergaben sich jeweils für die zusammengefaßten Krankheitsgruppen „entzündliche ZNS-Erkrankungen und Guillain-Barré-Syndrom" (36,4 Tage) sowie „Epilepsie und ZNS-Traumen" (10,3 Tage). Die Zahlen im einzelnen sind in Tabelle 2 aufgeführt.

Tabelle 2. Mittlere Behandlungsdauer auf Intensivstation, Früh- und Spätletalität (Behandlungsjahr 1980/82)

Krankheit	n	Dauer der Intensiv-therapie (Tage)	auf Intensiv-station %	Verstorben nach 2 J. %	nach 5 J. %
Hirninfarkt	74	19,6	45	51	65
Spontane Hirnblutung	52	19,7	52	55	76
Subarachnoidalblutung	24	19,7	45	50	52
Meningitis/Enzephalitis	27	36,4	22	22	30
Guillain-Barré-Syndrom	11	36,4	27	27	55
Epilepsie	15	10,3	7	7	20
ZNS-Traumen	11	10,3	19	19	45
Tumorleiden	23	11,4	22	45	87
Alkoholismus	17	11,4	24	29	47
Psychiatrische Krankheiten	10	11,4	–	10	20
Intoxikationen	8	11,4	12	25	37
Sonstige	21	11,4	14	20	57
Summe	293	19 Tage	33%	39%	57%

Für die Früh- und Spätletalität wurden folgende Zahlen ermittelt: Bereits während der ersten Behandlungszyklen auf der Intensivstation verstarben 33% der Patienten, dabei lag die Gesamtletalität 1982 etwas günstiger als 1980. 24 Monate nach Krankheitsbeginn waren bereits 39% verstorben. Nach 60 Monaten lebten noch 125 der 293 in dieser Studie erfaßten Patienten. Dies entspricht einer Gesamtletalität von 57%. Die Zahlen der Früh- und Spätletalität sind in Tabelle 2 in bezug auf die Krankheitsgruppen synoptisch dargestellt.

Die kumulativen Überlebensraten werden in Abb. 1 erkennbar. Dabei wurden zur vereinfachten Überschaubarkeit die Behandlungsdiagnosen in drei große Krankheitsgruppen zusammengefaßt. Die schlechteste Prognose ergibt sich für die Gefäßprozesse mit einer Gesamtletalität von 66%. Die günstigsten Langzeitergebnisse werden hingegen bei den entzündlichen ZNS-Erkrankungen einschließlich dem Guillain-Barré-Syndrom erzielt. Hier liegt die 5-Jahresletalität bei 37%.

Nimmt man eine Zuordnung der 5-Jahresletalität zu Geschlecht und Lebensalter vor, so ergeben sich die in Tabelle 3 demonstrierten Zahlen. Im Gegensatz zu Tabelle 2 wurden hier die Diagnosen auf nur 7 Krankheitsgruppen aufgeteilt. Die Gesamtheit der 293 Patienten verteilt sich ziemlich gleichmäßig auf die drei verschiedenen Altersgruppen. Nennenswerte Geschlechtsdifferenzen lassen sich nicht erkennen. Jedoch sind die Altersdifferenzen bei der Letalität recht deutlich. Die Zahl der Verstorbenen ist in den höheren Altersgruppen wesentlich größer als bei den Jüngeren unter 45 Jahren. Signifikante Unterschiede in der altersbezogenen 5-Jahresletalität ergaben sich für Großhirninfarkte ($p < 0,001$), spontane Hirnblutungen ($p < 0,01$) und entzündliche ZNS-Erkrankungen einschließlich Guillain-Barré-Syndrom ($p < 0,01$).

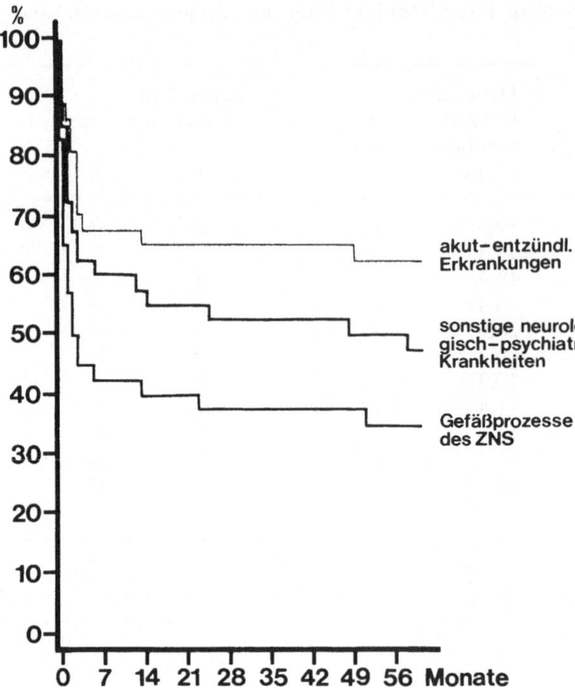

Abb. 1. Kumulatives Überleben neurologischer Intensivpatienten (n = 293) nach 5jähriger Beobachtungsdauer

Die Todesursachen wurden entsprechend den Angaben in Tabelle 4 zugeordnet. In etwa zwei Drittel der Fälle ließ sich ein wahrscheinlicher oder eindeutiger Zusammenhang der Todesursache mit dem Grundleiden erkennen. Dieser bestand bei 35,5% nicht.

Tabelle 3. Gesamtletalität 5 Jahre nach Krankheitsbeginn bezogen auf Alter und Geschlecht

Krankheitsgruppe	n	Geschlecht		Altersgruppen			Gesamt
		m %	w %	– 45 %	– 65 %	> 65 %	%
Hirninfarkt (ohne Hirnstamm)	47	67	55	18	53	89	60
Spontanblutungen	51	85	68	40	75	95	76
SAB	23	33	74	40	50	75	52
Sonstige Gefäßprozesse (Hypoxie, Basilarisprozesse)	30	62	68	70	50	80	67
Epilepsie, Alkoholismus, ZNS-Traumen	43	50	43	27	50	85	46
Entzündliche ZNS-Prozesse und GBS	38	39	33	25	38	83	37
Sonstige Krankheiten	58	59	53	45	54	90	57
Summe	290	60	53	35	55	88	57

Tabelle 4. Todesursachen nach 5jährigem Verlauf (n = 293)

– direkt durch das Grundleiden	42,0%
– Komplikationen des Grundleidens	15,4%
– möglicher Zusammenhang mit dem Grundleiden	7,1%
– durch interkurrente Erkrankungen	11,3%
– kein Zusammenhang mit dem Grundleiden	2,2%
– unbekannt (oder Sonstiges)	22,0%

In der Frühphase ergab sich für 86% der letalen Ausgänge ein direkter Zusammenhang mit dem Grundleiden (Tabelle 5a). Nach der Intensivbehandlung änderte sich diese Konstellation insofern, als daß bei 49% der späteren Todesfälle eine ursächliche Zuordnung nicht mehr möglich war (Tabelle 5b), denn die Gesundheitsämter sind aufgrund der gegenwärtigen Datenschutzge-

Tabelle 5a. Todesursachen während der Intensivbehandlung

Behandlungs-diagnose	Todes-fälle	Grund-leiden %	Komplika-tion %	Zusammen-hang %	interkur-rent %	kein Zu-sammen-hang %	unbe-kannt/sonstige %
Alle Gefäß-prozesse	71 (153)	65	21	–	13	–	1
Entzündliche ZNS-Krankhei-ten + GBS	9 (38)	33,3	22,2	33,3	–	–	11,1
Alle sonstigen Diagnosen	16 (102)	56	19	12,5	12,5	–	–
Summe		60	21	5	12	–	2

Tabelle 5b. Todesursachen nach der Intensivbehandlung

Behandlungs-diagnose	Todes-fälle	Grund-leiden %	Komplika-tion %	Zusammen-hang %	interkur-rent %	kein Zu-sammen-hang %	unbe-kannt/sonstige %
Alle Gefäß-prozesse	30 (153)	20	7	13	20	7	33
Entzündliche ZNS-Krankhei-ten + GBS	5 (38)	–	20	20	–	–	60
Alle sonstigen Diagnosen	37 (102)	19	8	5	5	3	60
Summe		18	8	10	11	4	49

setzgebung nicht auskunftberechtigt über den Inhalt von Todesbescheinigungen, und die Hausärzte waren zumeist nicht informiert. In Tabelle 5a und b wurden die Behandlungsdiagnosen in drei großen Hauptgruppen (entsprechend Abb. 1) zusammengefaßt.

Zusammenfassung und Schlußfolgerung

Von 293 Intensivpatienten (Altersmittel 52 Jahre, weiblich 115, männlich 178) waren nach 60 Monaten 57% verstorben. Die höchste Letalität bestand bei den Gefäßprozessen, insbesondere den spontanen Hirnblutungen, und bei den Tumorleiden. In der letztgenannten Krankheitsgruppe steht die Spätletalität – Monate und Jahre nach der Intensivbehandlung – im Vordergrund, während bei den Gefäßprozessen eine hohe Frühletalität auffällt, die ihr Maximum in den ersten zwei Krankheitswochen erreicht. Unerwartet hoch war die Spätletalität auch in einigen anderen Diagnosegruppen, beispielsweise nach ZNS-Traumen, Guillain-Barré-Syndrom und akuten Intoxikationssyndromen. Die Letalitätsrate nach 5 Jahren erwies sich bei Patienten, die zu Krankheitsbeginn über 65 Jahre alt waren, mit 88% als besonders hoch. Eine signifikante Altersabhängigkeit der Prognose zeigte sich bei Großhirninfarkten, spontanen Hirnblutungen und entzündlichen ZNS-Prozessen.

Wie erwartet verstarben in der Frühphase die meisten Patienten am Grundleiden oder an Komplikationen desselben. Bei späteren Todesfällen war in fast 50% die Todesursache nicht mehr aufzuklären. Würde man diese Zahl gleichsetzen mit „vom Grundleiden unabhängige Todesursachen", so hieße dies, daß mindestens 53% der nach der Intensivbehandlung Verstorbenen keine Lebensverkürzung durch das neurologische Behandlungsleiden erfahren hätten. Die kumulative Überlebensrate (s. Abb. 1) näherte sich unter dieser Bedingung mit zunehmender Länge des Beobachtungszeitraumes in ihrer Neigung jener der altersgleichen Durchschnittsbevölkerung an. In Ermangelung der erforderlichen Daten ist diese Annahme jedoch bei unseren Patienten nicht überprüfbar.

Resümierend kann festgestellt werden, daß die Langzeitprognose bei neurologischen Intensivpatienten besonders ungünstig ist, wenn die Betroffenen an einer Gefäß- oder Tumorkrankheit leiden und/oder über 65 Jahre alt sind. Auch bei Patienten mit degenerativen ZNS-Krankheiten, die einer Intensivtherapie bedürfen, ist die Langzeitprognose eher ungünstig.

Literatur

1. Dixon WJ, Brown MB, Engelmann L, Frane JW, Hill MA, Jennrich RJ, Toporek JD (1983) BMDP Statistical software. University of California Press, Berkeley

Zur Prognose neurologischer Intensivpatienten (eine 5-Jahresbilanz):
II. Beurteilung der Therapieergebnisse durch Patient und Hausarzt

H. W. Prange, C. Meyer und *K. Räder*

Vorbemerkungen

Über den Langzeitverlauf unserer Intensivpatienten wissen wir bedrückend wenig. Rückmeldungen irgendwelcher Art erreichen uns relativ selten. Deshalb machten wir es uns zur Aufgabe, die Langzeitprognose der bei uns Behandelten genauer zu untersuchen. Hierfür wählten wir 293 konsekutive Krankheitsfälle (178 männliche und 115 weibliche Patienten) der Jahrgänge 1980 und 1982 aus, deren Befindlichkeit 5 Jahre nach unserer intensivneurologischen Therapie ermittelt werden sollte. Das mittlere Alter lag zum Behandlungszeitpunkt bei 52 Jahren.

Von diesen 293 Personen hatten 125 den Zeitraum von 60 Monaten überlebt. Entsprechend der Abschlußdiagnose lag bei 53 Patienten ein Gefäßprozeß, bei 24 Patienten eine entzündliche Erkrankung und bei 48 Patienten ein sonstiges Leiden (zur weiteren Aufschlüsselung s. Teil I, S. 3) vor. Allen diesen Personen wurde ein Interviewbogen zugesandt, der nach beruflicher Wiedereingliederung, überdauernden Beschwerden, Pflegesituation und ärztlicher Behandlungsbedürftigkeit fragte. Ein inhaltlich ähnlich aufgebauter Fragebogen wurde auch dem Hausarzt zugeschickt. Rückantwort erhielten wir von 88 Patienten und 75 Hausärzten. Dabei waren allerdings nicht immer alle vorgegebenen Fragen vollständig beantwortet, dies hatte ein leicht variierendes „n" in den Tabellen 2–4 zur Folge.

Beides – sowohl die Selbsteinschätzung als auch die ärztliche Beurteilung – lag schließlich von 59 Personen vor. Die Differenz innerhalb der Auskünfte von Arzt und Patient waren geringfügig (unter 10%), so daß von einer im wesentlichen zuverlässigen und ehrlich gemeinten Ausfüllung der Interviewbogen ausgegangen werden konnte. Von 21 überlebenden Personen bekamen wir im Untersuchungszeitraum keine Rückantwort. Sie verteilten sich ziemlich gleichmäßig über die verschiedenen Diagnosegruppen.

Ergebnisse

Zunächst die Patientenauskünfte bezogen auf die Krankheitsgruppen (Tabelle 1): Nur 41% wurden beruflich rehabilitiert. Signifikante Differenzen (zur statistischen Auswertung s. Teil I, S. 3) ergaben sich zwischen den schlechten Ergeb-

Tabelle 1. Patientenauskunft bezogen auf die Krankheitsgruppe

	Gefäßleiden	Entzündliche Krankheiten	Sonstige Krankheiten	Gesamt
Berufliche Situation				
rehabilitiert	15%	80%	50%	41%
nicht rehabilitiert	85%	20%	50%	59%
Beschwerden				
keine	23%	45%	41%	33%
weiterhin vorhanden	77%	55%	59%	67%
Pflegebedürftigkeit				
keine/leichte	80%	95%	89%	86%
mittelschwer/ständig	20%	5%	11%	14%
Beweglichkeit				
gut	32%	89%	78%	61%
mit Hilfe	57%	11%	15%	32%
Rollstuhl	11%	–	7%	7%
Patientenzahlen:	41	20	26	87

nissen bei den Gefäßleiden (15%) und den relativ guten Rehabilitationserfolgen bei entzündlichen Erkrankungen (80%), die auch Fälle mit Guillain-Barré-Syndrom enthalten. Zwei Drittel aller Patienten litten unter bleibenden Beschwerden verschiedenster Art; die krankheitsspezifischen Differenzen sind hier relativ geringfügig. Auch in der Pflegebedürftigkeit ergaben sich keine wesentlichen Unterschiede, allerdings schneiden die entzündlichen Krankheiten etwas besser ab. Schwer pflegebedürftige Patienten waren entsprechend der Selbsteinschätzung nicht sehr häufig (14%). Mehr augenfällig war die Differenz in der Beweglichkeit. Sie ist erwartungsgemäß in der Gruppe der Gefäßleiden deutlich beeinträchtigt. Nach entzündlichen Krankheiten des Nervensystems bleiben hingegen ausgeprägte motorische Funktionsstörungen seltener zurück.

Die bei den Patienten abgefragten Befindlichkeitsparameter wurden in einem zweiten Schritt dem Alter und Geschlecht zugeordnet. Geschlechtsdifferenzen von statistischer Bedeutung bestanden in keinem Fall. Subjektive Beschwerden wurden aber von Frauen weniger oft angegeben. Letztgenannter Parameter zeigte keine Altersdifferenzen (67%). Ansonsten waren die Unterschiede in den Altersgrupen erheblich. Die berufliche Wiedereingliederung gestaltete sich nur in der Gruppe der bis 45jährigen zufriedenstellend. Die Rehabilitationserfolge bei Personen jenseits des 45. Lebensjahres waren unzureichend. Günstige Zahlen im Punkt Pflegebedürftigkeit ergaben sich wiederum vorzugsweise für Jüngere. Häufige und regelmäßige Arztbesuche wurden insbesondere bei älteren Patienten notwendig (Tabelle 2).

Nach Auskünften der Hausärzte (Tabelle 3) bestanden bei allen Krankheitsgruppen in einem hohen Prozentsatz (90%) Residualsymptome, wobei hier die entzündlichen Krankheiten bevorzugt betroffen waren. In dieser Diagnose-

Tabelle 2. Patientenauskunft bezogen auf Alter und Geschlecht

	< 45 a	< 65 a	>65 a	Geschlechtsdifferenz		Gesamt
				♀	♂	
Berufliche Situation						
rehabilitiert	**64%**	18%	–	34%	46%	41%
nicht rehabilitiert	36%	**82%**	**100%**	66%	53%	59%
Subjektive Beschwerden						
vorhanden	67%	69%	63%	59%	74%	67%
nicht vorhanden	33%	31%	37%	41%	26%	33%
Pflegebedürftigkeit						
keine	**73%**	**44%**	25%	61%	55%	58%
leicht/mittelgradig	19%	40%	50%	34%	30%	29%
ständig	8%	16%	**25%**	5%	15%	13%
Arztbesuche						
selten oder nie	**66%**	43%	29%	55%	54%	44%
häufig	34%	57%	**71%**	45%	46%	56%
Patientenzahl	49	31	8	41	47	88

Tabelle 3. Arztauskunft bezogen auf die Krankheitsgruppen

	Gefäßleiden	Entzündliche Krankheiten	Sonstige Krankheiten	Gesamt
Restsymptome (n = 69)				
ausgeprägt	50%	67%	44%	**51%**
mittelgradig	37%	33%	44%	39%
leicht/keine	13%	–	12%	10%
Soziale Situation (n = 69)				
berufstätig	25%	**100%**	48%	**46%**
nicht berufstätig	**69%**	–	**44%**	48%
Heimunterbringung	6%	–	8%	6%
Ärztliche Behandlung				
erforderlich	46%	42%	45%	**44%**
nicht erforderlich	54%	58%	55%	56%
Patientenzahl	33	12	29	74

gruppe war praktisch kein Patient frei von Restsymptomen. Die soziale Situation war hingegen gerade bei letztgenannter Krankheitsgruppe besonders gut. Alle 12 Personen mit entzündlichen Krankheiten wurden beruflich wieder eingegliedert. Als ungünstig erwies sich die berufliche Rehabilitation bei den Patienten mit Gefäßleiden des ZNS; nur ein Viertel von ihnen konnten wieder eine Berufstätigkeit ausüben. Die sonstigen Krankheiten standen mit 48% dazwischen. Eine ärztliche Behandlungsbedürftigkeit ergab sich in 44% aller

Tabelle 4. Arztauskunft bezogen auf Alter und Geschlecht

	< 45 a	< 65 a	>65 a	Geschlechtsdifferenz		Gesamt
Restsymptome (n = 70)				♀	♂	
ausgeprägt	45%	58%	57%	56%	47%	51%
mittelgradig	45%	38%	16%	34%	42%	39%
leicht/keine	10%	4%	27%	10%	11%	10%
Soziale Situation (n = 70)						
berufstätig	**72%**	17%	–	42%	49%	46%
nicht berufstätig	18%	**75%**	**71%**	45%	51%	48%
Heimunterbringung	0%	8%	**29%**	10%	–	6%
Ärztliche Behandlung						
erforderlich	50%	44%	22%	43%	45%	44%
nicht erforderlich	50%	56%	78%	57%	55%	56%
Patientenzahl	40	26	9	35	40	75

Fälle. Nennenswerte Gruppenunterschiede zeigten sich für diesen Befindlichkeitsparameter nicht.

Von Interesse waren weiterhin die Alters- und Geschlechtsdifferenzen aus der Sicht der hausärztlichen Einschätzung (Tabelle 4). Zwischen männlichem und weiblichem Geschlecht bestanden nur unbedeutende Unterschiede. Eine gewisse Diskrepanz ergab sich jedoch zwischen den in Tabelle 2 aufgeführten Angaben zu subjektiven Beschwerden und den in Tabelle 4 angegebenen Zahlen zu den Restsymptomen: Während bleibende subjektive Beschwerden bei Frauen zahlenmäßig geringer waren, bestanden bei ihnen offensichtlich häufiger Krankheitsresiduen als beim männlichen Geschlecht. Ausgeprägte Residualsyndrome traten bei den Jüngeren (bis 45jährigen) etwas weniger häufig auf als bei Älteren. Allerdings waren diese Differenzen statistisch nicht signifikant. Anders gestaltete sich die soziale Situation. Wie sich schon in der Selbstbeurteilung der Patienten herausgestellt hatte, war die berufliche Wiedereingliederung nur bei Personen bis 45 Jahren ausreichend gelungen. Personen zwischen 46 und 65 Jahren kamen zumeist nicht wieder in das Erwerbsleben. Bei den über 65jährigen war dies ohnehin nicht zu erwarten.

Hinsichtlich der ärztlichen Behandlungsbedürftigkeit zeigten sich keine Altersunterschiede von statistischer Bedeutung. Daß gerade bei diesem Befindlichkeitsparameter die Gruppe der älteren, über 65jährigen Personen am besten abschnitten, ist bei der kleinen Zahl dieser Gruppe (n = 9) statistisch irrelevant.

Schlußbemerkung

Die Befunde unserer Untersuchung lassen folgende Schlußfolgerungen zu:
1. Die durchschnittliche Überlebensrate der neurologischen Intensivpatienten 5 Jahre nach Krankheitsbeginn liegt bei 43%. Dies ist überraschend niedrig

und deutlich unter den alterskorrigierten Zahlen der Gesamtpopulation. Weitere Details zu den Letalitätszahlen sind dem Teil I unserer Studie zu entnehmen (s. S. 3).

2. Residualsymptome können bei ca. 90% der Überlebenden durch die Hausärzte festgestellt werden.

3. Subjektive Beschwerden geben zwei Drittel der befragten Patienten an, unabhängig von Alter, Geschlecht und Krankheitsgruppe.

4. Gute berufliche Rehabilitationschancen bestehen nur bei den jüngeren, bis 45jährigen Patienten und bei solchen, die eine entzündliche Erkrankung des Nervensystems einschließlich Polyradikulitis (Guillain-Barré-Syndrom) durchgemacht haben.

5. Die Zahlen für Heimunterbringung mit 6% und für Rollstuhlpflichtigkeit mit 7% waren erfreulich niedrig.

6. Die Hälfte der früher intensivmedizinisch behandelten Patienten mit neurologischen Krankheiten bedarf einer engmaschigen ärztlichen Betreuung. In der Selbsteinschätzung der Patienten wurden „häufige Arztbesuche" öfter angegeben als nach der hausärztlichen Beurteilung der Behandlungsbedürftigkeit zu erwarten war. Möglicherweise ist dies ein Hinweis darauf, daß ein Teil unserer intensivneurologisch behandelten Patienten auch später eine ärztliche psychische Führung wünscht, die sie beim Hausarzt sucht.

Indikation und Limitation neurologischer Intensivbehandlung

K. Kunze und *H.-P. Neunzig*

Einleitung

Die Indikationen für eine Aufnahme und Behandlung auf einer neurologischen Intensivstation sind weitgehend unstrittig und lassen sich in den beiden folgenden Punkten zusammenfassen:
1. Abwendung der vitalen Gefährdung,
2. Rasche Diagnostik und gezielte Therapie der speziellen Funktionsstörungen des zentralen oder/und peripheren Nervensystems als Ursache der Vitalgefährdung, die entweder primär oder als Verlaufsereignis bei bereits länger bestehender Erkrankung auftreten kann.

Aus dem eigenen Krankengut wie auch aus den Angaben anderer neurologischer Intensivstationen geht hervor, daß neben Störungen der Vitalfunktion wie Herz-Kreislauf-Störungen und Ateminsuffizienz von neurologischer Seite aus zusätzliche Parameter wie die verschiedenen Formen von Bewußtseinsstörungen, unterschiedlich ausgeprägte und akut sich entwickelnde Hemisphären- oder Hirnstammfunktionsstörungen und die Entwicklung einer Hirndrucksymptomatik oder zerebraler Krampfanfälle häufigste Indikationen für eine Aufnahme sind. Dabei ist es natürlich klar, daß hier ätiopathogenetisch ganz unterschiedliche Störungen zugrunde liegen, sei es, daß es sich um vaskuläre oder entzündliche Erkrankungen des zentralen Nervensystems, um Hirntraumen oder um metabolisch oder immunologisch bedingte Erkrankungen des zentralen oder peripheren Nervensystems handelt.

Krankengut

Aus dem Krankengut der Intensivstation der eigenen Klinik aus den Jahren 1981–1986 wurden Patienten mit vaskulären Erkrankungen und traumatischen Hirnschädigungen im Hinblick auf Eingangs- und Ausgangskriterien unter Berücksichtigung der Glasgow Coma Scale ausgewertet. Dabei wurden von dieser Skala für den Aufnahmebefund die Kriterien komatöse und nichtkomatöse Bewußtseinsstörungen und für den Entlassungsbefund aus der Intensivstation die Kriterien „leicht oder nicht behindert", „schwer behindert" und „verstorben" berücksichtigt.

Ergebnisse

Das Krankengut (1050 Pat.) setzte sich prozentual gesehen aus 32% Patienten mit Schädel-Hirn-Traumen bzw. Polytraumen (SHT/PTr) und 30% Patienten mit vaskulären Erkrankungen zusammen. Zu diesem gehörten 12,4% mit intracerebralen Blutungen (ICB) und 10% Patienten mit ischämischen Zirkulationsstörungen (Ischämie). 7,6% Patienten mit Subarachnoidalblutungen wurden in dieser Zusammenstellung nicht berücksichtigt. Außerdem wurden auch Patienten mit Guillain-Barré-Syndromen (9%), Myasthenien (14%) und entzündlichen Erkrankungen des ZNS (9%) nicht in die Zusammenstellung miteinbezogen.

Als wesentliches Merkmal für die Prognose und den Ausgang der Erkrankung ergab sich das Kriterium der *Bewußtseinsstörung* bei Aufnahme. Im ausgewerteten Krankengut fanden sich 395 Patienten mit einer *nichtkomatösen* und 284 Patienten mit einer *komatösen* Bewußtseinsstörung.

Während von den Patienten mit *nichtkomatösen* Bewußtseinsstörungen bei der Aufnahme 52,9% leicht oder nicht behindert entlassen werden konnten, und 15,2% verstarben, konnten von den Patienten mit initialen komatösen Bewußtseinsstörungen nur 34,2% leicht oder nicht behindert entlassen werden, und es waren 39,4% Todesfälle in dieser Gruppe zu verzeichnen.

Nimmt man weiterhin eine Differenzierung in 3 hauptsächliche Krankheitsgruppen vor:

Schädelhirntrauma/Polytrauma (SHT/PTr), intrazerebrale Blutung (ICB) und Ischämie, dann zeigen die Patienten mit SHT/PTr die beste Prognose. Kamen sie mit *nichtkomatösen* Bewußtseinsstörungen zur Aufnahme, dann konnten 64% leicht oder nicht behindert entlassen werden, und 9% verstarben, während im Falle der initialen *komatösen* Bewußtseinsstörungen nur 40,9% leicht oder nicht behindert entlassen werden konnten, aber 31,7% verstarben.

Bei den Ischämien und intrazerebralen Blutungen sieht dieses insgesamt aber noch ungünstiger aus. Bereits bei den *nichtkomatösen* Bewußtseinsstörungen finden sich bei den intrazerebralen Blutungen 35,8% Todesfälle, während bei den Ischämien 55,8% schwer behindert waren.

Bei den *komatösen* Bewußtseinsstörungen steigt die Todesrate bei den intrazerebralen Blutungen sogar auf 72,2% an, bei den Ischämien auf 62,5%, wobei in letzterer Gruppe allerdings die Zahl mit n = 16 klein ist (Tabellen 1 und 2).

Im Vergleich der verschiedenen Gruppen ist einzuwenden, daß in der Regel das mittlere Alter bei ICB und Ischämien höher ist. Das Alter ist aber ein wichtiger zusätzlicher Parameter für die Prognose intensivbehandlungsbedürftiger neurologischer Erkrankungen. Vergleicht man beispielsweise unter den initial *komatösen* Bewußtseinsstörungen eine Gruppe SHT/PTr mit einem mittleren Alter von 66,5 Jahren (n = 20) mit einer Gruppe Ischämie mit einem mittleren Alter von 60 Jahren (n = 16) dann schneiden aber auch hier SHT/PTr in allen Sparten im Vergleich besser ab: leicht oder nicht behindert 25% gegenüber 6%; schwer behindert 15% gegenüber 31% und Todesfälle 55% gegenüber 62,5%.

Für die Beurteilung *prognostischer Parameter* in der neurologischen Intensivmedizin stehen eine Vielzahl von körperlichen und apparativen Untersuchungs-

Tabelle 1. Initiale *nichtkomatöse* Bewußtseinsstörungen im Hinblick auf den Behandlungsausgang bei Schädel-Hirn-Trauma/Polytrauma, intrazerebralen Blutungen und ischämischen Störungen des Gehirns

	SHT/PTr n = 109/1050 41 J.		ICB n = 81/1050 63 J.		Ischämie n = 43/1050 54 J.	
Bei Entlassung	n	%	n	%	n	%
Leicht oder nicht behindert	70	64	24	29,6	12	27,9
Schwer behindert	13	11,9	25	30,9	24	55,8
Verstorben	10	9	29	35,8	7	16,3

Tabelle 2. Initiale komatöse Bewußtseinsstörungen im Hinblick auf den Behandlungsausgang bei Schädel-Hirn-Trauma/Polytrauma, intrazerebralen Blutungen und ischämischen Störungen des Gehirns

	SHT/PTr n = 164/1050 35 J.		ICB n = 54/1050 57 J.		Ischämie n = 16/1050 66 J.	
Bei Entlassung	n	%	n	%	n	%
Leicht oder nicht behindert	67	40,9	5	9,3	1	6
Schwer behindert	34	20,7	7	13	5	31,3
Verstorben	52	31,7	39	72,2	10	62,5

möglichkeiten zur Verfügung, auf die hier im einzelnen nicht eingegangen werden kann.

Es soll aber auch hier besonders hervorgehoben werden, daß vielfältige Vergleiche zeigen konnten, daß ganz wesentliche Informationen aus sorgfältigen und regelmäßig wiederholten körperlichen Untersuchungen erhalten werden. So konnten wir unter Berücksichtigung der „besten motorischen Antwort auf Außenreize", der Pupillenlichtreaktion und dem im CCT nachzuweisenden Typ der Hirnläsion, retrospektiv bereits während der ersten Tage eine gute Zuordnung zu „gutem Ausgang" (leicht oder nicht behindert) und „schlechtem Ausgang" (Tod bzw. appallisch), in einem Drittel der Fälle bereits aufgrund der Untersuchung am ersten Tage, durchführen. Schwieriger war das für den Parameter „schwere Behinderung" [3]. Die verschiedenen Formen *evozierter Potentiale* ermöglichen im Zusammenhang mit körperlichen Untersuchungsbefunden bereits sehr früh relevante prognostische Aussagen [1]. Im Zusammenhang mit diesen oft recht aufwendigen und auch artefaktgestörten Untersuchungsmethoden soll aber auf die Befunde bei *okulocephalen* und *vestibulookulären Reflexen* hingewiesen werden. Bei 81 Patienten aus diesem Krankengut wurden unter dem Aspekt der prognostischen Relevanz viele Reflexe untersucht [2]. Dabei ließ sich zeigen, daß die vestibulo-okulären Reflexe (VOR) bereits frühzeitig wichtige Hinweise geben können. Von den Patienten, die bei der Aufnahme und im Ablauf der ersten 12 h untersucht wurden und bei denen dieser Reflex nicht auslösbar war, verstarben 92%. Falsch-negative Aussagen (8%) wurden durch 3 Patienten verursacht, bei denen in einem Fall eine Barbituratvergiftung und in 2 Fällen eine vertebro-basiläre Insuffizienz vorlag. Nahm man die „beste motorische Antwort" für die Auswertungen hinzu, dann konnte in 94% bereits zu einem so frühen Zeitpunkt eine richtige prognostische Aussage gemacht werden. Erhaltene VOR ließen unabhängig von der Ursache des Komas in 67% der Fälle ein gutes Verlaufsergebnis annehmen.

Im weiteren Verlauf der Erkrankungen, also über die initialen allgemeinen und neurologischen Kriterien hinaus, spielen extrazerebrale Faktoren, besonders internistische Faktoren, eine wichtige Rolle [5]. Das gilt vor allem für Risikofaktoren. Es fanden sich z. B. in fast 80% der ICB eine Hypertonie, in 40% Hinweise für eine Arteriosklerose und in etwas über 20% Hinweise für eine chronsich-obstruktive pulmonale Erkrankung. Bei 10% der Fälle fanden sich bereits anamnestisch Hinweise für eine Herzinsuffizienz. Im Verlauf der ICB fielen in einem hohen Prozentsatz der Fälle Blutbildentgleisungen auf, wobei in 60% der ICB ein Leukozytenanstieg über 10000 zu verzeichnen war; in 20% fanden sich erhöhte Blutglukosespiegel, was auch statistisch signifikant war. Ateminsuffizienz, Pneumonie und Hypertonie sind häufige Komplikationen während des Verlaufes der ICB und machen etwa 30–60% an Häufigkeit aus. Komplikationen wie Nachblutungen, Hirndruckentwicklung und Hydrozephalusentwicklung korrelierten mit einem ungünstigen Verlauf der ICB.

Das Problem der *Limitation von Intensivbehandlung* überhaupt und neurologischer Intensivbehandlung im speziellen ist schwierig zu operationalisieren. Über allgemeine Probleme hinaus [4] gehen eine Vielzahl von extrazerebralen und zerebralen Faktoren im Krankheitsverlauf dabei mit ein, zusammen mit der Unsicherheit, die alle statistischen Untersuchungen mit sich bringen. Letztlich ist deshalb eine Beurteilung nur im Einzelfall möglich. Hinweise für eine Limitation können der weitgehende Hirnstammfunktionsverlust, die nicht beeinflußbare Hirndruckentwicklung oder z. B. der Hemisphärenverlust von seiten der primär zerebralen Faktoren geben. In vielen Fällen spielen aber primär extrazerebrale Faktoren eine noch wesentlichere Rolle. Dabei ist zu berücksichtigen, daß das Alter der Patienten eine große Rolle für die Verlaufsdynamik spielt (Tabellen 3 und 4).

Zusammenfassung

Anhand eines Krankengutes von 1050 Patienten der neurologischen Intensivstation aus den Jahren 1981–1986 werden Indikation, Prognose und Limitation neurologischer Intensivbehandlung diskutiert. Die initiale Bewußtseinsstörung spielt neben anderen primär zerebralen und primär extrazerebralen Faktoren bei Schädel-Hirn-Trauma/Polytrauma, intrazerebralen Blutungen und ischämischen Erkrankungen des Gehirns für den Ausgang der Behandlungsmaßnahmen eine entscheidende Rolle.

Tabelle 3. Hirndruck(Ödem)-Entwicklung und Prognose bei Schädel-Hirn-Trauma/Polytrauma, intrazerebralen Blutungen und ischämischen Störungen des Gehirns

SHT Polytrauma (PTr)	Meistens mediane Druckentwicklung auf Hirnstamm oder extreme Lateralisation Wenn nicht primär letal, dann eher Zunahme der Behandlungsdauer mit unterschiedlichem Defekt
ICB Ischämie	Meistens starke Lateralisation, zusätzl. frühere Risikofaktoren (Multimorbidität) Eher vitale Gefährdung

Tabelle 4. Limitierende Faktoren im Krankheitsverlauf bei Schädel-Hirn-Trauma/Polytrauma, intrazerebraler Blutung und ischämischen Störungen des Gehirns

Primär extrazerebral	Primär zerebral
Pulmonale – kardiovaskulär – Elektrolytstoffwechsel – Störungen Leber-, Niere- Hypertonie Diabetes Multi-Organbeteiligung	Schwere der Grunderkrankung, bes. der *Hirnstammbeteiligung* *Hirndruckentwicklung* zusätzliche Hirnstammschädigung
Altersabhängigkeit der Funktionen	

Literatur

1. Cant BR (1985) Brainstem disorders and coma: Evalutation and monitoring using evoked potentials and brainstem reflexes. In: Struppler A, Weindl A (eds) Electromyography and evoked potentials. Springer, Berlin Heidelberg New York Tokyo
2. Müller-Jensen A, Neunzig H-P, Emskötter T (1987) Outcome prediction in comatose patients: Significance of reflex eye movements analysis. J Neurol Neurosurg Psychiatry 50:389–392
3. Neunzig H-P, Kunze K (1987) Klinik und Prognose nach schwerem Schädel-Hirntrauma. Fortsch Neurol Psychiat 55:223–230
4. Schuchardt V, Heitmann R, Janzen RWC (1985) Was begrenzt die neurologische Intensivmedizin? Aktuel Neurol 12:189–192
5. Spitzer K, Thie A, Kunze K (1988) Häufigkeit und Prognose internistischer Komplikationen bei spontanen intracraniellen Hämatomen. Nervenarzt 59:647–653

B. Hypoxie/Anoxie

Zum klinischen Bild und Verlauf des hypoxisch-anoxischen Komas

E. Rumpl und *F. Gerstenbrand*

Einleitung

Mit der Entwicklung und häufigen Anwendung moderner Reanimationstechniken hat sich auch die Zahl jener Patienten erhöht, die nach zerebraler Hypoxie/Ischämie ein schweres neurologisches Defizit entwickeln. Am häufigsten tritt dabei eine diffuse Ischämie oder Hypoxie bei Herzstillstand, synkopale Episoden oder pulmonalen Erkrankungen auf. Die klinische Erfahrung zeigt, daß selbst kurz anhaltende anoxisch-ischämische Perioden, die weniger als 2 min dauern, bleibende Hirnschäden hervorrufen können. Üblicherweise ist es sehr schwierig exakte Angaben über die Dauer einer hypoxischen Episode zu erhalten. Wenn die Sauerstoffversorgung des Gewebes rasch wiederhergestellt werden kann, kehrt das Bewußtsein innerhalb von Sekunden oder Minuten zurück, wenn aber der Sauerstoffmangel länger als 1–2 min andauert, können sich ein komatöser Zustand, ein Sopor oder ein Verwirrtheitszustand entwickeln, die über Tage anhalten oder aber als Dauerfolge bestehen bleiben.

So konnten Bell u. Hodgson [4] nachweisen, daß etwa 30% der Patienten nach einer hypoxischen Episode ohne signifikantes neurologisches Defizit überlebten, daß aber die übrigen Patienten schon im Spital verstarben oder mit einer schweren Hirnschädigung überlebten. Im Tierexperiment konnte gezeigt werden, daß Tiere sich selbst von einer zerebralen totalen Hypoxie von über 20 min erholt haben, wenn die systemische Zirkulation aufrechterhalten und ein Blutdruckabfall oder Asystolie vermieden werden konnten [13, 16].

Wir möchten nun über 87 Patienten berichten, die einer neurologischen Untersuchung zugeführt wurden, weil sie nach der Reanimation das Bewußtsein nicht oder nur verzögert wiedererlangten. Auch die Ergebnisse bei Menschen lassen in der Asystolie einen wichtigen prognostischen Parameter erkennen. Deshalb versuchten wir auch diesen Parameter in unserer Analyse zu erfassen.

Patientengut und Methode

87 Patienten nach zerebraler Hypoxie wurden untersucht. Sie wurden in der Akutphase der Erkrankung nach Gerstenbrand u. Lücking [9] in die 4 Phasen

des Mittelhirnsyndroms (MHS) und in die 2 Phasen des Bulbärhirnsyndroms (BHS) unterteilt.

Patienten, die den klinischen Symptomen eines BHS folgten, aber enge, nichtreagierende Pupillen hatten, wurden als sog. „pontines" Syndrom bezeichnet und in der weiteren Analyse der Kategorie des BHS zugeordnet. Die Prognose der Patienten wurde in gute Wiederherstellung, mäßiggradige Behinderung, schwere Behinderung, apallisches Syndrom und Tod unterteilt [11]. Im chronifizierten Stadium der Erkrankung wurden die Patienten in solche, die ein psychoorganisches Syndrom, ein prolongiertes MHS [10], einen fluktuierenden Verlauf (Wechsel zwischen späten Stadien des MHS zum BHS und vice versa), ein Übergangsstadium zum apallischen Syndrom [1] und das Vollbild des apallischen Syndroms [8] zeigten, und in solche, die im BHS verstarben, eingeordnet. Außerdem wurde das Auftreten von epileptischen Anfällen und von Myoklonien festgehalten.

Ergebnisse

Die Ursachen der zerebralen Hypoxie sind vor allem auf Narkosezwischenfälle und kardiale Ursachen zurückzuführen. In der Gruppe andere Ursachen sind Erhängen, systemische allergische Reaktionen, Glottisödem, Elektrounfälle, Schock durch Blutverlust und ausgedehnte pulmonale Schäden nach Polytrauma zusammengefaßt (Tabelle 1).

Tabelle 1. Ursachen der zerebralen Hypoxien. Narkosezwischenfälle und kardiale Ursachen überwiegen (n = 87)

1. Narkosezwischenfälle	19
2. Kardial	22
3. Ertrinken	6
4. Intoxikation	6
5. CO-Vergiftung	5
6. Status epilepticus	3
7. andere Ursachen	26

Der überwiegende Teil der Patienten zeigt den kombinierten Ausfall von Atmung und Herzfunktion. Auch unsere Beobachtungen weisen darauf hin, daß mit dem Auftreten einer Asystolie die Prognose eine deutliche Verschlechterung erfährt. So haben 7 der insgesamt 8 Patienten mit entweder guter Wiederherstellung oder mäßiggradiger Behinderung keine Asystolie, sondern nur eine Episode mit Apnoe oder insuffizienter Atmung durchgemacht. Bei 3 Patienten kam es zur Asystolie während einer Narkose (Tabelle 2).

In der akuten Phase der Erkrankung war ein Verwirrtheitszustand mit ausgeprägter Beeinträchtigung der kognitiven Funktionen bei einem Patienten zu beobachten. Dieser Patient zeigte keine abnormen Bewegungen oder Stel-

Tabelle 2. Ausfall der Herzmuskel-Lungen-Funktion. Der kombinierte Ausfall dominiert. Asystolie in 3 Fällen während der Narkose

Apnoe	16
Asystolie und Apnoe	59
keine Asystolie; keine Apnoe	9
Asystolie	3

lungen der Extremitäten oder des Körpers. Die übrigen waren den Symptomen der verschiedenen Phasen des MHS oder BHS zuzuordnen. Der überwiegende Teil der Patienten wurde als BHS klassifiziert. 9 dieser Patienten hatten dabei enge, nicht auf Licht reagierende Pupillen. Alle Patienten im BHS mußten künstlich beatmet werden, ebenso 8 der Patienten mit der Symptomatik eines MHS. Epileptische Anfälle konnten bei 10 Patienten beobachtet werden, 18 Patienten zeigten Myoklonien (Tabelle 3).

Tabelle 3. Neurologische Symptomatik in der Aktuphase. Einteilung in die verschiedenen Phasen des Mittelhirn- und Bulbärhirnsyndroms. 9 der Patienten im Bulbärhirnsyndrom mit engen Pupillen. Zahl in Klammer gesetzt

Psychoorganisches Syndrom	1
Mittelhirnsyndrom I	1
Mittelhirnsyndrom II	4
Mittelhirnsyndrom III	5
Mittelhirnsyndrom IV	17
Bulbärhirnsyndrom	59 (9)

Im klinischen Verlauf zeigte sich, daß die meisten Patienten über das Übergangsstadium ein apallisches Syndrom entwickelten, das üblicherweise zwischen dem 4. und 8. Tag auftrat, aber auch schon nach 24 h bzw. erst nach 24 Tagen zur Beobachtung kam.

3 Patienten entwickelten die Symptomatik eines Locked-in-Syndroms. Viele Patienten verstarben im BHS, während einige vor diesem Verlauf Fluktuationen zwischen einem BHS und späten Phasen des MHS zeigten. Ein Patient zeigte eine rasche Erholung aus dem BHS nach kurzem Durchlaufen einer MHS-Symptomatik. Der initial verwirrte und kognitiv gestörte Patient zeigte nur eine geringe Erholung und blieb schwer behindert. 7 Patienten hatten die Symptome eines prolongierten MHS der Phase 1 mit Übergang in ein psychoorganisches Syndrom (Tabelle 4).

Die Gesamtprognose schwerer zerebraler Hypoxien nach 3 Monaten ergibt, daß nur 9% der Patienten eine zufriedenstellende Wiederherstellung hatten und 75% der Patienten verstarben oder eine persistierende apallische Symptomatik entwickelten (Tabelle 5).

Tabelle 4. Verlaufsformen der zerebralen Hypoxien. Die meisten Patienten entwickeln ein apallisches Syndrom. Besonderheit der Entwicklung eines Locked-in-Syndroms

1. POS initial, geringe Rückbildung	1
2. prolongiertes MHS → POS	7
3. Locked-in-Syndrom	3
4. apallisches Syndrom	60
5. BHS → MHS → völlige Wiederherstellung	1
6. Fluktuation MHS ↔ BHS → Exitus	8
7. BHS (pontines Syndrom) → Exitus	7

Tabelle 5. Gesamtprognose der schweren zerebralen Hypoxie (n = 87). 75% der Patienten versterben oder entwickeln eine persistierende apallische Symptomatik. Nur 9% haben eine zufriedenstellende Wiederherstellung

Apallisches Syndrom	35
Exitus	30
schwere Behinderung	14
mäßige Behinderung	5
gute Wiederherstellung	3

2 Patienten mit initialen Myoklonien erholten sich gut, 2 Patienten mit epileptischen Anfällen waren mäßiggradig behindert, alle anderen Patienten mit epileptischen oder myoklonischen Anfällen waren verstorben.

Die Prognose der Patienten, die eine apallische Symptomatik entwickelten, wurde noch genauer analysiert. Im allgemeinen hatten die Patienten im apallischen Syndrom eine schlechte Prognose. 3 Monate nach dem Akutereignis waren 28% der Patienten verstorben (meist an pulmonalen Komplikationen) und 58% hatten eine persistierende apallische Symptomatik beibehalten. Die 4 schwerbehinderten Patienten waren bettlägerig, alle konnten eine oder zwei Extremitäten auf Aufforderung bewegen, nur 2 von ihnen konnten einzelne Worte sprechen. 2 Patienten erholten sich in der Folge zu einer mäßiggradigen Behinderung, 1 Patient erholte sich völlig. Allerdings bot dieser Patient nur für 5 h die Symptomatik eines apallischen Syndroms, während die Patienten mit mäßiggradiger Behinderung über 24 bzw. 48 h in diesem Symptomenbild verblieben. Auch der Patient mit nachfolgendem Locked-in-Syndrom war nur 24 h apallisch (Tabelle 6).

Tabelle 6. Prognose des hypoxisch bedingten apallischen Syndroms (n = 60). Mäßiggradige Wiederherstellung oder gute Prognose nur bei Abklingen der apallischen Symptomatik nach 48 h

Vollbild	35
Exitus	17
schwere Behinderung	4
Locked-in-Syndrom	1
mäßige Behinderung	2
gute Wiederherstellung	1

Diskussion

Die klinische Erfahrung zeigt, daß selbst kurzdauernde hypoxische Episoden bleibende zerebrale Schäden bei erwachsenen Patienten hervorrufen können. Leider konnten wir selbst in Fällen mit Asystolie keine verwertbaren Daten über die Dauer einer zerebralen Ischämie/Hypoxie erhalten. Die Ursache dafür dürfte in der Notfallsituation während der Reanimation liegen, wo die Dauer der Hypoxie oder Asystolie nur selten genau dokumentiert wird. Auch großangelegte Multicenterstudien können wohl aus diesem Grund keine Auskunft darüber geben [14]. Allerdings gilt allgemein, daß eine Asystolie von längerer Dauer die Prognose negativ beeinflußt [15]. Ein Herzstillstand erhöht die Gefahr, daß sich die zerebralen Gefäße und das Hirngewebe nicht mehr von der schweren Ischämie und dem Sauerstoffmangel erholen. Eine bereits bestehende zerebrale Gefäßerkrankung dürfte die Wirkung einer Hypoxie/ Ischämie verstärken und kann dadurch für bleibende zerebrale Schäden in lokal begrenzten Gebieten des Gehirns verantwortlich sein. Eine bestehende Arteriosklerose im Verteilungsgebiet der A. basilaris könnte deshalb als Ursache dafür angesehen werden, daß 3 unserer Patienten nach Abklingen der diffusen zerebralen Dysfunktion ein Locked-in-Syndrom entwickelten [3]. Diese Entwicklung dürfte selten sein, sollte aber bei Verlaufsuntersuchungen hypoxischer Patienten nicht übersehen werden.

Patienten, die im BHS verblieben, verstarben meist innerhalb weniger Tage. Einige zeigten einen fluktuierenden Verlauf und wechselten in ihrer Symptomatik zwischen späten Phasen des MHS und dem BHS. Diese Patienten verstarben ebenfalls. Nur ein Patient, dessen BHS-Symptomatik sich innerhalb von 24 h zurückbildete, hatte eine gute Prognose. Die überwiegende Mehrheit der Patienten entwickelte ein apallisches Syndrom.

Diese Beobachtungen bestätigen frühere Berichte, die zeigen konnten, daß Patienten mit ungünstiger Prognose (Tod, apallisches Syndrom, schwere Behinderung) länger als 3 Tage (2, 4) bzw. 2 Tage [17] im Koma verblieben. Von anderen Autoren wurde jedoch eine gute Erholung bzw. mäßiggradige Behinderung auch nach einer Komadauer von 2 Tagen beschrieben [6]. Übereinstimmend mit diesen Ergebnissen wurde eine über 24 h und länger bestehende Körperhaltung des MHS 3 und MHS 4 als prognostisch ungünstig erkannt [7]. Prognostische Aussagen zu einem noch früheren Zeitpunkt wurden der Schmerzreaktion schon 1 h nach dem Akutereignis zugeschrieben [20]. Patienten ohne Reaktion oder nur einer Reflexantwort nach Schmerzreiz hatten eine ungünstige Prognose, während Patienten mit „sinnvoller" Reaktion auf Schmerz eine gute Erholung zeigten. Stunden nach dem Initialereignis war das Fehlen von 2 der 3 Hirnstammreflexe (Lichtreaktion, Kornealreflex, vestibulo-okulärer Reflex) mit einer ungünstigen Prognose verbunden [12]. Faßt man diese Berichte und unsere Beobachtungen zusammen, kann eine Komadauer von 3 Tagen bei fehlenden Zeichen einer Rückbildung als prognostisch ungünstiges Zeichen aufgefaßt werden. Epileptische oder myoklonische Anfälle waren bei unseren Patienten überwiegend mit einer schlechten Prognose verbunden und kamen bei 28 Patienten (44%) zur Beobachtung. Nur 4 dieser Patienten zeigten eine gute Wiederherstellung oder mäßiggradige

Behinderung. Diese Beziehung zur Prognose liegt nahe den Beobachtungen anderer Autoren [18], die eine gute Prognose nur bei 3 ihrer 19 Patienten mit Anfallsaktivität unter Einschluß der Myoklonien beobachten konnten. In früheren Studien konnte gezeigt werden, daß 7 bis 7,7% der schwer hypoxisch geschädigten Patienten eine gute Erholung hatten [2, 19]. Unsere Ergebnisse bestätigen diesen niedrigen Prozentsatz, da nur 9% unserer Patienten sich entweder gut erholten oder eine nur mäßiggradige Behinderung aufwiesen.

60 unserer Patienten entwickelten eine apallische Symptomatik. Diese hohe Zahl an Patienten erlaubte eine besondere Analyse dieser Patientengruppe. Während die Entwicklung eines traumatischen apallischen Syndroms 2–3 Wochen dauert [8], wurde ein apallisches Syndrom schon 24 h nach dem Einsetzen der zerebralen Hypoxie/Ischämie beobachtet. 3 Monate nach dem Akutereignis waren 28% dieser Patienten verstorben, 58% zeigten eine persistierende apallische Symptomatik. 4 Patienten blieben schwer behindert. Eine günstigere Prognose war nur bei einer kurzdauernden apallischen Symptomatik zu beobachten. So verblieben 1 Patient mit guter Wiederherstellung nur 5 h, die Patienten mit mäßiggradiger Behinderung höchstens 48 h in diesem Symptomenbild. Auch ein Patient mit Locked-in-Syndrom, aber Erholung der kortikalen Funktionen, war nur 24 h apallisch. Wir glauben dadurch, das bisher festgelegte ungünstige prognostische Kriterium einer Dauer des apallischen Syndroms nach zerebraler Hypoxie/Ischämie von über 14 Tagen [5], auf 2–3 Tage verkürzen zu können.

Unsere Beobachtungen bestätigen weitgehend die bisherigen Erfahrungen. Als klinische Besonderheiten können wir die Entwicklung eines Locked-in-Syndroms und das Auftreten eines apallischen Syndroms innerhalb von 24 h angeben. Als neues ungünstiges prognostisches Kriterium sehen wir eine Dauer des apallischen Syndroms von über 3 Tagen an.

Zusammenfassung

87 Patienten erlitten eine Episode zerebraler Hypoxie/Ischämie, die schwer genug war, daß die Patienten nach Wiederherstellung der kardialen und pulmonalen Funktionen das Bewußtsein nicht oder nur verzögert wieder erlangten. Dabei zeigte sich, daß die Gesamtprognose 3 Monate nach der schweren zerebralen Hypoxie schlecht war. 75% der Patienten waren verstorben oder hatten eine persistierende apallische Symptomatik entwickelt. Nur 9% der Patienten zeigten eine zufriedenstellende Wiederherstellung. Mit dem Auftreten einer Asystolie erfuhr die Prognose eine deutliche Verschlechterung. Auch die Beobachtung von epileptischen oder myoklonischen Anfällen war in den meisten Fällen mit einer schlechten Prognose verbunden.

In der Akutphase zeigten 87% der Patienten die Symptomatik eines Mittelhirnsyndroms der Phase 4 oder eines Bulbärhirnsyndroms. Im Verlauf ihrer Erkrankung entwickelten die meisten Patienten (69%) ein apallisches Syndrom, 3 Patienten zeigten die Symptome eines Locked-in-Syndroms, einer davon nach kurzem Durchlaufen einer apallischen Symptomatik. Ein Patient mit apallischem Syndrom erholte sich gut, 2 blieben mäßiggradig behindert.

Die Dauer der apallischen Symptomatik war in diesen Fällen aber nur kurz – 5 h bei guter Erholung, höchstens 48 h bei mäßiggradiger Behinderung.

Neben einer Komadauer von mehr als 3 Tagen kann auch die Dauer eines apallischen Syndroms von mehr als 3 Tagen als prognostisch ungünstig angesehen werden. Als klinische Besonderheiten im Verlauf ist die Entwicklung eines Locked-in-Syndroms und die Entwicklung eines apallischen Syndroms innerhalb von 24 h anzusehen.

Literatur

1. Avenarius HJ, Gerstenbrand F (1977) The transition stage from midbrain syndrome to the traumatic apallic syndrome. In: Dalle Ore G, Gerstenbrand F, Lücking CH, Peters G, Peters UH (eds) The apallic syndrome. Springer, Berlin Heidelberg New York, pp 22–25
2. Bates D, Caronna JJ, Cartlidge NEE, Knill-Jones RP, Levy DE, Shaw A, Plum F (1977) A prospective study of nontraumatic coma: Methods and results in 310 patients. Ann Neurol 2:211–220
3. Bauer G, Gerstenbrand F, Rumpl E (1979) Varieties of the locked-in-syndrome. J Neurol 221:77–91
4. Bell JA, Hodgson HJF (1974) Coma after cardiac arrest. Brain 97:361–372
5. Dougherty JH, Rawlinson DG, Levy DE, Plum F (1981) Hypoxic-ischemic brain injury and the vegetative state. Clinical and neuropathologic correlation. Neurology (NY) 31:991–997
6. Earnest MP, Breckinridge JC, Yarnell PR, Oliva PB (1979) Quality of survival after out-of-hospital cardiac arrest. Predictive value of early neurologic evaluation. Neurology (Minneap) 29:56–60
7. Finklestein S, Caronna JJ (1977) Outcome of coma following cardiac arrest. Neurology (Minneap) 27:367–368
8. Gerstenbrand F (1967) Das traumatische apallische Syndrom. Springer, Wien New York
9. Gerstenbrand F, Lücking CH (1970) Die akuten traumatischen Hirnstammschäden. Arch Psychiat Nervenkr 213:264–281
10. Gerstenbrand F, Rumpl E (1983) Das prolongierte Mittelhirnsyndrom traumatischer Genese. In: Neumärker KJ (Hrsg) Hirnstammläsionen. Hirzel, Leipzig, S 236–248
11. Jennet B, Bond M (1975) Assessment of outcome after severe brain damage. Lancet I:480–484
12. Levy DE, Bates D, Caronna JJ et al (1981) Prognosis in nontraumatic coma. Ann Intern Med 94:293–301
13. Miller RJ, Myers RE (1972) Neuropathology of systemic circulatory arrest in adult monkeys. Neurology (Minneap) 22:888
14. Mullie A, Buylaert W, Michem N et al (1988) Predictive value of Glasgow Coma Score for awaking after out-of-hospital cardiac arrest. Lancet I:137–140
15. Plum F, Posner JB (1980) Diagnosis of stupor and coma. 3rd edn. Davis, Philadelphia
16. Safar P, Stezoski W, Nemoto EM (1976) Ameloriation of brain damage following cardiac arrest in dogs. Arch Neurol 33:91–95
17. Snyder BD, Ramirez-Lassepas M, Lippert DM (1977) Neurological status and prognosis after cardiopulmonary arrest: I. A. retrospective study. Neurology (Minneap) 27:807–811
18. Snyder BD, Loewenson RB, Gumnit RJ, Hauser WA, Leppik JE, Ramirez-Lassepas M (1980a) Neurologic prognosis after cardiopulmonary arrest: II. Level of consciousness. Neurology (Minneap) 30:52–58
19. Snyder BD, Hauser WA, Loewenson RB, Leppik JE, Ramirez-Lassepas M, Gumnit RJ (1980b) Neurologic prognosis after cardiopulmonary arrest: III. Seizure activity. Neurology (Minneap) 30:1292–1297
20. Willoughby JO, Leach BG (1974) Relation of neurological findings after cardiac arrest to outcome. Br Med J 3:437–439

Evozierte Potentiale und EEG beim posthypoxischen Koma: Prognosestellung in der Frühphase

W. F. Haupt und *B. Szelies*

Einleitung

Die globale hypoxische Hirnschädigung nach kompletter Unterbrechung der Sauerstoffzufuhr zum Gehirn führt innerhalb weniger Minuten zum Koma und nach etwa 5 min zum Tode. Nur wenn Reanimationsmaßnahmen innerhalb dieser Zeit begonnen werden, können Patienten die Klinik noch erreichen. Verschiedene Mechanismen, wie aktuer Herz-Kreislauf-Stillstand, Strangulation oder Ertrinken führen zu einem Koma, welches verschiedene klinische und elektroenzephalographische Erscheinungsformen annehmen kann.

Anhand eines Kollektivs von 21 Patienten konnten wir bereits früher zeigen, daß multimodal evozierte Potentiale einen wertvollen Beitrag zu der Prognosestellung im posthypoxischen Koma liefern können [3]. Es gelingt zum einen, mit Hilfe akustisch evozierter Hirnstammpotentiale (AEP) die Differentialdiagnose zu primären Hirnstammläsionen zu klären, zum anderen ergeben die medianus-evozierten kortikalen somatosensiblen Potentiale (SEP) Hinweise auf die Prognose des posthypoxischen Komas. Ein bilateral erloschenes SEP zeigt in jedem Fall eine ungünstige Prognose an. Diese Befunde wurden an Patienten erhoben, die zwischen dem 1. und 30. Krankheitstag untersucht wurden [3].

Wir haben die Aussage von EEG und evozierten Potentialen bei 8 Patienten überprüft, die innerhalb von 24 h nach Eintreten der Hypoxie untersucht werden konnten. Ziel der retrospektiven Untersuchung war es, die Aussagekraft elektrophysiologischer Methoden zur Frühprognose zu ermitteln.

Ergebnisse

Es wurden 8 Patienten im posthypoxischen Koma innerhalb der 24-h-Grenze mit EEG, akustisch evozierten Hirnstammpotentialen (AEP) und medianus-evozierten kortikalen Potentialen (SEP) untersucht (Tabelle 1).

Bei 2 Patienten fanden wir erhaltene kortikale Medianus-SEP-Antworten sowie bei leichter bzw. mittelschwerer Allgemeinveränderung erhaltene Reagibilität auf exterozeptive Reize im EEG noch während des Komas. Beide Patienten erholten sich nach wenigen Tagen und überlebten ihre Erkrankung ohne Defekt.

Tabelle 1. EP- und EEG-Befunde bei 8 Patienten mit hypoxischer Hirnschädigung

PAT.	AEP	SEP	EEG-Muster	EEG-Reagibilität
B., N.	o. B.	o. B.	leichte AV β-Wellen-Einlagerung	⊕
F., J.	o. B.	o. B.	mittelschwere AV	⊕ (inkonstant)
L., E.-J.	Wellen $\bar{V}$ L path.	erloschen	flaches EEG schwere paroxysmale Dysrhythmie Blackouts	⊖
M., M.	Wellen $\bar{V}$ L path.	erloschen	flaches EEG Burst-suppression-Muster	⊖
R., J.	Wellen $\bar{V}$ bds path.	erloschen	leichte-mittelschwere AV schwere paroxysmale Dysrhythmie	⊖
W., G.	o. B.	erloschen (?)	schwere AV Burst-suppression-Muster	⊖
W., D.	o. B.	erloschen	leichte-mittelschwere AV schwere paroxysmale Dysrhythmie	⊖
P., M.	o. B.	erloschen (?)	schwere AV β-Wellen-Einlagerung	⊖

Bei 5 Patienten fand sich bereits bei der Erstuntersuchung ein bilateral erloschenes kortikales Medianus-SEP. Sie zeigten bei schwerer Allgemeinveränderung bzw. schwerer paroxysmaler Dysrhythmie oder Burst-Suppression-Muster auch jeweils keine Reaktion auf Außenreize im EEG. Diese Patienten verstarben alle.

Bei einer weiteren Patientin wurde bei der Erstuntersuchung noch ein fraglich rudimentär erhaltenes kortikales Medianus-SEP ermittelt, welches bei der Nachuntersuchung 2 Tage später nicht mehr sicher nachweisbar war; im weiteren Verlauf konnte wegen erheblicher Kauartefakte keine sichere Aussage über die SEP gemacht werden. Im EEG zeigte sich bei der ersten Untersuchung bei schwerer Allgemeinveränderung keine Reagibilität auf exterozeptive Reize. Diese Kranke entwickelte in der Folge ein irreversibles apallisches Syndrom, welches noch mindestens 7 Monate andauerte.

Aus der Tabelle 1 geht weiter hervor, daß bei den überlebenden Patienten jeweils regelrechte akustisch evozierte Hirnstammpotentiale vorgefunden wurden; diese Befunde konnten jedoch auch bei drei später verstorbenen Patienten ermittelt werden. Somit konnte anhand der AEP-Befunde keine sichere Aussage zur Prognose getroffen werden. Der Schweregrad der Allgemeinveränderung im EEG alleine läßt ebenso keine absoluten Rückschlüsse auf die Prognose zu.

Als prognostisch günstig erwies sich bei der hier untersuchten Gruppe von Komapatienten der Nachweis von Reagibilität auf exterozeptive Reize bei den EEG-Ableitungen, die sich bei den überlebenden Patienten fand und bei allen übrigen Kranken fehlte.

Zur Verdeutlichung dieser Befunde seien zwei typische Verläufe dargestellt:

1. F., J., Kr.Bl. 679/86

Die 16jährige Patientin erlitt am 6. 8. 1986 einen Herz-Kreislauf-Stillstand und wurde erfolgreich reanimiert. Am Abend des Aufnahmetages war die Patientin bewußtlos und reagierte nicht – später mit Strecksynergismen – auf Schmerzreize. Die Hirnnervenfunktionen waren intakt, der weitere neurologische Befund war regelrecht. Die Ableitung von AEP und SEP 18 h nach der Aufnahme erbrachte regelrechte Befunde. Das EEG zeigte eine mittelschwere bis schwere Allgemeinveränderung ohne Herdbefund; auf exterozeptive Reize war inkonstant eine Reaktion nachweisbar (Abb. 1). Am nächsten Tag besserte sich der Bewußtseinszustand, die Patientin erholte sich in der Folgezeit. Als Ursache des Herzstillstandes wurde ein großes Vorhofmyxom ermittelt und schließlich erfolgreich operiert. Zwei Monate später war der neurologische Befund regelrecht, es bestanden noch leichte psychopathologische Auffälligkeiten mit psychomotorischer Verlangsamung und inadäquaten Affekten.

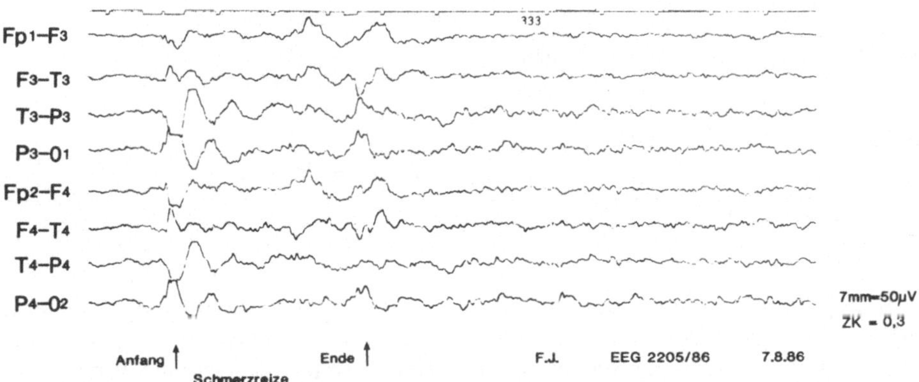

Abb. 1. Hypoxische Hirnschädigung mit erhaltener Reagibilität im EEG und günstiger Prognose

2. W., D., Kr.Bl. 291/83

Die 25jährige Frau kenterte am 23. 5. 1983 mit einem Kanu und wurde nach etwa 5 min mit einem Herz-Kreislauf-Stillstand geborgen und reanimiert. Bei der Klinikaufnahme waren die Kreislaufverhältnisse stabil, die Patientin zeigte diffuse asymmetrische Myoklonien und unzureichende Spontanatmung. Die Pupillen waren eng und reagierten bds. auf Licht, dagegen fehlte der Kornealreflex bds. Der übrige neurologische Befund war regelrecht. Die Patientin war bewußtlos und zeigte keine Reaktion auf Schmerzreize. Das CT wies ein diffuses Hirnödem nach. Die am Aufnahmetag durchgeführten AEP zeigten regelrechte Befunde, das Medianus-SEP war jedoch bilateral erloschen (Abb. 2). Das EEG vom Aufnahmetag war durch leichte bis mittelgradige Allgemeinveränderungen mit schwerer paroxysmaler Dysrhythmie gekennzeichnet, es fand sich keine Reaktion auf exterozeptive Reize. Bei Kontrollen am 2. und 4. Krankheitstag wurden gleichartige Befunde erhoben. Am 10. Krankheitstag traten die Zeichen des dissoziierten Hirntodes ein, das EEG war isoelektrisch. Der Tod trat am 12. Krankheitstag unter den Zeichen des zentralen Regulationsversagens ein.

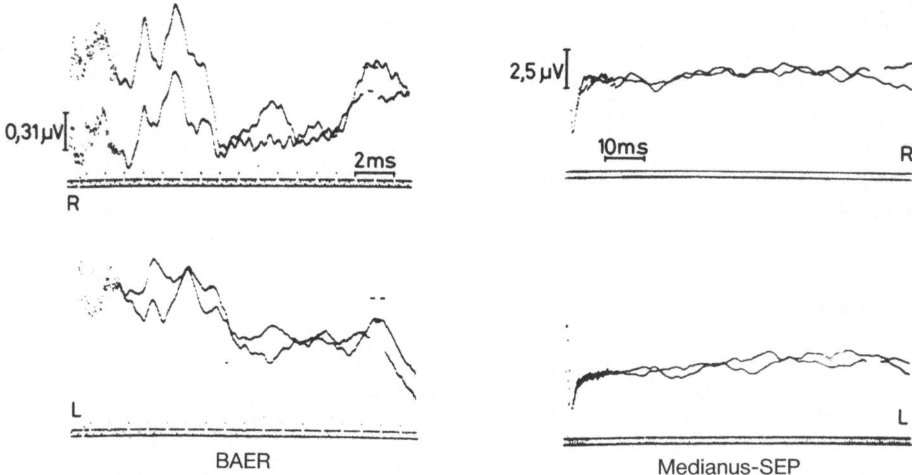

Abb. 2. Hypoxische Hirnschädigung mit erloschenem Medianus-SEP und schlechter Prognose (1. Krankheitstag)

Diskussion

Die systematische Untersuchung hypoxischer Hirnschäden mit evozierten Potentialen hat regelmäßige typische Befundkonstellationen erbracht. In Übereinstimmung mit pathologisch-histologischen Befunden, die schwerpunktmäßig Veränderungen im Thalamus, Mesenzephalon sowie im Parietal- und Okzipitalbereich belegen, finden sich nur selten eindeutige Veränderungen des AEP. Autoren wie Starr u. Achor [4], Hashimoto et al. [2], Uziel et al. [5] haben bei kasuistischen Darstellungen hypoxischer Hirnschäden jeweils unauffällige AEP berichtet. Dagegen sind die SEP in Abhängigkeit von der Schwere der Schädigung verändert oder erloschen. Dieser Befund spiegelt die Beeinträchtigung der Fortleitung von Reizen zur Hirnrinde wieder. Die Hirnrinde selbst wird offenbar unterschiedlich schwer geschädigt, was sich in den verschiedenartigen EEG-Befunden widerspiegelt. Traumatische Schäden des Gehirns führen zu Kontusionsherden und erheblicher Axialverschiebung des Hirnstammes sowie sekundären Einblutungen ins Gewebe, welche nach Abklingen des traumatischen Hirnödems und Resorption der Blutung erst nach längerer Zeit z. T. reversibel sind. Daher ist die Prognose bei Schädel-Hirn-Traumen erst nach Wochen einzuschätzen [6]. Dagegen stellen hypoxische Hirnschäden eine einmalige Störung besonders empfindlicher Hirnregionen dar, belangvolle Sekundärschäden treten jedoch nicht ein. Aus diesem Grund kann die Prognosestellung der hypoxischen Hirnschädigung bereits frühzeitig erfolgen. In Hinblick auf die prognostische Einschätzung ergeben die SEP die wertvollsten Daten. Die SEP-Befunde korrelieren bei unseren Patienten jeweils mit dem Nachweis der Reagibilität auf exterozeptive Reize im EEG. Diese Ergebnisse stehen im Einklang mit Befunden von Walser et al. [6], die u. a. SEP und Reagibilität im EEG zur prognostischen Einschätzung nach schwerem Schädel-Hirn-Trauma untersuchten. Der prognostische Wert des EEG ohne Berücksichtigung der Reagibilität wird von verschiedenen Untersuchern unterschiedlich bewertet [1].

Bei hypoxischen Hirnschäden unterscheiden sich die Befunde innerhalb der ersten 24 h nicht von den später erhobenen Daten, so daß bereits bei der Erstuntersuchung innerhalb der ersten 24 h anhand der Befunde von EEG und evozierten Potentialen die Prognose in Hinblick auf die Erholung des Patienten festgelegt werden kann.

Literatur

1. Bassetti C, Scollo-Lavizzari G (1987) Der Wert des EEG zur Prognose bei postanoxischen Komata nach kardiozirkulatorischem Stillstand. Z EEG EMG 18:97–100
2. Hashimoto I, Ishiyama Y, Tozuka G (1979) Bilaterally recorded brain stem auditory evoked responses. Their asymmetric abnormalities and lesions of the brain stem. J Neurol 36:161–167
3. Haupt WF, Hennen G (1986) Hypoxische Hirnschädigung: Vergleich der diagnostischen und prognostischen Aussagefähigkeit von EEG, AEP und SEP. Z EEG EMG 17:163 (Abst)
4. Starr A, Achor LJ (1975) Auditory brain stem responses in neurological disease. Arch Neurol 32:761–768
5. Uziel A, Benezech J, Lorenzo S, Monstrey Y, Duboin MP, Roquefeuil B (1982) Clinical applications of brainstem auditory evoked potentials. In: Courjon F, Maguiere F, Revol M (eds) Clinical applications of evoked potentials in neurology. Raven, New York
6. Walser H, Aebersold H, Glinz W (1983) Die Prognose des schweren Schädelhirntraumas mit Hilfe von neurophysiologischen Parametern. Z EEG EMG 13:79–83

Neurologischer Status und Prognose nach zerebraler Anoxie

W. Kuhn, H.-J. Walter, R. Martin, G. Gunreben und *U. Bogdahn*

Einleitung

Die Überlebensraten nach akut aufgetretenen Zuständen diffuser zerebraler Hyp- bzw. Anoxie haben in den letzten 25 Jahren durch verbesserte Methoden der Notfall- und Intensivmedizin deutlich zugenommen. Im weiteren klinischen Verlauf nach einem akuten Ereignis läßt sich nach einer Stunden bis Wochen andauernden komatösen Phase oft ein intermittierendes apallisches Syndrom beobachten, zu dessen Langzeitprognose bisher nur wenige Untersuchungen existieren. So veröffentlichten Levy et al. eine Studie über 210 Patienten [5], von denen 58% verstarben, 20% in einem persistierenden apallischen Syndrom blieben, 12% geistig behindert waren und 10% ein Jahr nach dem Ereignis einen guten Gesundheitszustand erreichten. Bates et al. untersuchten in einer prospektiven Studie 117 Patienten [1]. 79% der Patienten, die nach 1 Woche noch im Koma lagen, erreichten keinen guten Gesundheitszustand (schwere körperliche Behinderung oder apallisches Syndrom) mehr. Die meisten Studien verfolgten die Patienten nur innerhalb des ersten Jahres nach Erkrankungsbeginn. Ziel der vorliegenden Arbeit war hingegen die Langzeitnachuntersuchung von Patienten mit einer hypoxisch bedingten Hirnschädigung.

Krankengut

Wir verfolgten die Krankengeschichten von 21 Patienten (14 männlich, 7 weiblich, Alter zwischen 12 und 78 Jahren, Durchschnittsalter 41 Jahre), die in den letzten 10 Jahren unter dem Diagnosespektrum „schwere zerebrale Hypoxie, verbunden mit einem apallischen Syndrom" in unserer Klinik behandelt wurden. Das apallische Syndrom war in allen Fällen nichttraumatischer Ursache, Intoxikationen waren ausgeschlossen. Zum Zeitpunkt der Nachuntersuchung (1–10 Jahre nach der Hypoxie, Durchschnitt 5,3 Jahre) waren 11 Patienten (= 52%) verstorben, 10 (= 48%) waren noch am Leben.

Methodik

Bei der Nachuntersuchung der 10 überlebenden Patienten wurden neben einer klinischen Untersuchung auch – soweit möglich – ein psychologischer Kurztest (modifizierter HAWIE = Hamburg-Wechsler-Test) sowie elektrophysiologische Untersuchungen (EEG, VEP, AEP, SSEP) und ein Computertomogramm durchgeführt. Die Gradeinteilung der EEG-Befunde wurde von [12] übernommen. Grad I entspricht einer normalen dominanten Alpha-Aktivität (evtl. mit Theta/Delta-Einstreuungen), Grad II einer Theta/Delta-Aktivität mit noch feststellbarem Alpha-Rhythmus. Beim Grad III ist kein Alpha-Rhythmus zu beobachten. Unter dem Grad IV werden drei verschiedene EEG-Befunde zusammengefaßt: Delta-Aktivität (niedrigamplitudig) mit kurzen isoelektrischen Intervallen, nichtreaktive Alpha-Aktivität (Alpha-Koma) und periodische generalisierte „spikes and waves" mit niedrigamplitudiger Hintergrundaktivität. Alle Patienten hatten im Verlauf ihrer Erkrankung ein apallisches Syndrom, wobei wir im Gegensatz zum kompletten beim inkompletten apallischen Syndrom Symptome wie emotional bedingtes Grimassieren, vereinzelt motorische Reaktionen, Extremitätenbewegungen und fehlende Tetraplegie feststellten (Definitionen nach [2] und [12]). Bei unseren Patienten fanden sich Übergänge zwischen beiden Ausprägungen. Klinische Untersuchungsbefunde und Krankheitsverlauf wurden in einem Score (modifiziert nach Plum und Posner [10], Tabelle 1) bewertet. Maximal konnten 30 Punkte erreicht werden.

Tabelle 1. Übersetzung der klinischen Befunde in Punktzahlen des Score (Modifiziert nach [10])

Pupillenreaktion auf Licht 0 – 1	Spontane Augenbewegungen 0 – 2
Kornealreflex 0 – 1	Spontane Bewegungen d. Extr. 0 – 2
Muskeleigenreflexe 0 – 2	Selbständiges Gehen 0 – 3
Skelettmuskeltonus 0 – 3	Sprache/verbale Antworten 0 – 4
Reaktion auf Schmerzreize 0 – 2	Lesen einfacher Texte 0 – 2
Motor. Reaktion auf Ansprache 0 – 3	Rechnen einfacher Aufgaben 0 – 2
Atmung 0 – 3	Mögliche Gesamtpunktzahl 30 Punkte

Ergebnisse

Die verschiedenen Ursachen der Hypoxie zeigt Tabelle 2. Sie sind in beiden Gruppen relativ gleichmäßig verteilt. Eine Ausnahme bildet lediglich die Tatsache, daß alle Patienten, die einen Ertrinkungsunfall erlitten, überlebten; wohingegen alle Patienten, die eine Suizidversuch begangen hatten, verstarben.

Tabelle 2. Zusammensetzung des Krankengutes nach der Ätiologie der hypoxischen Hirn-schädigung

Ereignis	Überlebende [n]	Verstorbene [n]
Herz-Kreislauf-Stillstand	5	5
Atemstillstand	1	1
Anaphylaktischer Schock	1	1
Hypoglykämie	0	1
Ertrinkungsunfall	3	0
Suizidversuch durch Erhängen	0	3

In Tabelle 3 ist der Krankheitsverlauf aller überlebender Patienten zusammengefaßt. Die durchschnittliche Komadauer betrug 1,5 Wochen (0,5–3,5 Wochen, Median 1 Woche). Ein persistierendes apallisches Syndrom wurde nur in 2 Fällen beobachtet, in allen anderen Fällen waren die Patienten wieder zu einer Kontaktaufnahme mit der Umwelt in unterschiedlich großem Umfang fähig. Gute Restitutionen waren nur bei kurzer Dauer des apallischen Syndroms zu sehen (Patienten Sch. F. und H. J. mit jeweils 1,5 Wochen Dauer). Insbesondere die intellektuelle Leistungsfähigkeit kann jedoch auch nach längeren apallischen Syndromen relativ gut erhalten sein (Patienten B.D. und Sch.A.). Eine Korrelation zur Dauer der Hypoxie ließ sich nur schwer herstellen, da nicht von allen Patienten Daten vorlagen und die bekannten Angaben sicherlich nur grobe Schätzwerte darstellen.

Tabelle 4 zeigt den Krankheitsverlauf der 11 verstorbenen Patienten. Fast alle boten bis zum Tod ein persistierendes apallisches Syndrom. Die Dauer des Komas erscheint gegenüber den überlebenden Patienten nicht verlängert. Jedoch fällt beim Verleich der Mittelwerte der Scoresummen zum Zeitpunkt des apallischen Syndroms eine Differenz von 2 Punkten auf. Er beträgt für die Überlebenden 10 ± 2 Punkte, für die Verstorbenen 8 ± 3 Punkte (keine einheitliche Symptomatik). Der klinische Zustand der verstorbenen Patienten war also während des apallischen Syndroms etwas schlechter. Bis zur Nachuntersuchung ist dieser Wert bei den Überlebenden um 10 Punkte auf 20 ± 7 Punkte angestiegen. Somit erhält man eine klinische Besserung um 100% (Standardabweichung erheblich angewachsen).

Bei der Nachuntersuchung haben wir in 3 Fällen keine oder nur eine geringe Besserung festgestellt (−7 bis +26% der Scoreskala). Hierbei handelt es sich um die Patienten K.K., W.P. und G.R. Zwei von ihnen befinden sich noch in einem apallischen Zustand, der beim Patienten K.K. schon über 5 Jahre andauert. Dies hat zu weiteren Komplikationen geführt (Thrombose). Der Patient G.R. ist körperlich und geistig schwer behindert. Bei 5 Patienten konnten wir eine mittlere Besserung ermitteln (73–142% der Scoreskala). Hier imponiert vor allem die Vielgestaltigkeit der neurologischen Symptomatik. Patient B.D. zeigt ausgeprägte Myoklonien, beim Patienten G.J. sahen wir eine fast vollständige Restitution der körperlichen vegetativen Funktionen, während neurologisch ein Ausfall der assoziativen Hirnfunktion sowie eine

Tabelle 3. Krankheitsdaten der überlebenden Patienten

Name	Diagnose	Alter	Geschlecht	Unters. nach Jahren	psycholog. Unters.	Dauer d. Hypoxie (Minuten)	Dauer des Komas (Wochen)	Dauer d. apall. Syndr. (Wochen)	Score beim apall. Syndrom	Score bei Nachuntersuchung	Mathew-Score bei Nachuntersuchung
B.D.	Ertrinkungs-unfall	31	m	3	+	15	2	4,5	9,5	23	69
Sch.F.	Herz-Kreis-lauf-Stillst.	51	m	4	+	k.A.	0,5	1,5	11	30	98
G.J.	Herz-Kreis-lauf-Stillst.	29	m	7	n.m.	2	0,5	1,5	13	22,5	64
W.P.	Herz-Kreis-lauf-Stillst.	30	w	1	n.m.	k.A.	3,5	pers.	13,5	17	46
S.G.	Herz-Kreis-lauf-Stillst.	54	m	7	n.m.	2	1	3	9,5	17	63
S.F.	Anaphylakt. Schock	38	w	5	n.m.	5	1	1	10	24	83
G.R.	Ertrinkungs-unfall	12	m	5	n.m.	20	3	17	9,5	11	30
H.J.	Ertrinkungs-unfall	15	m	10	+	k.A.	1	1,5	9	30	97
Sch.A.	Atemstill-stand	37	w	6	(+)	k.A.	1	> 1,5	9	20	61
K.K.	Herz-Kreis-lauf-Stillst.	40	m	5	n.m.	5	1	pers.	7,5	7	9

(k.A. = keine Angabe; n.m. = nicht möglich; pers. = persistierend)

Echolalie auffiel. Im Gegensatz hierzu steht der Patient S.G. Hier bestehen eine Rindenblindheit und ausgeprägte extrapyramidal-motorische Symptome fort. Eine Kommunikation war hier mit Einschränkungen möglich (Verlangsamung). Bei 2 Patienten hat sich der Zustand so weit gebessert, daß sie wieder einer beruflichen Tätigkeit nachgehen können (173–233% der Scoreskala). Die neurologische Symptomatik hat sich bis auf geringfügige Restsymptome (z. B. Unsicherheiten im Blindgang) zurückgebildet. Auffallend war jedoch eine Verlangsamung im Denken. Die psychische Leistungsfähigkeit, die vor der Erkrankung bestanden hat, konnte nicht wieder erreicht werden. Für diese beiden Patienten gilt: die Hypoxiedauer war verhältnismäßig kurz, der apallische Zustand dauerte höchstens 10 Tage an. Wichtig ist insbesondere eine schnelle Besserung in den ersten Wochen nach Krankheitsbeginn.

Tabelle 4. Krankheitsdaten der verstorbenen Patienten

Name	Diagnose	Alter	Geschlecht	Dauer der Hypoxie (Minuten)	Dauer des Komas (Wochen)	Dauer des apall. Syndroms (Wochen)	Score beim apall. Syndroms	verstorben nach (Wochen)
O.S.	Herz-Kreis-lauf-Stillst.	28	w	k.A.	2,5	pers.	5,5	> 7
H.M.	Suizidversuch d. Erhängen	20	m	15	0,2	pers.	8,5	> 3
F.R.	Herz-Kreis-lauf-Stillst.	76	w	2	1	pers.	7,5	4
M.M.	Hypoglykämie b. Diab. mell.	30	m	k.A.	k.A.	pers.	11	5,5
S.A.	Anaphylakt. Schock	54	m	20	1,5	pers.	10	14,5
G.E.	Suizidversuch d. Erhängen	42	w	k.A.	2	pers.	11	5
K.F.	Herz-Kreis-lauf-Stillst.	62	m	5	k.A.	2	12,5	4
K.O.	Atemstill-stand	48	m	4	2	pers.	6,5	5,5
Sch.FJ.	Suizidversuch d. Erhängen	25	m	5	1	pers.	5	3
Sch.F.	Herz-Kreis-lauf-Stillst.	78	w	30	k.A.	pers.	5	> 16
K.A.	Herz-Kreis-lauf-Stillst.	63	m	k.A.	k.A.	pers.	5,5	?

(k.A. = keine Angabe; pers. = persistierend)

Tabelle 5 enthält die prozentualen Veränderungen aller überlebenden Patienten im Vergleich zum Initialbefund. Nur in einem Fall zeigt sich eine diskrete Verschlechterung, bei allen anderen konnten wir Verbesserungen auch im EEG feststellen. Die elektrophysiologischen Zusatzuntersuchungen (VEP, AEP, SSEP) liegen von 7 Patienten vor (B.D., Sch.F., G.J., W.P., S.G., S.F., H.J.). Die SSEP-Nachuntersuchung erbrachte bei jedem Patienten einen Normalbefund. Die VEP waren ebenfalls im Normbereich. Beim Patienten S.G. waren die VEP nicht meßbar (Rindenblindheit). Die Untersuchung der AEP zeigte nur bei W.P. und S.G. ein pathologisches Ergebnis: Patientin W.P. hat einen Verlust der Peaks II und IV bei normalen Latenzen über

Tabelle 5. Bewertung des Krankheitsverlaufs (einschl. EEG)

	Scoresumme beim apall. Syndrom	Scoresumme bei Nachuntersuchung	EEG-Befund beim apall. Syndrom	EEG-Befund bei Nachuntersuchung	Veränderung (% Score)
B.D.	9,5	23	III	I–II	+ 142 %
Sch.F.	11	30	III	I	+ 173 %
G.J.	13	22,5	II	I	+ 73 %
W.P.	13,5	17	II	I–II	+ 26 %
S.G.	9,5	17	II	–	+ 79 %
S.F.	10	24	III	I	+ 140 %
G.R.	9,5	11	IV	–	+ 16 %
H.J.	9	30	III	I	+ 233 %
Sch.A.	9	20	III	I	+ 122 %
K.K.	7,5	7	IV	–	– 7 %

beiden Ohren. Patient S.G. zeigte rechts normale Antworten, aber links eine deutliche Verzögerung.

In Tabelle 6 finden sich die Veränderungen in der kranialen Computertomographie. Bei 2 Patienten hat sich der Befund nicht geändert, bei 2 Patienten ist er leicht verschlechtert und bei 2 Patienten deutlich verschlechtert.

Tabelle 6. Vergleich der CT-Befunde

	Kortikale Atrophie	Erweiterung des Ventrikelsystems	Läsionen Marklager u. Stammganglien	Veränderung
B.D.				
Erkr.-Beginn	–	–	–	leicht
Nachunters.	+	–	–	verschlechtert
Sch.F.				
Erkr.-Beginn	+	–	–	
Nachunters.	+	–	–	unverändert
G.J.				
Erkr.-Beginn	+	+ +	+	deutlich
Nachunters.	+ +	+ +	+ + +	verschlechtert
W.P.				
Erkr.-Beginn	+ + +	+ + +	–	
Nachunters.	+ + +	+ + +	–	unverändert
S.F.				
Erkr.-Beginn	–	–	–	leicht
Nachunters.	+	–	–	verschlechtert
H.J.				
Erkr.-Beginn	–	–	+ +	deutlich
Nachunters.	+ + +	+ +	+ + +	verschlechtert

(– = keine pathol. Veränderung; + = leichte Veränderung; + + = mittelgradige Veränderung; + + + = deutliche Veränderung)

Auffallend ist bei H.J. ein Befund, der im deutlichen Gegensatz zur klinischen Symptomatik steht. Allgemein läßt sich aber keine Korrelation zur Klinik herstellen.

Diskussion

Nach unseren Untersuchungen scheint die Prognose der hypoxischen Hirnschädigung bei jüngeren Patienten etwas günstiger zu sein (Durchschnittsalter der Verstorbenen = 48 Jahre, der Überlebenden = 34 Jahre). Levy et al. [6] konnten in ihrer Untersuchungsgruppe keinen Einfluß des Patientenalters, des Geschlechtes und der Komaursache auf die Prognose feststellen. Bei unseren Patienten war demgegenüber das Durchschnittsalter der Überlebenden um 14 Jahre geringer. Weiterhin fällt auf, daß alle Patienten, die einen Ertrinkungsunfall erlitten, überlebten, wohingegen alle 3, die einen Selbstmordversuch durch Erhängen begingen, verstarben. Die mittlere Komadauer betrug bei unseren Patienten 1,5 Wochen (Median 1 Woche). In den einschlägigen Studien wird übereinstimmend davon ausgegangen, daß ein Koma, das länger als 2–3 Tage andauert, eine ungünstige Prognose beinhaltet [5, 14]. Levy et al. [5] beschreiben, daß bei 3 Tagen Komadauer 65% der Patienten, die das Bewußtsein wiedererlangt haben, eine befriedigende Besserung ihres Zustandes erreichten. Dauert das Koma oder der apallische Zustand länger, gilt dies nur noch für 7% der Patienten. Diese Bedingung trifft nur für 2 unserer Patienten zu. In unserer Untersuchungsgruppe finden sich bei kurzer Komadauer (bis 1 Woche) sowohl sehr gute als auch schlechte Verläufe. Die längste Komadauer betrug bei gutem Verlauf 1 Woche. Gemäß Bates et al. [1] ergibt sich bei einer Komadauer von 1 Woche in 79% der Fälle zumindest eine schwere Behinderung der Patienten. Dies stimmt mit unserer Untersuchung überein.

Bei längerdauernden apallischen Syndromen sehen Higashi et al. [3] eine Grenze von 2 Monaten Dauer (nach dem Ereignis). Bis zu diesem Zeitpunkt waren bei ihnen komplette Remissionen möglich. Als erstes und bestes Kriterium für die Prognosestellung im Initialstadium der Erkrankung beschreiben Levy et al. und Snyder et al. [6, 14] das Vorhandensein des Pupillen- und des Kornealreflexes. Beim Fehlen des Pupillenreflexes auf Licht erreichte kein Patient mehr eine Selbständigkeit im täglichen Leben. Bei unseren Patienten zeigten 7 der 10 Überlebenden initial intakte Pupillomotorik und Kornealreflexe, die Patienten W.P. und G.R. jedoch eine träge Lichtreaktion und minimale Kornealreflexe. K.K. hatte bei intakter Lichtreaktion keinen Kornealreflex. Dies korreliert mit dem heutigen Zustand (geringste Scoresummen der Untersuchungsgruppe). Bei den Verstorbenen hatten 6 von 11 initial keine oder nur eine träge Lichtreaktion. Dies scheint die Untersuchungsergebnisse von Levy und Snyder zu bestätigen. Pyramidenbahnzeichen (z. B. Babinski-Reflex) fanden sich initial bei 3 der überlebenden und 3 der verstorbenen Patienten. Dies korrelierte nicht mit dem heutigen Zustand. Bezogen auf unsere Untersuchungsgruppe ist dieses Kriterium zur Prognosestellung weniger geeignet. Zerebrale Krampfanfälle wurden anfangs bei 7 der 10 Überlebenden und bei 5 der 11 Verstorbenen festgestellt. Sie verteilen sich ungezielt auf die Patienten mit gutem und schlechtem Endzustand. Somit scheint auch dieses Kriterium zur Prognosestellung auszuscheiden (entsprechend [5, 6, 14]).

Die prognostische Beurteilung der EEG-Befunde wird in der Literatur unterschiedlich beurteilt. Bates et al. [1] meinen, daß sie nur zur Feststellung des Hirntodes nützlich sei, wohingegen Müller et al. [8] sowie Scollo-Lavizarri u. Bassetti [12] eine Heranziehung befürworten. Nach unseren Untersuchungen (Tabelle 5) macht ein initial schlechter EEG-Befund (ab Grad IV) eine gute Restitution unwahrscheinlich (Patienten G.R. und K.K., sowie 5 von 11 Verstorbenen). Nach Walser et al. [15] kann auch das Medianus-SSEP im Anfangsstadium zur Prognosestellung verwendet werden. Alle untersuchten Patienten zeigten bei der Nachuntersuchung einen Normalbefund. Befunde im Initialstadium lagen nur in einem Fall vor. Auch die Ableitung der VEP und AEP korreliert nach Lindsay et al. [7] mit dem erreichten Gesundheitszustand. Zum Verlauf können wir keine Aussage treffen, da Voruntersuchungen hierzu nicht vorliegen. Bei erhaltener Sehfunktion zeigten die VEP Normalbefunde, die AEP nur bei 2 Patienten pathologische Ergebnisse. Unsere CT-Befunde zeigen ein gemischtes Bild. Sie korrelieren nicht mit dem Nachuntersuchungsergebnis. So zeigt H.J. trotz seines ausgesprochen guten Heilungsverlaufes einen deutlich pathologischen CT-Befund und B.D. trotz seiner deutlichen körperlichen Symptomatik kein Korrelat im CT. Dies steht im Einklang zu Bates et al. [1], die dem CT für die Prognostik keine Bedeutung beimessen und zu Levy et al. [5], die ihm nur bei der Subarachnoidalblutung eine Hilfestellung zuweisen.

Bates [1] und Levy [4] befaßten sich auch mit der Frage einer Verbesserung des Zustandes bis zu 1 Jahr nach dem Ereignis. Nach ihren Beobachtungen sind Verbesserungen nach 1 Monat selten. Wir haben in der Langzeitbeobachtung festgestellt, daß die intellekturelle Leistungsfähigkeit wieder erstaunlich rehabilitationsfähig sein kann; so bei H.J. (Wiedererlernen des Lesens und Rechnens, Schulabschluß); B.D. (sinnvolle Kommunikation, Lesen von Büchern), Sch.A. (sinnvolle Kommunikation). Dies bestätigen auch die beiden veröffentlichten Einzelfallstudien [11, 13]. So beschreiben Rosenberg et al. [11] eine 43jährige Frau, die 1,5 Jahre apallisch war. Nach 2 Jahren war die intellektuelle Leistungsfähigkeit teilweise wiederhergestellt, aber die körperliche Behinderung bestand unverändert fort. Allgemein kann eine für das tägliche Leben befriedigende Leistungsfähigkeit erreicht werden, wenn auch eine vollständige Restitution in unserem Krankengut nicht beobachtet wurde. Die Prognose wird um so schlechter, je länger das apallische Syndrom andauert und je langsamer in der Anfangsphase der Heilungsverlauf vonstatten geht. Nimmt man als kritischen Punkt einen Nachuntersuchungsscore von 20 an, so darf das apallische Syndrom nicht länger als 2 Wochen andauern. Als Hilfsmittel zur prognostischen Beurteilung kann ein Elektroenzephalogramm herangezogen werden. Sichere Aussagen sind bei einer initialen Veränderung entsprechend Grad II oder III nicht möglich (Tabelle 5). Bei einem EEG Grad IV muß jedoch von einer schlechten Prognose ausgegangen werden. Weiterhin können der Initialbefund der Lichtreaktion der Pupillen sowie der Kornealreflex zur Prognosestellung herangezogen werden. Fehlen diese beiden Reflexe oder zeigen sie nur eine träge Reaktion, muß von einer schlechten Prognose ausgegangen werden.

Zusammenfassend gilt, daß aufgrund unserer Untersuchung auch bei längerdauernden Krankheitsverläufen noch eine „mittelgradige" Verbesserung erzielt werden kann. Dies erfordert aber eine intensive und langdauernde Beschäftigung mit den Patienten, insbesondere ein Training der kognitiven Fähigkeit, z. B. Wiedererlernen des Lesens und Rechnens. Körperlich manifeste neurologische Symptome wie Myoklonien, Spastizitäten oder Gleichgewichtsstörungen sind nur schwer zu beeinflussen. Trotzdem sollte auf eine frühzeitige intensive krankengymnastische Betreuung geachtet werden.

Literatur

1. Bates D, Caronna JJ et al (1977) A prospective study of nontraumatic coma: Methods and results in 310 patients. Ann Neurol 2:211–220
2. Gerstenbrand F (1967) Das traumatische apallische Syndrom, 1. Aufl. Springer, Wien New York
3. Higashi K, Sakata J et al (1977) Epidemiological studies on patients with a persistent vegetative state. J Neurol Neurosurg Psychiatry 40:876–885
4. Levy DE, Knill-Jones RP, Plum F (1978) The vegetative state and its prognosis following nontraumatic coma. Ann NY Acad Sci 315:293–301
5. Levy DE, Bates D et al (1981) Prognosis in nontraumatic coma. Ann Int Med 94:293–301
6. Levy DE, Caronna JJ et al (1985) Predicting outcome from hypoxic-ischemic coma. JAMA 253:1420–1426
7. Lindsay KW, Carlin J et al (1981) Evoked potentials in severe head injury – analysis and relation to outcome. J Neurol Neurosurg Psychiatry 44:796–802
8. Müller HR, Linder M et al (1967) Spätzustände nach cerebraler Anoxie. Nervenarzt 10:445–455
9. Pagni CA, Giovanelli M et al (1977) Long-term results in 62 cases of post-traumatic complete apallic syndrome. Acta Neurochir 36:37–45
10. Plum F, Posner JB (1983) The diagnosis of stupor and coma, 4th edn. Davis, Philadelphia
11. Rosenberg GA, Johnson SF et al (1977) Recovery of cognition after prolonged vegetative state. Ann Neurol 2:167–168
12. Scollo-Lavizarri G, Bassetti C (1987) Prognostic value of EEG in post-anoxic coma after cardiac arrest. Eur Neurol 26:161–170
13. Shuttleworth E (1983) Recovery to social and economic independence from prolonged postanoxic vegetative state. Neurology 33:372–374
14. Snyder BD, Ramirez-Lassepas M et al (1977) Neurologic status and prognosis after cardiopulmonary arrest: A retrospective study. Neurology 27:807–811
15. Walser H, Mattle H et al (1985) Early cortical nerve somatosensory evoked potentials – Prognostic value in anoxic coma. Arch Neurol 42:32–38

Prognostische Parameter des ischämischen Insultes

E. B. Ringelstein

Einleitung

Eine unübersichtliche Fülle von Parametern scheint die Prognose eines ischämischen Schlaganfalls zu bestimmen [11]. Um die komplexen Einflüsse *im Detail* erfassen, trennen und quantifizieren zu können, müßte *jeder* denkbare, prognostisch relevante Faktor in einer prospektiven Studie bezüglich seines Einflusses untersucht werden, während gleichzeitig alle anderen Parameter konstant gehalten würden. Das ist natürlich nicht möglich. Ein praktikabler Zugang zur Identifizierung *maßgeblicher* prognostischer Faktoren wird dadurch erzielt, daß *Gruppen* von Parametern hinsichtlich ihrer Vorhersagegenauigkeit mit bestimmten statistischen Verfahren „herausgefiltert" und daß *einzelne* Parameter mit varianzanalytischen Methoden einer Gewichtung unterzogen werden. Ferner ist es hilfreich, wenn zunächst unterschieden wird zwischen

a) dem Anteil der klinisch feststellbaren Funktionsverbesserung, die dem Spontanverlauf des jeweiligen Schlaganfalltypus entspricht und
b) dem Anteil der Funktionsverbesserung, die ausschließlich den Therapie- und/oder den Rehabilitationsmaßnahmen zuzuschreiben ist.

Um einen solchen Ansatz zu ermöglichen, müssen zunächst noch mehr Kenntnisse über den Spontanverlauf des Schlaganfalls akkumuliert werden. Da es „den Schlaganfall" als nosologische Einheit nicht gibt, ist als erstes eine ätiopathogenetisch begründete Unterteilung der Schlaganfallpatienten vorzunehmen und jede der resultierenden Untergruppen isoliert und prospektiv zu betrachten. *Innerhalb* dieser Untergruppen wäre dann eine nähere Differenzierung der zahlreichen prognostischen Einflüsse sinnvoll, wie sie weiter unten noch im einzelnen dargelegt werden.

In diesem Beitrag kann naturgemäß kein umfassendes oder annähernd vollständiges Wissensgebäude präsentiert werden, vielmehr werde ich mich auf eine Auflistung und vorläufige Wertung derjenigen Parameter beschränken, von denen Literaturmitteilungen vorliegen und bei denen nach klinischer Erfahrung oder aufgrund von Prospektivstudien die prognostische Relevanz bereits nachgewiesen ist. Insofern ist dieser Beitrag als eine Bestandsaufnahme des aktuellen Kenntnisstandes zu verstehen. Darüber hinaus soll er als Stimulus für weitere prospektive Untersuchungen auf diesem vernachlässigten Gebiet der Neuroangiologie und neurologischen Intensivmedizin wirken.

Tabelle 1. Alter und Überlebenschance nach Schlaganfall. (Nach Sacco et al. [19])

Alter des	Überlebensrate 30 Tage nach Insult	
Patienten	Männer	Frauen
< 60 Jahre	92%	91%
60 – 69 Jahren	87%	93%
> 70 Jahre	77%	78%

Die prognostischen Parameter im einzelnen

Je nach Fragestellung werden zumindest die folgenden Parameter im Zuge von Prognosestudien Berücksichtigung finden oder durch Randomisierungstechniken und geeignete Studiendesigns neutralisiert bzw. isoliert werden müssen:

1. Soziale Faktoren (sozialer Status des Patienten, Merkmale der medizinischen Versorgung, Einweisungsfreudigkeit der Ärzte, Informationsstand der Praktiker, etc.).
2. Individualfaktoren, wie
   a) Alter und Geschlecht des Patienten (Tabelle 1);
   b) begleitende gesundheitliche Belastungen (etwa Risikofaktoren vaskulärer Krankheiten, Allgemeinkrankheiten, Systemkrankheiten, Ernährungszustand etc.) [19];
   c) Art, Schweregrad und Verlauf der neurologischen Ausfälle (Abb. 1 u. 2) [5] (z. B. Activities of Daily Living nach Mahoney u. Barthel [13] oder Katz et al. [12], vgl. auch Skala von Prescott et al. [16]).
3. Einfluß der Diagnostik, wie
   a) Qualität und Ausmaß der Initialdiagnostik (zum Zweck einer äthiopathogenetischen Aufklärung des Insultes);
   b) Qualität, Ausmaß, Nebenwirkungsrate, Adäquatheit, Konsequenzenreichtum etc. der Begleitdiagnostik.
4. Apparative Zusatzparameter
   Diese sind in der Regel als Epiphänomene ohne Kausalbeziehung zu werten, können jedoch im Sinne einer assoziativen Verknüpfung mit unterschiedlich hoher Wahrscheinlichkeit wichtige prognostische Informationen liefern (z. B. EEG, SEP, AEP, Liquor-Laktat-Spiegel, rCBF-Parameter etc.).
5. Pathoanatomische Aspekte, wie
   strategische Lokalisation, Größe und Sekundärphänomene (z. B. Herniation, hämorrhagische Durchtränkung etc.) des Hirninfarktes [7, 9].
6. Pathogenese des Insultes im Hinblick auf die zugrundeliegende kardiovaskuläre Krankheit [17, 18], wie
   a) zerebrale Mikroangiopathie (z. B. Status lacunaris);
   b) zerebrale Makroangiopathie mit autochthoner Thrombose (z. B. thrombotischer Mediaastverschluß);

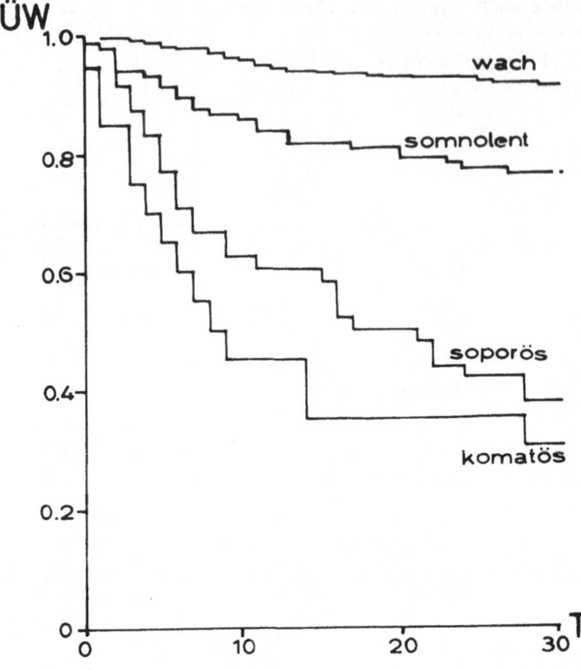

Abb. 1. Abhängigkeit der Schlaganfallsletalität vom Grad der Bewußtseinstörung zum Zeitpunkt der Aufnahme (*ÜW* Überlebenswahrscheinlichkeit, *T* Tage). (Nach Chambers et al. [5])

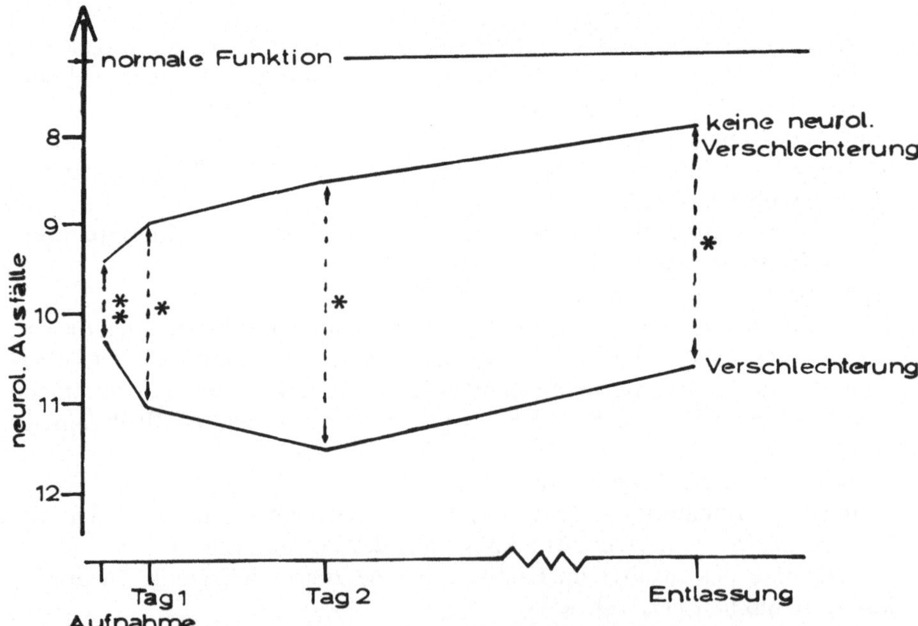

Abb. 2. Gesamtprognose des Schlaganfalls in Abhängigkeit von dessen initialem Verlauf nach stationärer Aufnahme (Doppelstern = nicht signifikant; Stern = signifikant). (Nach Britton u. Röden [3])

c) extrazerebrale Makroangiopathie mit arterio-arterieller Embolie (z. B. Carotis-interna-Stenose, Carotis-interna-Dissekat);

d) extrakranielle Makroangiopathie mit hämodynamischer Fernwirkung (z. B. Carotis-interna-Verschluß),

e) kardiogene Hirnembolien (kardiogene Insulte durch „low-output" sind extrem selten – z. B. embolisierender Parietalthrombus im Herzwandaneurysma),

f) generalisierte Oligämie, Hypoxie, Anoxie, Gas- und Fettembolisation etc. (z. B. Reanimation nach Herzstillstand);

g) Arteriitiden und Angiitiden (z. B. Begleitarteriitis bei tuberkulöser Meningitis).

7. Einflüsse einer *spezifischen* therapeutischen Intervention (hämorheologische Maßnahmen, hirnmetabolische Eingriffe, Thrombozytenaggregationshemmung, Antikoagulanzien, Fibrinolytika).

Hinsichtlich des zeitlichen Rahmens sollte unbedingt zwischen einer *Akutprognose* und *Langzeitprognose* differenziert werden. Die Akutprognose bezieht sich auf das initiale Überleben des Schlaganfalls innerhalb eines definierten Zeitraumes (z. B. während der ersten 4 Wochen) sowie das Abfangen häufiger initialer Komplikationen (z. B. Hirnschwellung und Herniation, frühe Rezidive durch Embolien, Störung vitaler Funktionen durch Hirnstamminfarkte, Hydrocephalus occlusus etc.). Demgegenüber betrifft die Langzeitprognose im wesentlichen das längerfristige Überleben der kardiovaskulären Begleitkrankheiten, das Ausmaß der Behinderung durch neurologische und psychologische Residuen des Schlaganfalls (Lebensqualität) [1, 11] und die Rezidivgefahr jenseits der Initialphase.

Wie oben schon angedeutet, ist zunächst unklar, wann und wie die Prognose „gemessen" werden soll. In der Literatur finden sich zahlreiche differierende Vorschläge hinsichtlich des zeitlichen Rahmens. Im einzelnen wurde empfohlen, die nachfolgenden Parameter zu den angegebenen Zeiten zu erfassen:

1. Letalität nach 24 h, 30 Tagen, 1 Jahr und 2 Jahren;

2. Rezidivrate der Insulte innerhalb unterschiedlicher Zeiträume (2 Wochen, 3 Wochen, 4 Wochen, später);

3. neurologische Ausfälle nach 1 Monat, 1 Jahr und 2 Jahren (Quantifizierung anhand von „disability scales");

4. Lebensqualität nach 1 Jahr und nach 2 Jahren (z. B. mittels Skala von Katz et al [12]).

Die Zeitangaben sollten sich immer auf den Zeitraum seit Beginn des Schlaganfalls und nicht etwa auf die Zeit seit stationärer Behandlung beziehen.

Auch hier ist die Vielfalt der Vorschläge Ausdruck der Uneinheitlichkeit der Verläufe von Schlaganfällen einerseits und der sehr vielschichtigen, individual- und sozialmedizinischen Aspekte der Krankheitsgruppe „ischämischer Insult" andererseits. Als Fazit schlage ich vor, in einer Prognosestudie eines bestimmten Schlaganfallstypes die Letalität nach 24 h, 1 Monat und 1 Jahr zu messen, ferner die Rezidivrate der Insulte innerhalb von 4 Wochen und innerhalb 1 Jahres, sowie die neurologischen Ausfälle nach 1 Monat und nach 1 Jahr, und die Lebensqualität nach 1 Jahr zu bestimmen. Längere Zeiträume sind prinzipiell wünschenswert, die Beobachtung muß dann aber zusätzlich die Todesursachen der Sterbefälle miterfassen.

Was ist bisher gesichert?

Aus den von mir gesichteten Publikationen läßt sich ableiten, daß die prozentuale Sterberate innerhalb von 4 Wochen nach ischämischem Insult ca. 20–50% beträgt (Literatur bei Busse [4]). Dabei zeigt sich eine besonders hohe Frühmortalität bei

1. initialer Bewußtseinstrübung und/oder Deviation conjugée [5, 10, 19],
2. höherem Alter (> 70 Jahre) [5, 8, 10, 11, 14],
3. Häufung von Begleitkrankheiten (vor allem koronare Herzkrankheit [10, 14, 19],
4. bereits früher erlittenem Schlaganfall [10, 11],
5. Harn- und Stuhlinkontinenz [11] sowie bei
6. Kardiogenen Embolien [8].

Das Ausmaß der Bewußtseinstrübung zum Zeitpunkt der Aufnahme ist der bei weitem dominierende prognostische Faktor. Im Grunde spiegelt sich in diesen Parametern die Größe des Hirninfarktes wider sowie das generell höhere Risiko eines älteren Menschen, lebensbedrohliche pulmonale und kardiale Komplikationen zu entwickeln.

Etwas trivial erscheint die Feststellung, daß die funktionelle Restitution um so günstiger ist, je geringer der initiale Funktionsausfall war [1, 21]. Das gilt vermutlich nur für bestimmte Infarkttypen, solange sie untereinander verglichen werden. Ferner hat sich in mehreren Studien gezeigt, daß die funktionelle Gesamtrestitution um so besser ist, je früher die Rückbildung einsetzt bzw. je geringer die Progredienz ist [3]. Im Einzelfall kommt es aber häufig genug zu Ausnahmen von dieser Regel, so daß eine initial ausbleibende Besserung nicht zwangsläufig mit einer schlechten Prognose gleichgesetzt werden darf (Übersicht bei Jongbloed [11]).

Sehr wichtig erscheint mir der Befund mehrerer Prospektivstudien, daß die Länge der verstrichenen Zeit zwischen Schlaganfallereignis und stationärer Aufnahme positiv mit einer ungünstigen Prognose assoziiert ist [2, 15].

Eine im Hinblick auf die Kosten-Nutzen-Optimierung medizinischer Bemühungen relevante Erkenntnis besagt, daß die technischen Zusatzuntersuchungen nur von begrenztem prognostischen Wert sind. Das gilt gleichermaßen für elektrophysiologische, hirnszintigraphische, CT-morphologische angiographische, rheologische und rCBF-Parameter. Sofern man aber apparative Parameter zur prognostischen Abschätzung hinzuzieht, sollte zwischen deren Bedeutung für die Kurzzeit- und Langzeitprognose differenziert werden. Beispielhaft ist das für die rCBF-Untersuchungen von Tachibana et al. [20] oder für den Liquor-Laktat-Spiegel von Busse [4] zusammengestellt worden.

Tabelle 2. 30-Tage-Letalität nach ischämischem Insult

Framingham-Studie (1982)	15%
Rochester-Studie 1955–1979	28%
Tilburg-Studie 1978–1980 (1982)	über 23% (23% bezieht sich auf 3-Wochen-Zeitraum)
Chambers et al. (1987)	18%
Miah et al. (1983)	18% (Zeitraum?)

Genauere Zahlen hinsichtlich einiger der obengenannten Faktoren, die die Frühmortalität betreffen, sind der Framingham-Studie zu entnehmen [19]. So betrug die kumulative 5-Jahres-Überlebensrate nach ischämischem Insult bei Männern ohne Herzerkrankung 85%, mit Herzerkrankung 35%, ohne Hypertonie 85%, mit Hypertonie 51%. Etwas geringere Schwankungen der Überlebensraten findet man bei Durchsicht der großen epidemiologischen Studien der letzten Jahre (Tabelle 2).

Recht genaue Erkenntnisse über die Rezidivrate von Apoplexien konnten in der Framingham-Studie gewonnen werden. Die wichtigsten Zahlen sind in Tabelle 3 enthalten.

Die oben dargestellten Zusammenhänge gelten nur für ischämische Insulte und dürfen nicht auf Schlaganfallpatienten mit Hirnparenchymblutungen übertragen werden [10].

Tabelle 3. Rezidivrate von apoplektischen Insulten in der Framingham-Studie. (Nach Sacco et al. [19])

5184 Menschen, Beobachtungszeitraum 26 Jahre

m/w = 198/186 Erst-Apoplexe, zusammen 384 Patienten
davon 39 SAB, 17 Massenblutungen

84 Zweit-Apoplexe

27 Dritt-Apoplexe

Warum Prognoseforschung

Bestimmte Typen von Schlaganfallpatienten werden von bestimmten Therapie- oder Rehabilitationsmaßnahmen in unterschiedlichem Ausmaß profitieren. Eine optimale Auswertung der kostspieligen Therapieeinrichtungen wäre möglich, wenn die bestgeeigneten Patienten bzw. die Therapieversager identifiziert werden könnten (Übersicht bei Jongbloed [11]).

Falls es gelänge, die Akutprognose eines Schlaganfalltyps so genau zu bestimmen, daß im Einzelfall ausreichend verläßlich die voraussichtliche Behandlungsdauer, die Komplikationsträchtigkeit, das maximal mögliche Rehabilitationsergebnis und die Überlebenschance vorhergesagt werden könnten, so ergäben sich daraus wichtige Informationen für eine flächendeckende effektive Therapieplanung. Insbesondere könnte dann entschieden werden, ob kostspielige intensivtherapeutische Maßnahmen erforderlich und wie wirksam sie sind, ferner welche spezifischen Therapie- und Rehabilitationsmaßnahmen tatsächlich und bei wem zur Prognoseverbesserung führen.

Aus der Kenntnis der Akutprognose läßt sich die Belastung der Solidargemeinschaft durch die Behandlungskosten in der Akutphase ableiten, und das Ausmaß notwendig flankierender Therapiemaßnahmen kann festgelegt werden. Die Bestimung der Langzeitprognose, die sich in erster Linie auf das Überleben der Begleitkrankheiten, das Ausmaß der späteren Behinderung und die Rezidivgefahr bezieht, liefert essentielle Informationen für die mittelfristige und langfristige Therapie- und Rehabilitationsplanung. So wäre es etwa möglich abzuschätzen, welche Dauertherapie der Begleitkrankheiten sinnvoll und notwendig ist und in welchem Ausmaß schwere Behinderungen zu erwarten sind, die eine spezielle Betreuung und Hilfsmittel erforderlich machen. Die Auswirkungen einer Sekundärprophylaxe (= Rezidivprophylaxe) und einer Primärprophylaxe durch Früherkennung und Dauertherapie der Risikofaktoren ließen sich ebenfalls quantifizieren und langfristig ökonomisieren.

Gesicherte prognostische Daten von Insultpatienten sind notwendig um Kostenplanung und Strukturgestaltung in der Krankenversorgung vornehmen zu können. Die Auswirkungen des „Schlaganfalls" auf die Bevölkerung werden erst durch die umfassende Registrierung der Insultfolgen in vollem Ausmaß erkennbar. Kontrollierte Therapiestudien sind nur dann aussagekräftig, wenn Behandlungseffekte klar gegen Spontanverläufe abgegrenzt werden können. Selbstverständlich können nur solche funktionellen Verbesserungen, die signifikant über schon spontan zu erwartenden Remissionen hinausgehen, einer bestimmten Therapieform zugeordent werden [6].

Wie soll Prognoseforschung betrieben werden?

Einige methodische Voraussetzungen allgemeiner Art sind unerläßlich, damit eine effektive Erforschung prognostisch relevanter Faktoren möglich ist. Dazu gehören

1. eine angemessen große Versuchsgruppe;
2. ein prospektives und randomisiertes Studiendesign (sofern nicht nur der Spontanverlauf, sondern auch der Effekt von Therapiemaßnahmen untersucht werden sollen);
3. die neurologischen Ausfälle müssen mit geeigneten Skalen quantifiziert werden;
4. alle Begleitkrankheiten sollen möglichst vollständig erfaßt werden;
5. es muß von vornherein definiert werden, welche prognostischen Parameter (Outcome-Variables) erfaßt werden sollen, etwa die Überlebensaussichten, die Restitutionschancen, die Bewegungsfreiheit, das Ausmaß der aktiven

Teilnahme am täglichen Leben, die sog. Lebensqualität, die Behandlungs-
bzw. Pflegebedürftigkeit und weitere psychosoziale Parameter;
6. ferner muß genau angegeben werden, auf welche Zeitpunkte sich die Ergebnisse beziehen [6].

Die Schlaganfallpatienten sollen getrennt nach topographischen (infratento-
riell/supratentoriell) und pathogenetischen (s. oben) Gruppen betrachtet werden. Die dazu geeigneten Differenzierungsmittel sind CT bzw. MRI und nicht-
invasive angiologische und kardiologische Untersuchungsmethoden (Tabelle
4). Apparative Parameter können u. U. als „Marker" hilfreich sein. Die therapeutischen Einflüsse sind in eine unspezifische Basistherapie zu spezifische,
d. h. gezielte Maßnahmen zu unterteilen und getrennt zu betrachten.

Tabelle 4. Bedeutung des Infarkttyps im CT nach Karotisverschluß für die Schwere der
neurologischen Ausfälle (n = 81). (Nach Ringelstein et al. [17[)

	Keine Ausfälle	TIA/Leichter Insult	Vollendeter Schlaganfall	
			mit p. I.	ohne p. I.
Territorialinfarkt (= thrombembolischer Insultmechanismus)	3	10	5	25
Low-flow-Infarkt (= hämodynamischer Fernwirkungsmechanismus)	2	21	5	10

p. I. = prämonitorische Insulte

Literatur

1. Ahlsiö B, Britton M, Murray V, Theorell T (1984) Disablement and quality of life after
stroke. Stroke 5:886–890
2. Anderson TP, Bourestom N, Greenberg FR, Hildyard VG (1974) Predictive factors in
stroke rehabilitation. Arch Phys Med Rehabil 55:545–553
3. Britton M, Röden A (1985) Progression of stroke after arrival at hospital. Stroke
16:629–632
4. Busse O (1980) Die Bedeutung der Liquor-Laktat-Konzentration und des Befundes im
Computertomogramm für die Prognose des ischämischen Hirninfarktes. Habilitationsschrift, Universität Gießen
5. Chambers BR, Norris JW, Shurvell BL, Hachinski VC (1987) Prognosis of acute stroke.
Neurology 37:221–225
6. Gresham GE (1986) Stroke outcome research. Stroke 17:358–362
7. Hart RG, Easton JD (1986) Hemorrhagic infarcts. Stroke 17:586–589
8. Herman B, Leyten ACM, von Luijk JH, Frenken CWGM, Op De Coul AAW, Schulte
BPM (1982) Epidemiology of stroke in Tilburg, The Netherlands. The population-based
stroke incidence register: 2. Incidence, initial clinical picture and medical care, and three-
week case fatality. Stroke 13:629–634

9. Hertanu JS, Demopoulos JT, Yang WC, Calhoun WF, Fenigstein HA (1974) Stroke rehabilitation: Correlation and prognostic value of computerized tomography and sequential functional assessments. Arch Phys Med Rehabil 65:505–508
10. Howard G, Walker MD, Becker C et al (1986) Community hospital-based stroke programs: North Carolina, Oregon, and New York. III. Factors influencing survival after stroke: Proportional hazards analysis of 4219 patients. Stroke 17:294–299
11. Jongbloed L (1986) Prediction of function after stroke: A critical review. Stroke 17:765–776
12. Katz S, Ford AB, Moskowitz RW, Jackson BA, Jaffee MW (1963) Studies of illness in the aged. The index of ADL: A standardized measure of biological and psychological function. JAMA 185:994–999
13. Mahoney F, Barthel DW (1965) Functional evaluation: The Barthel index. Maryland State Med J 14:61–65
14. Miah K, Arbin M von, Britton M, De Faire U, Helmers C, Maasing R (1983) Prognosis in acute stroke with special reference to some cardiac factors. J Chron Dis 36:297–298
15. Novak TA, Satterfield WT, Lyons K, Kolski G, Hackmeyer L, Connor M (1984) Stroke onset and rehabilitation: Time lag as a factor in treatment outcome. Arch Phys Med Rehabil 65:316–319
16. Prescott RJ, Garraway WM, Akhtar AJ (1982) Predicting functional outcome following acute stroke using a standard clinical examination. Stroke 13:641–647
17. Ringelstein EB, Zeumer H, Angelou D (1983) The pathogenesis of strokes from internal carotid artery occlusion Diagnostic and therapeutical implication. Stroke 14:867–875
18. Ringelstein EB, Zeumer H, Schneider R (1985) Der Beitrag der zerebralen Computertomographie zur Differentialtypologie und Differentialtherapie des ischämischen Großhirninfarktes. Fortschr Neurol Psychiatry 53:315–336
19. Sacco RL, Wolf PA, Kannel WB, McNamara PM (1982) Survival and recurrence following stroke. The framingham Study. Stroke 13:290–295
20. Tachibana H, Gotoh F, Ebihara SI, Okayasu H, Kitagawa Y, Suzuki N (1982) Long-term prognosis in ischemic cerebrovascular disease in relation to cerebral blood flow and metabolism. J Neurol Sci 56:357–364
21. Wade DT, Hewer RL (1987) Functional abilities after stroke: Measurement, natural history and prognosis. J Neurol Neurosurg Psychiatry 5:177–182

Letalität ischämischer Hirninfarkte

C. R. Hornig, T. Büttner und *W. Dorndorf*

Epidemiologische Untersuchungen der letzten Jahre aus den USA haben gezeigt, daß die Inzidenz und die Mortalität von Schlaganfällen abnimmt. Der Rückgang der Mortalität ist z. T. Folge der geringeren Frühletalität. Die Letalität ischämischer zerebraler Infarkte bewegte sich in älteren Untersuchungen zwischen 15% und 37% (Tabelle 1). Niedrigere Raten resultierten aus einem ausgewählten Patientengut oder kürzeren Beobachtungszeiten [2–4, 6–9, 11–13]. Einschränkend ist zu bemerken, daß natürlich die Diagnose eines Hirninfarkts bei den wenigsten Kranken durch ein Computertomogramm gestützt war.

In der eigenen Klinik wurden in den Jahren 1978–1986 2475 Patienten mit ischämischen zerebralen Insulten behandelt. Von diesen Patienten überlebten 241 den Krankhausaufenthalt nicht, was einer Frühletalität von 9,7% entspricht. Sie liegt somit deutlich unter der früherer Untersuchungsreihen.

Die meisten Patienten (66%) mit letalen zerebralen Infarkten starben innerhalb der ersten beiden Wochen nach dem Schlaganfall.

Die Todesursache von 44 Kranken war, z. T. auch durch Obduktion, nicht eindeutig zu klären. Von den übrigen 197 Patienten starben 101 in Folge zentraler Störungen der Atem- und Kreislaufregulation und 96 nach letal endenden extrazerebralen Komplikationen. Im Vergleich zu einigen früheren Untersuchungen, in denen letale extrazerebrale Komplikationen den Tod von 66–87% der Kranken verursachten [1, 10, 13], überlebten unsere Patienten

Tabelle 1. Frühletalität ischämischer zerebraler Infarkte

Autoren	Jahr	Patienten	letalität
Glynn	1956	164	37 %
Pincock	1957		15 %
Lindgren	1958	65	11 %
Carter	1962	612	26 %
Matsumoto et al.	1973		28 %
Jones u. Millikan	1976	179	11 %
Jones et al.	1980	37	27 %
Sacco et al.	1982	222	15 %
Silver et al.	1984	967	16 %

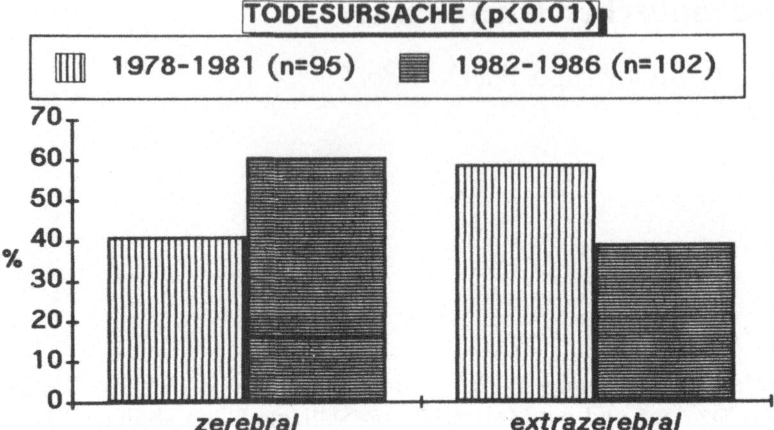

Abb. 1. Anteil der Patienten mit Hirninfarkten, die im zentralen Tod bzw. in Folge letaler extrazerebraler Komplikationen starben in den Jahren 1978–1981 und 1982–1986

insgesamt sehr viel häufiger die direkten Folgen ihres Schlaganfalls nicht. Vergleicht man im eigenen Krankengut die Todesursachen in verschiedenen Zeitspannen, starben in den Jahren 1978–1981 Patienten häufiger an extrazerebralen Komplikationen, im Zeitraum 1982 bis 1986 häufiger im zentralen Tod (Abb. 1).

Patienten, die im zentralen Tod starben, überlebten zu drei Viertel die erste Krankheitswoche nicht, dagegen traten Todesfälle wegen extrazerebraler Komplikationen ähnlich oft zu verschiedenen Zeiten während der Krankenhausbehandlung auf (Abb. 2.)

101 Patienten starben an den direkten Folgen ihres Schlaganfalls. 69 von ihnen hatten supratentorielle, 32 infratentorielle Infarkte. Entsprechend der

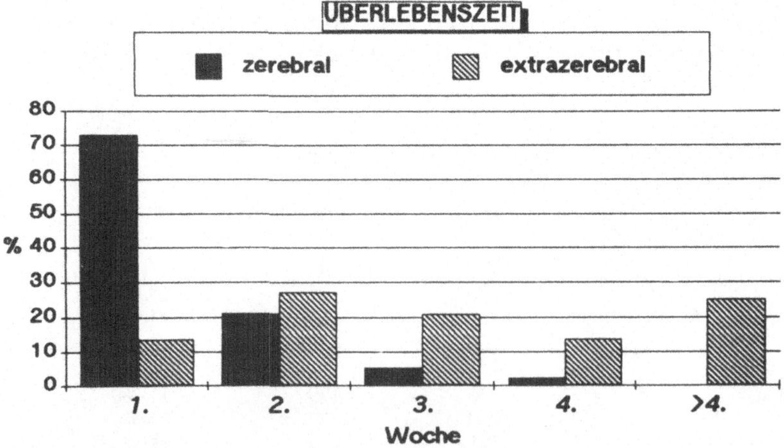

Abb. 2. Anteil der im zentralen Tod oder in Folge letaler extrazerebraler Komplikationen gestorbenen Patienten mit Hirninfarkten zu verschiedenen Zeiten nach dem Schlaganfall

Entwicklung des postischämischen Ödems starben die meisten Patienten mit supratentoriellen Hirninfarkten zwischen dem 3. und 7. Tag nach dem Insult. Spätere Todesfälle beruhten oft auf einem Reinfarkt oder fulminanten sekundären Hämorrhagien. Auffällig war, daß primär letale supratentorielle Infarkte doppelt so häufig auf einer kardiogenen Hirnembolie (42%) beruhten, als auf einer Arteriosklerose zerebraler Arterien (20%). Die im Vergleich zu auf dem Boden einer Hirnarteriosklerose entstandenen Infarkten geringeren kollateralen Reserven dürften ein ausgedehnteres ischämisches Ödem begünstigt haben.

13 der 31 Kranken mit primär tödlichen infratentoriellen Infarkten hatten eine Basilaristhrombose. Erwähnenswert ist das vergleichsweise niedrige Alter dieser Patientengruppe.

Letal endende Thrombosen betrafen nicht nur infratentorielle, sondern auch supratentorielle Hirnarterien. Von 37 autopsierten Patienten mit einzelnen supratentoriellen Hirninfarkten hatten immerhin 14 eine appositionelle Thrombose im Verlauf der A. carotis interna und A. cerebri media, die zur Ausdehnung der ischämischen Läsion und damit zum Tod führte. Ursprung der Thrombose war 8mal eine arteriosklerotische Obliteration und 6mal eine kardiogene Hirnembolie.

Letale extrazerebrale Komplikationen hatten 96 Patienten. Am häufigsten gingen dem Tod ein Lungenödem, eine Lungenembolie oder ein Herzinfarkt voraus. Seltener war es ein Herzversagen, verbunden mit anderen internistischen Komplikationen, eine Pneumonie, Herzrhythmusstörungen, gastrointestinale Blutungen, oder eine Sepsis (Abb. 3).

Die an einem Lungenödem gestorbenen Patienten waren zu über die Hälfte älter als 70 Jahre. 17 von ihnen waren gefährdet durch eine Herzerkrankung. Am häufigsten führte ein Lungenödem in der zweiten Woche nach dem Schlaganfall zum Tod. 9mal trat das Lungenödem im Zusammenhang mit Dextraninfusionen auf, kein einziges Mal während Gabe von Hydroxyäthylstärke. In den letzten Jahren war ein deutlicher Rückgang letaler Lungenödeme zu registrieren, in den letzteren 4 Jahren starb kein Patient mehr an den Folgen eines Lungenödems. Dies könnte darauf beruhen, daß die Indikation zu einer Hämodilution wegen der erneut diskutierten Wirksamkeit seltener gestellt und die Hämodilution selbst differenzierter angewandt wird.

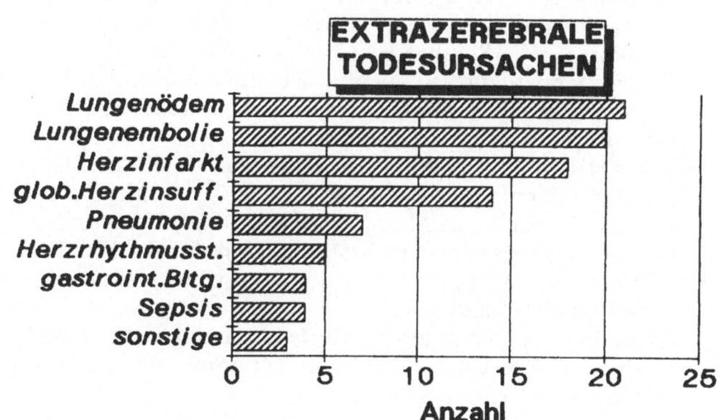

Abb. 3. Häufigkeit letaler extrazerebraler Komplikationen

54   C. R. Hornig et al.

Tödliche Lungenembolien ereigneten sich meistens ab der dritten Krankheitswoche. Sie betrafen erwartungsgemäß bevorzugt Patienten mit schweren Extremitätenparesen. Die meisten Patienten bekamen eine Lungenembolie trotz prophylaktischer Heparinisierung und ohne daß sich vorher ein klinischer Anhalt für eine Venenthrombose ergab. Zu erwähnen ist in diesem Zusammenhang, daß in den letzten beiden Jahren bei den meisten Kranken mit schweren Extremitätenparesen die Antithrombin-III-Konzentration im Blut bestimmt wurde. Nur einmal wurde vorübergehend ein leicht erniedrigter Wert gemessen.

Die 18 Patienten, die in Folge eines Herzinfarkts starben, gehörten eher den jüngeren Altersgruppen an. 13 von ihnen hatten bereits zuvor Symptome einer Herzerkrankung, 5 eine absolute Arrhythmie bei Vorhofflimmern nichtrheumatischer Genese, 4 eine Angina pectoris und 3 einen Herzinfarkt. Todesfälle als Folge eines Myokardinfarkts ereigneten sich meistens in der ersten oder in der zweiten Woche nach dem Insult. Ob dabei Störungen zentraler sympathischer Efferenzen mit konsekutiver Beeinträchtigung kardialer Regelmechanismen eine Rolle spielen, wie tierexperimentelle Untersuchungen vermuten lassen, muß dahingestellt bleiben [5].

Zusammengefaßt ist festzustellen, daß der allgemein beobachtete Rückgang der Schlaganfallmortalität auch auf einer Abnahme der Frühletalität ischämischer Hirninfarkte beruhen dürfte. Diese liegt unter 10%. Ursache ist eine bessere Beherrschung sekundärer Komplikationen, nicht zuletzt durch eine effektivere kardiopulmonale Überwachung auf Intensivstationen. Die meisten Patienten mit zerebralen Infarkten sterben mittlerweile an den direkten Folgen ihres Schlaganfalls. Die Behandlung des ursächlichen postischämischen Ödems stößt dabei auf Grenzen der Wirksamkeit.

Literatur

1. Brown M, Glassenberg M (1973) Mortality factors in patients with acute stroke. JAMA 224:1493
2. Carter AB (1982) Clinical aspects of cerebral infarction. In: Vinken PJ, Bruyn GW (eds) Handbook of clinical neurology, Vol XI 12. Elsevier, Amsterdam, p 292
3. Dorndorf W, Gänshirt H (1972) Die Klinik der arteriellen zerebralen Gefäßverschlüsse. In: Gänshirt H (Hrsg) Der Hirnkreislauf. Thieme, Stuttgart, S 512
4. Glynn AA (1956) Vascular diseases of the nervous system. Br Med J I:1216
5. Hachinsky VC, Smith KE, Ciriello J, Gibson CG, Silver MD (1986) The insula and altered sympathetic activity after experimental stroke. In: Stober T, Schimrig K, Ganten D, Sherman DG (eds) Central nervous system control of the heart. Martinus Nijhoff, Boston, p 179
6. Jones HR, Millikan CM (1976) Temporal profile (clinical course) of acute carotid system cerebral infarction. Stroke 7:64
7. Jones HR, Millikan CM, Sandock BA (1980) Temporal profile (clinical course) of acute vertebrobasilar system cerebral infarction. Stroke 11:173
8. Lindgren SO (1958) Course and prognosis in spontaneous occlusion of cerebral arteries. Acta Psychiat Scand 33:343
9. Matsumoto N, Whisnant JP, Kurland LT, Okazaki H (1973) Natural history of stroke in Rochester, Minnesota, 1955 through 1969: An extension of a previous study, 1945 through 1954. Stroke 8:20

10. Ng LKY, Nimmannitya J (1970) Massive cerebral infarction with severe brain swelling. Stroke 1:158
11. Pincock JG (1957) The natural history of cerebral thrombosis. Ann Int Med 46:925
12. Sacco RL, Wolf PA, Kannel WB, McNamara PM (1982) Survival and recurrence following stroke, the Framingham study. Stroke 13:290
13. Silver FL, Norris JW, Lewis AJ, Hachinsky VC (1984) Early mortality following stroke: A prospektive review. Stroke 15:492

Ändert die fibrinolytische Therapie bei ischämischen Hirninfarkten die Prognose?

W. Hacke

Einleitung

Die pharmakologische Therapie akuter thrombembolisch oder thrombotisch bedingter zerebraler Ischämien ist noch immer unbefriedigend. Ein großer Teil der ischämischen Infarkte ist auf arteriothrombotische oder thrombembolische Ursachen zurückzuführen [12, 20, 23, 30]. Daher wurde und wird heute der Einsatz fibrinolytischer Substanzen in der Therapie der ischämischen Infarkte diskutiert. Im Gegensatz zu einigen negativen früheren Erfahrungen mit der systemischen Anwendung von Streptokinase [15, 19] stehen jüngere Mitteilungen, die über eine angiographisch und klinisch erfolgreiche Anwendung der lokalen Streptokinase- oder Urokinasetherapie bei frischen zerebralen Gefäßverschlüssen berichten [22, 30]. Zur Pharmakologie und Physiologie des fibrinolytischen Systems siehe [1, 3, 7, 14, 25].

Spontanlyse und Risiko sekundärer Einblutungen in ischämische Hirninfarkte

Für den Einsatz fibrinolytischer Substanzen nach ischämischen Hirninfarkten infolge von Thrombembolien oder autochthonen Thromben hat sich bislang die Angst vor intrazerebralen Blutungskomplikationen als limitierend erwiesen.

Spontanlyse

Wenn die klinische Wirksamkeit, aber auch die Hämorrhagieinzidenz von t-PA, Urokinase, Streptokinase oder scu-PA beurteilt werden soll, muß die Häufigkeit *spontaner* Lysen von thrombotischen oder thrombembolischen Zerebralarterienverschlüssen berücksichtigt werden. Bei vielen Patienten mit akutem ischämischen Hirninfarkt liegt eine atherothrombotische Stenose oder ein Verschluß eines intrazerebralen Gefäßes vor. In einer angiographischen Studie [23] wurde gezeigt, daß, wenn die Angiographie später als 12 h nach den ersten Symptomen stattfand, der Prozentsatz des Nachweises solcher thrombotischer Verschlüsse auffallend abnahm. Diese Angaben sind mit den Daten vergleichbar, die für die akuten thrombotischen Verschlüsse der Koronararterien beim Herzinfart gelten. Die genaue Häufigkeit von spontanen Lysen bei akuten zerebralen Ischämien aufgrund intrazerebraler Gefäßverschlüsse ist nicht bekannt, nicht zuletzt deshalb, weil selten Frühangiographien und noch seltener Kontrollangiographien durchgeführt wurden.

Sekundäre Einblutungen nach ischämischen Infarkten [6, 9, 10, 16, 17, 18]

Die Häufigkeit der sekundären Einblutungen in ischämische Bezirke ist unbekannt, auch die Mechanismen, die diese Komplikation verursachen, sind unbewiesen. Eine mögliche Erklärung ist, daß die Lyse schützender Thromben, die die Gefäßendothelläsionen im ischämischen Bezirk abdichten, hierfür ausschlaggebend ist. Eine andere Überlegung geht davon aus, daß vasoparalytische Gefäße im Randbezirk der Ischämie nach Abschwellung des Ödems Diapedeseblutungen zulassen. Die Angaben über spontane hämorrhagische Komplikationen bei ischämischen Infarkten ohne Berücksichtigung der Infarktätiologie liegen zwischen 5 und 18%. Hierbei wird nicht zwischen einer leichten blutigen Imbibierung des infarzierten Bezirkes und einer gravierenden parenchymatösen Hämorrhagie, die zu einer neurologischen Befundverschlechterung geführt hat, unterschieden. Am besten untersucht ist die Häufigkeit sekundärer hämorrhagischer Komplikationen nach emoblischen Infarkten. In bis zu 65% der Fälle wurde autoptisch eine blutige Imbibierung gefunden; ob diese mit einer klinischen Verschlechterung verbunden war, ist unklar.

In den meisten CT-Studien zur Inzidenz hämorrhagischer Komplikationen bei konventionell behandelten Patienten ist der Anteil mit 4–8% viel niedriger. Hornig et al. [16] fanden dagegen in einer Untersuchung, bei der 60 mit Heparin behandelte Patienten nach ischämischen Infarkten häufig in kurzen Abständen computertomographisch untersucht wurden, in 40% hämorrhagische Veränderungen; eine gravierende klinische Verschlechterung wurde 2mal beobachtet. In einer gerade abgeschlossenen prospektiven Studie [18] an 36 Patienten nach frischem ischämischen Infarkt, die ebenfalls konventionell antikoaguliert worden waren und die engfristig klinisch und computertomographisch überwacht worden waren, wurde bei 6 Patienten (16,6%) eine blutige Imbibierung des Infarktbezirks nachgewiesen, eine begleitende klinische Verschlechterung wurde dagegen nicht beobachtet.

Interessant ist in diesem Zusammenhang, daß die Inzidenz von zerebraler Hämorrhagie bei systematischer Lyse für nichtneurologische Ursachen unter 1% liegt [2, 30].

Lokale Fibrinolyse bei Infarkten im Karotisterritorium

Nach ersten Kasuistiken [21, 27] faßte Zeumer 1985 [26] die Ergebnisse von 13 Patienten, bei denen nach Verschlüssen der A. cerebri media eine lokale Fibrinolyse eingeleitet wurde, zusammen. Ein Teil dieser Patienten und weitere Patienten aus zwei Zentren (Aachen, San Diego/Ca.) [28] wurden jüngst

in einer zusammenfassenden Studie besprochen: 15 von 20 Patienten mit akuten Symptomen, die einer prospektiven Pilotstudie unterzogen wurden, zeigten
eine Rekanalisation. Der mittlere Zeitabstand zwischen Beginn der Symptome
und Beginn der Therapie lag bei 7,6 h. Bei 4 Patienten wurde eine hämorrhagische Transformation des Infarktareals beschrieben, eine klinische Verschlechterung wurde nicht gefunden.

Die Daten wurden dahingehend interpretiert, daß lokale fibrinolytische Therapie, wenn sie früh begonnen wird, zur Rekanalisation zerebraler Arterien
führen kann und eine klinische Befundbesserung hervorrufen könnte.

Lokale Fibrinolyse bei Verschlüssen im vertebro-basilären Territorium [5, 8, 11]

Nach einer Reihe von kasuistischen Mitteilungen und Mitteilungen über den
individuellen Nutzen fibrinolytischer Therapie bei vertebro-basilären Verschlüssen konnten wir kürzlich die statistische Analyse von 43 Patienten, bei
denen eine fibrinolytische Therapie bei Basilaristhrombosen eingeleitet wurde,
veröffentlichen [11]. Bei 19 Patienten gelang eine vollständige Wiedereröffnung des Gefäßes, bei 23 Patienten war keine Rekanalisation zu erreichen. Die
statistische Analyse der klinischen Verläufe bei beiden Patientengruppen, der
mit technisch erfolgreicher Lyse und der mit fehlender Rekanalisation,
erbrachte hochsignifikante Unterschiede in Überleben und Überlebensqualität
zugunsten der Gruppe mit Rekanalisation. Die Blutungsinzidenz bei den verte-
brobasilären Infarkten lag unter 10%. Interessanterweise fanden sich gleich
häufig Blutungen bei Patienten, bei denen eine Rekanalisation erreicht wurde
wie auch bei Patienten, bei denen eine frühe Rekanalisation im Zusammenhang mit der lokalen Infusion des Fibrinolytikums nicht erreicht werden konnte
(je 2 pro Gruppe). Der Vergleich mit einer historischen Kontrollgruppe, bei
der keine fibrinolytische Therapie eingeleitet worden war, erlaubte auch die
Identifikation von prognostisch günstigen Faktoren für die Einleitung einer
erfolgreichen Fibrinolyse. Auch diese Daten wurden dahingehend interpretiert, daß eine frühe Rekanalisation bei bestimmten Typen vertebro-basilärer
Verschlüsse eine günstige Prognose mit sich bringen würde.

Ausblick intravenöse Lyse mit clotspezifischen Fibrinolytika

Ob ähnlich positive Ergebnisse auch mit intravenöser Infusion neuer Fibrinolytika wie tPA oder scuPA allein oder in Kombination [28] möglich sein werden,
ist z. Z. noch nicht abzusehen. Zunächst muß bedacht werden, daß Hirngewebe, das länger als wenige Minuten vollständig ischämisch war, dessen Struk-
turstoffwechsel also unwiderruflich beendet ist, auch durch Wiedereröffnen des
zuführenden Gefäßes nicht wiederbelebt werden kann. Die Funktionsbesse-
rung und der klinische Vorteil für den Patienten können daher nur durch
Erhalten des Gewebes im sog. ischämischen Halbschatten, der Penumbra,
erzielt werden. Über die Größe und Prognose der Penumbra entscheiden die

wohl individuell sehr variabel ausgeprägten Kollateralkreisläufe. Die fibrinolytische Therapie sollte nur eingesetzt werden, wenn ein dem klinischen Befund entsprechender intrazerebraler Gefäßastverschluß angiographisch nachgewiesen wurde. In keinem Fall können Patienten mit flüchtigen oder definitiven Ausfällen bei zerebraler Mikroangiopathie oder bei extrakraniellen Gefäßverschlüssen für eine fibrinolytische Therapie erwogen werden.

Dauer der Ischämie, Dauer des Bestehens sekundär ischämischer Gefäßveränderungen und Alter der schützenden lokalen Thromben entscheiden über das Blutungsrisiko bei Wiedereröffnung eines Gefäßes. Eine genaue obere Zeitgrenze, bis zu der eine fibrinolytische Therapie noch begonnen werden darf, ist nicht bekannt. Daher wird für die Planung von Studien zur Therapie intrazerebraler Gefäßverschlüsse mit clotspezifischen Fibrinolytika die gleiche Strategie angewandt, die auch für Herzinfarktpatienten gilt. Man versucht, die Wiedereröffnung des Gefäßes innerhalb der ersten 6 h nach Auftreten der Symptomatik zu erreichen. Hierdurch soll das Ausmaß der sekundären ischämischen Gefäßendothelschädigung gering gehalten und damit das Blutungsrisiko reduziert werden. Diese 6-h-Frist ist nicht empirisch belegt, der Ansatz wird aber auch dadurch begründet, daß die ischämische Gefäßendothelschädigung etwa um die 6. Stunde bedeutsam wird. Der Ausfall der Schutzwirkung frischer Thromben aus dem ischämisch geschädigten Gefäßendothel, das dann nach Wiedereröffnung des Gefäßes unter Einwirkung des vollen arteriellen Drucks (Reperfusionstrauma) die Ursache tödlicher Blutungen sein kann, dürfte auch für t-PA und scu-PA das Hauptrisiko bedeuten.

Zum jetzigen Zeitpunkt sind mir drei Studien bekannt, in denen Pilotuntersuchungen zur Sicherheit und Praktikabilität von intravenös gegebenem tPA bei akuten zerebralen Gefäßverschlüssen getestet werden. Eine amerikanische Gruppe [4] testet eine ultrafrühe (90 min) Gabe von tPA nach Beginn der Symptome, bei der eine angiographische Sicherung eines Gefäßverschlusses *nicht* verlangt wird. In diese Gruppe sind bislang 15 Patienten aufgenommen worden; über Blutungskomplikationen wurde nicht berichtet. Eine zweite Studie [24], die mehrere Zentren in den USA und ein Zentrum in Deutschland umfaßt, behandelt bis zur 6. Stunde nach Beginn der Symptome. Der angiographische Nachweis eines Gefäßverschlusses ist obligatorisch. In diese Studie sind bislang 18 Patienten aufgenommen worden, die mit steigenden Dosen von intravenösem tPA behandelt wurden.

Eine intrazerebrale Blutungskomplikation, die auf Gabe von tPA zurückgeführt werden konnte, wurde festgestellt; sie blieb ohne klinische Auswirkungen. Eine weitere Blutungskomplikation mehrere Tage nach der Gabe von tPA wurde nicht mehr auf die Gabe des Fibrinolytikums bezogen.

In eine dritte, rein deutsche Studie sind bislang erst 14 Patienten aufgenommen worden.

In diesen drei Studien sind bisher vornehmlich Verschlüsse im Carotismedia-Territorium behandelt worden.

Henze et al. [13] berichteten kürzlich über die erfolgreiche Wiedereröffnung eines akuten Basilarisverschlusses nach intraarterieller Infusion von 100 mg t-PA über 1 1/2 h. Wir haben in Heidelberg 10 t-PA-Lysen mit sehr variablem

60   W. Hacke

Erfolg durchgeführt. Einigen exzellenten Resultaten stehen späte oder fehlende Wiedereröffnungen gegenüber.

Literatur

1. Aoki N, Harpel PC (1984) Inhibitiors of the fibrinolytic enzyme system. Semin Thromb
   Hemost 10:24–41
2. Aldrich MS, Sherman SA, Greenberg HS (1985) Cerebrovascular complications of streptokinase infusion. JAMA 253:1777–1779
3. Bachmann F, Kruithof IEKO (1984) Tissue plasminogen activator: Chemical and physio-
   logical aspects. Semin Thromb Hemost 10:6–17
4. Brott T, Haley EC, Levy DE et al (1988) Very early therapy for cerebral infarction with
   tissue plasminogen activator t-PA. Stroke 19:133
5. Brückmann H, Ferbert A, Zoppo GJ del, Hacke W, Zeumer H (1986) Acute vertebral-
   basilar thrombosis. Acta Radiol 369 (Suppl):38–42
6. Cerebral Embolism Study Group (1984) Immediate anticoagulation of embolic stroke:
   Brain hemorrhage and management options. Stroke 15:779–789
7. Collen D, Lijnen HR (1984) New approaches to thrombolytic therapy. Arteriosclerosis
   4:579–585
8. Ferbert A, Buchner H, Brückmann H, Zeumer H, Hacke W (1988) Evoked potentials in
   basilar artery thrombosis: Correlation with clinical and angiographic findings. Eletroen-
   ceph Clin Neurophysiol 69:136–147
9. Fisher CM, Adams RD (1951) Observations on brain embolism with special reference to
   the mechanism of hemorrhagic infarction. J Neuropatol Exp Neurol 10:92–94
10. Furlan AJ, Cavalier SJ, Hobbs RE, Weinstein MA (1981) Risk of hemorrhage and
    timing of anticoagulation after non-septiv embolic brain infarction. Neurology 31:55–56
11. Hacke W, Zeumer H, Ferbert A, Brückmann H, Zoppo GJ del (1988) Intraarterial
    fibrinolytic therapy improves outcome in patients with acute vertebrobasilar occlusive
    disease. Stroke 19:1216–1222
12. Hacke W, Zoppo GJ del, Harker LA (1987) Thrombosis and cerebro-vascular disease.
    In: Poeck K, Ringelstein EB, Hace W (eds) New trends in Diagnosis and management of
    stroke. Springer, Berlin Heidelberg New York Tokyo, pp 59–74
13. Henze T, Boeer A, Tebbe M, Romatowski J (1987) Lysis of basilar artery occlusion with
    tissue plasminogen activator. Lancet I:1391
14. Hermans J, McDonagh J (1982) Fibrin: Structure and interactions. Semin Thromb
    Hemost 8:11–24
15. Herndon RM, Nelson JN, Johnson JF, Meyer JS (1961) Thrombolytic treatment in
    cerebrovascular thrombosis. In: MacMillan RL, Mustard JF (eds) Anticoagulants and
    fibrinolysins. Lea & Febiger, Philadelphia, pp 154–164
16. Hornig CR, Dorndorf W, Agnoli AL (1986) Hemorrhagic cerebral infarction: A pro-
    spective study. Stroke 17:179–185
17. Kase CS, Robinson RK, Stein RW et al (1985) Anticoagulant-related intracerebral
    hemorrhage. Neurology 35:934–948
18. Korbmacher G, Ringelstein EB (1987) Risk and benefit of anticoagulation in patients
    with acute hemispheric infarctions: Preliminary results of a prospective study. In: Poeck
    K, Ringelstein EB, Hacke W (eds) New trends in diagnosis and management of stroke.
    Springer, Berlin Heidelberg New York Tokyo, pp 103–113
19. Meyers JS, Herndon RM, Gotoh F, Tazaki Y, Nelson JN, Johnson JF (1961) Therapeu-
    tic thrombolysis. In: Millikan CH, Siekert RG, Whisnant JP (eds) Cerebral vascular
    diseases. Third Princeton Conference. Grune & Stratton, New York
20. Mohr JP, Caplan LR, Melski JW et al (1978) The Harvard Cooperative. Stroke registry:
    A prospective registry. Neurology 28:754–762
21. Nenci GG, Gresele P, Raramelli M, Agnelli G, Signorini E (1983) Thrombolytic therapy
    for thromboembolism of vertebrobasilar artery. Angiology 34:561–571
22. Sloan MA (1987) Thrombolysis and stroke: Past and future. Arch Neurol 44:748–768

23. Solis OJ, Roberson GR, Taveras JM, Mohr J, Pessin M (1977) Cerebral angiography in acute cerebral infarction. Rev Interam Radiol 2:19–25
24. The t-PA Acute Stroke Study Group (1988) An open multi center study on the safety and efficacy of various doses of r-TPA in patients with acute stroke: preliminary results. Stroke 19:134
25. Verstraete M (1978) Biochemical and clinical aspects of thrombolysis. Semin Hematol 15:35–54
26. Zeumer H (1985) Survey of progress: Vascular recanalizing techniques in interventional neuroradiology. J Neurol 231:287–294
27. Zeumer H, Hacke W., Ringelstein EF (1983) Local intraarterial thrombolysis in vertebrobasilar thromboembolic disease. Am J Neuroradiol 4:401–404
28. Zoppo GJ del (1987) tPA and scuPA: New concepts in the treatment of acute stroke. In: Poeck K, Ringelstein EB, Hacke W (eds) New trends in diagnosis and management of stroke. Springer, Berlin Heidelberg New York Tokyo, pp 115–127
29. Zoppo GJ del, Ferbert A, Otis S, Brückmann H, Hacke W et al (1988) Local intraarterial fibrinolytic therapy in acute carotid territory stroke. Stroke 19:307–313
30. Zoppo GJ del, Zeumer H, Harker LA (1986) Thrombolytic therapy in acute stroke: Possibilities and hazards. Stroke 17:595–607

Prognostische Parameter bei Patienten mit Masseninfarkten des Großhirns

H. Folkerts, G. Dittmar und *H.-O. Lincke*

Einleitung

Supratentorielle Masseninfarkte weisen eine sehr hohe Letalität schon in der ersten Krankheitswoche auf. Nach Silver et al. [13], Balzer et al. [2] und jetzt auch Hornig et al. [9] wird die Frühletalität für raumfordernde Großhirninfarkte mit 75–80% angegeben. Überlebende Patienten müssen mit einem hohen Behinderungsgrad und einer entsprechend eingeschränkten Lebensqualität rechnen. Die Fortschritte der modernen Intensivmedizin ermöglichen häufiger als früher ein Überleben der Akutphase, doch tauchen später auch häufiger Zweifel an der Berechtigung und Sinnhaftigkeit solcher Intensivmaßnahmen auf. Ziel unserer Untersuchungen war es, nach frühen prognostischen Parametern zu suchen, die es erlauben, aufgrund des zu erwartenden ungünstigen Ausganges die Behandlungsmaßnahmen einzuschränken.

Patienten und Methoden

In 5 Jahren (7/82–6/87) wurden auf der Intensivstation der Neurologischen Klinik der Städtischen Kliniken Dortmund 28 Patienten mit Masseninfarkten des Großhirns (Tabelle 1) aufgenommen (insgesamt 1471 Pat.) von denen während des durchschnittlich 25-tägigen Krankenhausaufenthaltes 21 (= 75%) verstarben. Krankengeschichten, Computertomogramme, Angiogramme sowie dopplersonographische EEG- als auch die autoptischen Befunde dieser 28 Patienten wurden retrospektiv ausgewertet. Der Nachweis erfolgte bei allen 28 Patienten durch das CT. Bei 6 Patienten wurde die Infarktlokalisation zusätzlich durch das Sektionsprotokoll bestätigt. Die Alters- und Geschlechtsverteilung ergibt sich aus Tabelle 2, das Durchschnittsalter lag bei 60,3 Jahren. Die Hälfte der Patienten war jünger als 60 Jahre. Wir teilten die Patienten nach der

Tabelle 1. Intensivstation der Neurologischen Klinik Dortmund (7/82–6/87)

Behandelte Patienten	1471
Ischämische Hirninfarkte gesamt	304 (20,6%)
davon supratentorielle Masseninfarkte	28 (13,7%)

Tabelle 2. Alters- und Geschlechtsverteilung (n = 28)

Alter	♂	♀	total
30–39	1	1	2
40–49	–	4	4
50–59	6	2	8
60–69	4	–	4
70–79	5	4	9
80–89	–	1	1
	16	12	28

Tabelle 3. Schweregrad (Ausdehnung) supratentorieller Masseninfarkte (n = 28)

Gruppe 1	subtotaler Mediainfarkt Stammganglien ausgespart	7 Pat.
Gruppe 2	Mediatotalinfarkt	15 Pat.
Gruppe 3	Mediatotalinfarkt sowie Infarkt im weiteren Gefäßversorgungsgebiet homolateral	6 Pat.

Infarktausdehnung in 3 Gruppen ein (Tabelle 3); bei 7 Patienten fanden sich Mediasubtotalinfarkte unter Aussparung der Stammganglien, bei 15 Patienten fanden sich Mediatotalinfarkte und bei weiteren 6 Patienten waren Mediatotalinfarkte sowie eine Infarzierung in einem weiteren Gefäßversorgungsgebiet homolateral festzustellen. In 19 Fällen war eine ätiologische Zuordnung des Infarktgeschehens möglich (Tabelle 4), die größte Gruppe war die der Karotishalsteilverschlüsse bzw. -stenosen. Alle Patienten wurden nach dem gleichen Therapieschema behandelt, nämlich neben einer internistischen Basisbehandlung incl. einer Low-dose-Heparinisierung mit entwässernden Maßnahmen sowie einer isovolämischen oder hypervolämischen Hämodilution.

Tabelle 4. Ätiologie der supratentoriellen Masseninfarkte (n = 28)

Mediastammstenose/-verschluß	5 Pat.
Karotissiphonstenose/-verschluß	
Karotishalsteilstenose/-verschluß	10 Pat.
embolisch bedingter Infarkt	4 Pat.
ungeklärt	9 Pat.

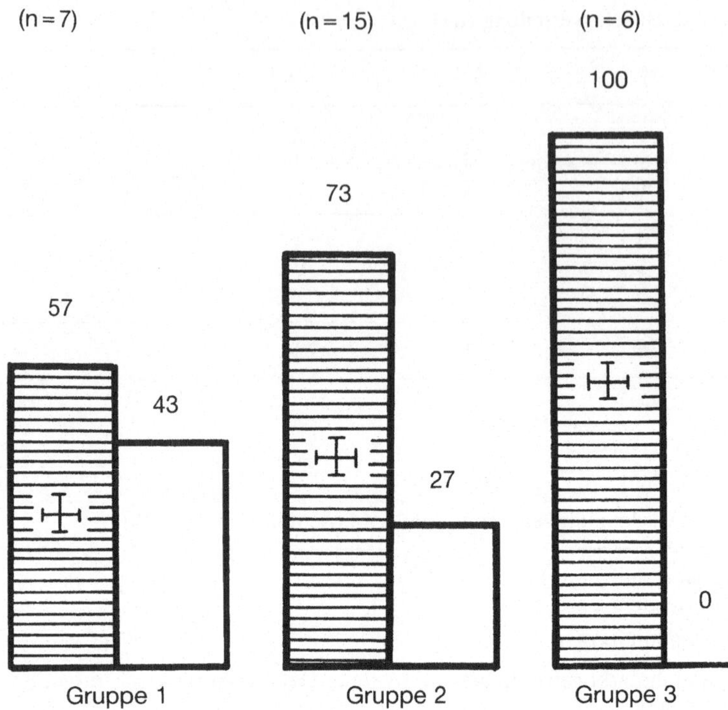

Abb. 1. Letalität und Infarktausdehnung (n = 28). Angaben in Prozent

Ergebnisse

Die Letalität wurde durch die Infarktausdehnung bestimmt. So verstarben alle Patienten der Gruppe 3, bei denen die Infarzierung über das Stromgebiet der mittleren Hirnarterie hinausreichte (Abb. 1). Die Seitenlokalisation der Infarkte war ohne Bedeutung für die Letalität. Der Altersdurchschnitt der 21 verstorbenen Patienten war mit 61,4 Jahren nur wenig different vom Durchschnittsalter der überlebenden Patienten (57,8 Jahre).

Die prognostische Bedeutung einzelner klinischer Parameter wie Blickparese, Armparalyse oder hochgradige Beinparese ermöglichte keine Aussage hinsichtlich eines besonders ungünstigen Verlaufes. Allerdings überlebte kein Patient mit einem doppelseitigen Babinski-Phänomen am 3. stationären Tag. Außerdem starben alle 17 Patienten mit bereits initialer oder sich bis zum 3. Tag entwickelnder höhergradiger Bewußtseinsstörung im Sinne von Sopor oder Koma. Auch das Auftreten einer zentralen Atemregulationsstörung mit erforderlicher maschineller Beatmung – bei unseren Patienten zwischen dem ersten und fünften stationären Tag – war prognostisch sehr ungünstig; so verstarben von 19 Beatmungspflichtigen 17 Patienten.

Alle 28 Patienten wurden nach dem Mathew-Score am 1. und 3. Tag des stationären Aufenthaltes beurteilt. Wir bezogen uns dabei auf die für die

Tabelle 5. Bewertungskriterien des Mathew-Scores (0–100)

	Punktzahlen
Bewußtseinslage	0–2–4–6–8
Orientierung	0–2–4–6
Sprache (Aphasie)	0–10–15–23
homonyme Hemianopsie	0–1–2–3
Blickparese	0–1–2–3
Fazilisparese	0–1–2–3
Paresegrad (je Extremität)	0–1–2–3–4–5
Behinderungsgrad	0–7–14–21–28
Reflexe	0–1–2–3
Sensibilität	0–1–2–3

Nimodipin-Studie der Firma Bayer modifizierte Mathew-Skala, entsprechend der Veröffentlichung von Mathew et al. [10]. Die Bewertungskriterien sind in Tabelle 5 zusammengefaßt. Es fanden sich deutlich unterschiedliche Scores in den nach der Infarktausdehnung unterteilten Gruppen 1–3 mit einem überproportionalen Rückgang des Punktewertes in der Gruppe 3 (Abb. 2). Alle Patienten mit einem Score von weniger als 35 Punkten am 3. stationären Tag verstarben kurzfristig. Gegensinnig entwickelte sich dagegen der Mathew-Score beim Kollektiv der überlebenden Patienten (Abb. 3), alle Patienten mit einem Punktwert von größer als 45 am 3. stationären Tag überlebten im Beobachtungszeitraum.

Bei den technischen Untersuchungsmethoden erwies sich die Entwicklung einer ausgeprägteren Allgemeinveränderung oder schweren Herdveränderung innerhalb der ersten 3 Tage im EEG als prognostisch ungünstig. So wiesen 13 von 16 Patienten, die im zentralen Tod verstarben, in diesem Zeitraum eine ein- oder doppelseitige Kurvendepression auf; bei der Hälfte dieser Patienten war eine einseitige Kurvendepression festzustellen. Bei 12 von den 16 Patienten, die im zentralen Tod verstarben, war im CT das frühe Auftreten einer Massenverlagerung über die Mittellinie hinaus fast regelhaft schon innerhalb der ersten 3 Tage zu beobachten. Bei 3 weiteren Patienten bestand schon am 1. bzw. 2. Tag eine deutliche Raumforderung mit Seitenventrikelkompression. Von den 7 überlebenden Patienten in unserem Kollektiv wiesen nur 3 eine leichte Mittellinienverschiebung zwischen dem 3. und 8. Tag auf. Die evozierten Potentiale wurden nur bei wenigen Patienten untersucht und deshalb in der vorliegenden Arbeit auch nicht berücksichtigt.

Von den 21 verstorbenen Patienten starben 16 in unmittelbarer Folge des Hirninfarktes an einem zentralen Regulationsversagen, 3 Patienten verstarben an Sekundärkomplikationen; bei 2 Patienten konnte die Todesursache nicht eindeutig geklärt werden, am ehesten war aber auch hier von eingetretenen Sekundärkomplikationen auszugehen (Tabelle 6). Zentrales Regulationsversagen trat regelhaft in der ersten Krankheitswoche auf (Abb. 4), 3 Patienten verstarben zentralbedingt später, 3–5 Tage nach einem Reinfarkt. Sekundärkomplikationen als Todesursache traten in der Regel erst nach der 3. Krankheitswoche auf.

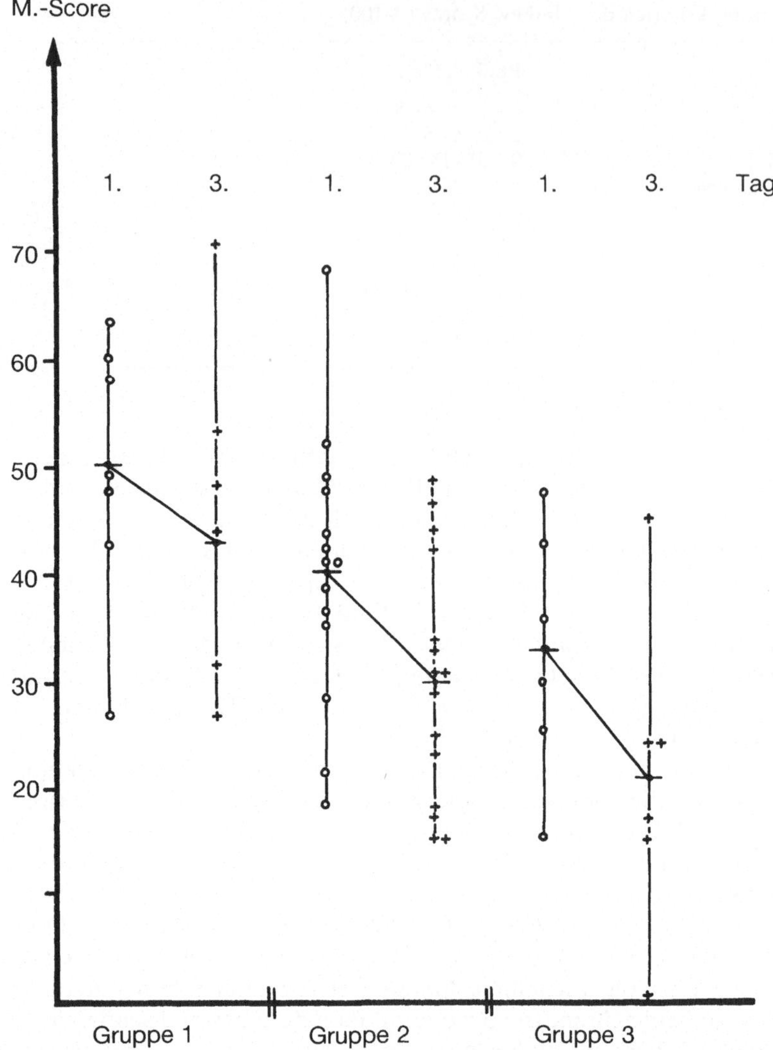

Abb. 2. Mathew-Score-Entwicklung (1.–3. Krankheitstag) nach den Gruppen 1–3, entsprechend der Infarktausdehnung unterschieden (Erläuterung s. Text). Maximalwert 100 Punkte

Diskussion

Es lassen sich demnach folgende prognostische Parameter für den Verlauf bei supratentoriellen Masseninfarkten erkennen: eine hochgradige Bewußtseinsstörung innerhalb der ersten 3 Tage führt zu einer deutlichen Einschränkung der Prognose, wie auch bei Oxbury et al. [11] und Chambers et al. [6] zu lesen ist. Auch weitere Autoren kommen zu ähnlichen Feststellungen [1, 3, 12, 14]. Parallel zur Bewußtseinsstörung stellt eine in den ersten Tagen sich entwik-

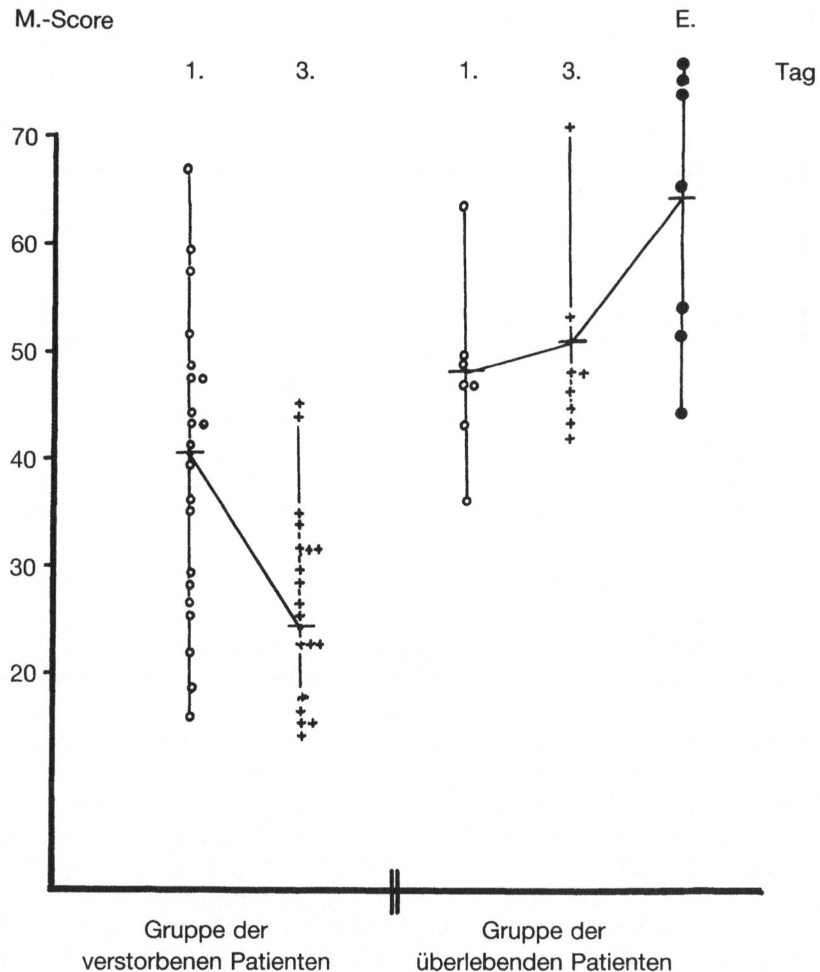

Abb. 3. Mathew-Score-Entwicklung (1.–3. Krankheitstag) der überlebenden (n = 7) und der verstorbenen Patienten (n = 21). Bei den überlebenden Pat. ist zusätzlich die Score-Bewertung des Entlassungstages aufgeführt (*E*). Maximalwert 100 Punkte

Tabelle 6. Todesursachen bei supratentoriellen Masseninfarkten

Zentral bedingter Tod – bis zum 7. Tag 13 Pat. – nach dem 7. Tag 3 Pat.	16 Pat.
Sekundärkomplikationen	3 Pat.
unklare Todesursache (sekundär?!)	2 Pat.
total	21 Pat.

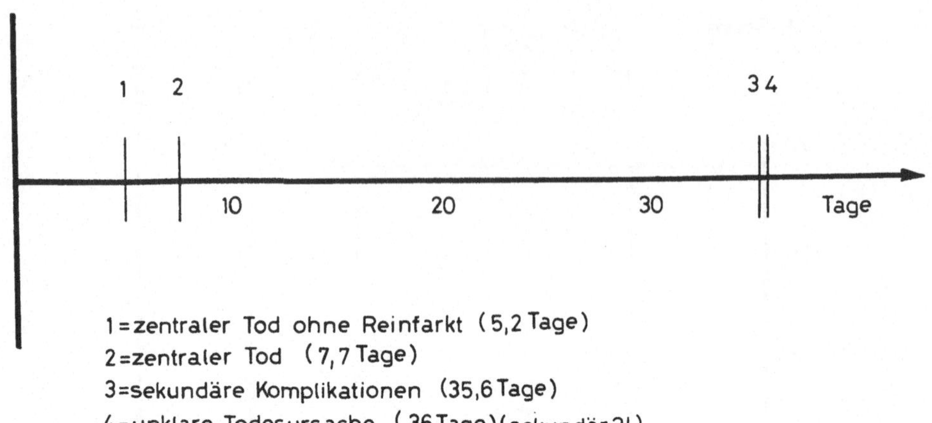

Abb. 4. Durchschnittliche Todeszeitpunkte unterschieden nach Todesursachen (n = 21). Zentrales Regulationsversagen regelhaft innerhalb der 1. Krankheitswoche, letale Sekundärkomplikationen zumeist erst nach der 3. Krankheitswoche

kelnde zentrale Atemstörung einen prognostisch sehr ungünstigen Faktor dar. Auch der Mathew-Score, der verschiedene klinische Befunde subsumiert, weist eindeutig Patienten mit hoffnungsloser Prognose aus, wenn der absolute Punktwert am 3. Tag unter 35 Punkten liegt. Auch Allen [1] berichtet von der prognostischen Bedeutung eines Scores bei Patienten mit Hirninfarkten, der ähnlich wie der Mathew-Score aufgebaut ist. Das CT zeigt mit der Infarktausdehnung über das Stromgebiet der mittleren Hirnarterie hinaus und einer frühen Massenverlagerung ebenfalls einen ungünstigen Ausgang an. Auch Hornig et al. [9] berichten von einer schlechteren Prognose für Patienten, bei denen die Infarzierung über das Mediastromgebiet hinausgeht. Auf die richtungsweisende Bedeutung der frühen Raumforderung im CT für den unmittelbar letalen Ausgang eines Hirninfarktes weisen neben anderen Autoren [3, 7, 9, 11, 14, 15] auch Balzer et al. [2] hin. Die Bedeutung der regelmäßigen Verlaufskontrollen mittels CT wird besonders von Crisi et al. [7] herausgestellt. Dagegen fand sich keine Korrelation zwischen der Ausprägung klinischer Einzelsymptome und dem Ausgang in unserem Kollektiv im Gegensatz zu verschiedenen Mitteilungen [1, 7, 12]. Im EEG waren Aussagen zur Prognose nur unsicher möglich, eine schwere Allgemeinveränderung, auch mit Kurvendepression in der Frühphase, muß aber als ungünstiger Faktor angesehen werden. Die Bedeutung der evozierten Potentiale bei bilateralen supratentoriellen Läsionen sowie primären und sekundären Hirnstammschäden ist wiederholt diskutiert worden; für die referierte Fragestellung bleibt sie in ihrer prognostischen Aussage unklar. Auf die prognostische Bedeutung der Liquor-Laktat-Bestimmmung und auch deren Korrelation mit der Schwere des Hirninfarktes insbesondere am 3. Tag hat zuletzt Busse [5] hingewiesen. Wir haben dies nicht untersucht. Die entscheidenden kritischen Kriterien in Hinblick auf die Prognose sind in Tabelle 7 zusammengefaßt. Bei den Patienten, bei denen diese

Tabelle 7. Frühe Prädiktoren eines letalen Ausgangs

Hochgradige Bewußtseinsstörung (Sopor, Koma) bis zum 3. Tag

zentrale Atemstörung

Mathew-Score < 35 Punkte am 3. Tag

Infarktausdehnung über Mediastromgebiet hinaus und frühe Massenverschiebung im CT

---

schwere Allgemeinveränderung mit ausgeprägter Kurvendepression im EEG

---

bilateral erloschenes kortikales Medianus-SEP

bilateral erloschene AEP

Liquorlaktatkonzentration > 4 mmol/l am 3. Tag.

Kriterien nicht erfüllt sind und die die Frühphase überleben, muß die Prophylaxe von Sekundärkomplikationen insbesondere durch den Versuch der raschen Mobilisation [4, 9, 13] und die ätiologische Abklärung [8] im Vordergrund stehen.

Sind aber trotz intensiver Behandlungsmaßnahmen die genannten kritischen Kriterien am Ende des 3. Krankheitstages erfüllt, ggf. ergänzt durch die Bestimmung der evozierten Potentiale, ist es u. E. gerechtfertigt, unter sorgfältiger Analyse aller Umstände des Einzelfalles die Maximaltherapie einzuschränken und im Konsens mit den Angehörigen sich auf pflegerische Maßnahmen zu beschränken, jedenfalls solange keine über die bisher möglichen Maßnahmen zur Hirnödemtherapie hinausgehenden Therapieansätze erkennbar sind.

Zusammenfassung

Supratentorielle Masseninfarkte weisen eine Frühletalität von 75–80% auf. Die mit der modernen Intensivtherapie überlebenden Patienten müssen mit einem hohen Behinderungsgrad rechnen. Von 28 Patienten mit Großhirnmasseninfarkten in 5 Jahren (7/82–6/87) verstarben 21 Patienten (= 75%) nach durchschnittlich 25tägigem Krankenhausaufenthalt. Das Durchschnittsalter lag bei 60,3 Jahren. Entsprechend der Infarktausdehnung erfolgte die Einteilung in 3 Gruppen: 7 Patienten mit Mediasubtotalinfarkt, 15 Patienten mit Mediatotalinfarkt sowie 6 Patienten mit Mediatotalinfarkt und zusätzlichem Infarkt in einem weiteren Gefäßversorgungsgebiet homolateral. Als prognostisch ungünstige Kriterien waren eine hochgradige Bewußtseinsstörung und eine zentrale Atemstörung innerhalb der ersten 3 Tage erkennbar. Auch der Mathew-Score zeigte eindeutig Patienten mit hoffnungsloser Prognose auf, wenn der absolute Punktwert (max. 100 Punkte) unter 35 Punkten am 3. Krankheitstag lag. Als weitere Prädiktoren für einen infausten Verlauf waren die Infarktausdehnung über das Mediastromgebiet hinaus und eine frühe Massenverlagerung im CT erkennbar, ebenso wie die Entwicklung einer schweren Allgemeinveränderung mit einseitiger Kurvendepression im EEG. Sind trotz intensiver Behandlungsmaßnahmen am Ende des 3. Krankheitstages die genannten kritischen Kriterien erfüllt, ist es u. E. gerechtfertigt unter Berücksichtigung der Umstände des Einzelfalls, die Einstellung der Maximaltherapie zu ventilieren.

Literatur

1. Allen CMC (1984) Predicting the outcome of acute stroke: A prognostic score. J Neurol Neurosurg Psychiatry 47:475–480
2. Balzer B, Stober T, Huber G, Schimrigk K (1987) Der raumfordernde Hirninfarkt. Nervenarzt 58:689–691
3. Bounds JV, Wiebers DO, Whisnant JP, Okazaki H (1981) Mechanisms and timing of death from cerebral infarction. Stroke 12:474–477
4. Brown M, Glassenberg M (1973) Mortality factors in patients with acute stroke. JAMA 224(11):1493–1495
5. Busse O (1982) Zur Prognose des ischämischen Hirninfarkts. Fortschr Med 100(25):1197–1200
6. Chambers BR, Norris JW, Shurvell BL, Hachinski VC (1987) Prognosis of acute stroke. Neurology 37:221–225
7. Crisi G, Colombo A, de Santis M, Calo M, Panzetti P (1984) CT and cerebral ischemic infarcts. Neuroradiology 26:101–105
8. Dizinger HG, Ringelstein EB (1985) Die Diagnostik des Schlaganfalls bei jungen Erwachsenen. Dtsch Med Wochenschr 110:1759–1765
9. Hornig CR, Büttner TH, Dorndorf W (1987) Letalität des ischämischen Hirninfarktes. Fortsch Neurol Psychiat 55:347–353
10. Mathew NT, Meyer JS, Rivera VM, Charney JZ, Hartmann A (1972) Double-blind evaluation of glycerol therapy in acute cerebral infarction. Lancet II:1327–1329
11. Oxbury JM, Greenhall RCD, Grainger KMR (1975) Predicting the outcome of stroke: Acute stage after cerebral infarction. Br Med J 3:125–127
12. Sheikh K, Brennan PJ, Meade TW, Smith DS, Goldenberg E (1983) Predictors of mortality and disability in stroke. J Epidemiol Community Health 37:70–74
13. Silver FL, Norris JW, Lewis AJ, Hachinski VC (1984) Early mortality following stroke: A prospective review. Stroke 15(3):492–496
14. Spitzer K, Thie A, Becker V, Kunze K (1988) Klinische Verläufe bei ausgedehnten supratentoriellen Hirninfarkten mit Hirnödem. Vortrag 5. Arbeitstreffen der ANIM in Würzburg 28.–30. 1. 1988
15. Valdimarsson E, Bergvall U, Samuelsson K (1982) Prognostic significance of cerebral computed tomography results in supratentorial infarction. Acta Neurol Scand 65:133–145

C. *Subarachnoidalblutungen / Massenblutungen*

Konservative Therapie und Prognose der Subarachnoidalblutung

A. Haaß, G. Hamann, R. Kloß und *K. Schimrigk*

Einleitung

Die Subarachnoidalblutung (SAB) umfaßt 5–10% der zerebralen Durchblutungsstörungen. Sie hat eine Inzidenz von 10–15 pro 100000 und Jahr [19, 21]. In 20–30% wird initial eine andere Erkrankung angenommen. Es dauert dann durchschnittlich 4–7 Tage bis die endgültige Diagnose gestellt und die korrekte Therapie eingeleitet wird [25]. Naturgemäß sind Fehlbeurteilungen um so häufiger, je leichter der klinische Verlauf ist. In 50–75% der Fälle ist ein rupturiertes Aneurysma und in 3–6% eine arteriovenöse Gefäßmißbildung die Ursache der SAB]19, 21].

Schon vor der Krankenhausaufnahme ereilt 15% der Patienten der Tod, und insgesamt 65% sterben bzw. bekommen schwere bleibende neurologische Ausfälle. Der Grad der Bewußtseinsstörung und die Blutmenge in den basalen Zisternen sind die wichtigsten prognostischen Faktoren in bezug auf die Vasospasmen und den klinischen Verlauf [14].

Die Therapie der SAB muß die Einzelsymptome und Komplikationen (Tabelle 1) ebenso berücksichtigen wie die Möglichkeit, daß sie sich gegenseitig verstärken. Die zeitlichen Beziehungen der einzelnen Parameter sind in Abb. 1 schematisch dargestellt: intrakranielle Druckerhöhung (ICP), autonome Dysregulation (Pulsfrequenz und Plasma-Renin-Konzentration), Vaso-

Tabelle 1. Symptome und Komplikationen der SAB

---

1. Schmerz und psychomotorische Unruhe

2. Autonome Dysregulation
    a) kardiale Folgen
    b) Blutdruckanstieg

3. Erhöhter intrakranieller Druck
    a) intrakranielle Blutung
    b) Hirnödem
    c) Liquorresorptionsstörung

4. Zerebrale Ischämie
    a) Vasospasmus
    b) pathologische Hämorheologie

5. Nachblutung

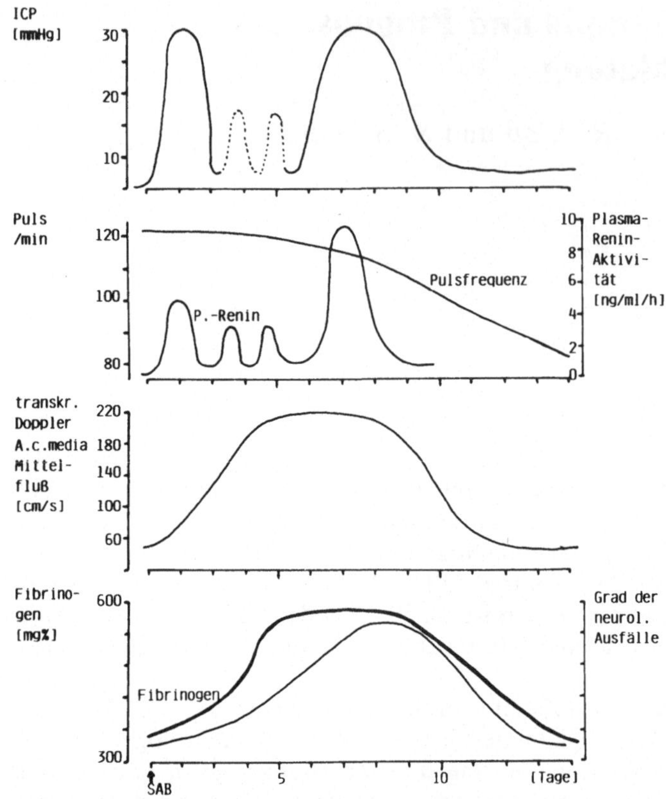

Abb. 1. Schematische Darstellung des Zeitverlaufs der intrakraniellen Druckerhöhung (ICP), der autonomen Dysregulation (dargestellt in Form der Pulsfrequenz und Plasma-Reninkonzentration), der Vasospasmen (dargestellt durch den mittleren Fluß der A. cerebri media, gemessen mit der transkraniellen Doppler-Sonographie), der hämorheologischen Veränderungen (Fibrinogen-Plasmakonzentration) und des Grades der neurologischen Ausfälle

spasmus (transkranielle Dopplersonographie, mittlerer Fluß der A. cerebri media), hämorheologische Veränderungen (Fibrinogen) und Grad der neurologischen Ausfälle.

Schmerz und psychomotorische Unruhe

Beide Beschwerden werden symptomatisch behandelt, wenn sie nicht Ausdruck einer intrakraniellen Druckerhöhung sind. Abgesehen von der Linderung der subjektiven Beeinträchtigung dient die intensive Schmerzbehandlung und Sedierung dazu, daß der ohnehin schon erhöhte Sympathikotonus nicht noch weiter verstärkt wird. Er ist auch der Grund dafür, daß Psychopharmaka im Vergleich zu den üblichen Angaben höher dosiert werden müssen und ihre

Wirkdauer verkürzt ist. Da der Effekt der Barbiturate wegen des großen Verteilungsvolumens spät eintritt und sie bei voller Wirkung die klinische Untersuchung des Patienten über längere Zeit behindern, hat sich ihr Einsatz zur Sedierung nicht bewährt; dies gilt nicht für die hochdosierte Barbiturattherapie des beatmeten Patienten zur Hirnödembehandlung. Tranquilizer sind Mittel der ersten Wahl. Diazepam ist ebenfalls wegen der langen Halbwertszeit schlecht steuerbar, Lormetazepam hat sich als zu kurz wirksam herausgestellt, während man mit Flunitrazepam 4 × 2 mg/Tag gut zurechtkommt. Thymoleptika und Neuroleptika haben den Nachteil, daß sie die Gefahr kardialer Rhythmusstörungen weiter verstärken. Allerdings kann dieses Risiko durch eine entsprechende Prophylaxe reduziert werden (s. unten).

Autonome Dysregulationen

Autonome Dysregulationen führen über die Schiene Hypothalamus, Hypophyse und ACTH-Erhöhung zu einer vermehrten Aldosteron- und Kortisolausschüttung (Abb. 2). Folgen sind Blutdruckerhöhung und eine Natrium-/Kalium-Verschiebung mit einer vor allem für das Herz gefährlichen Hypokaliämie. Ferner erhöht die Störung bulbärer Kreislaufzentren die Aktivität des Sympathikus und Parasympathikus. Von besonderer therapeutischer Relevanz sind Entgleisungen des Sympathikotonus mit direktem Einfluß auf das Herz und Erhöhung des Renin-Angiotensins, sowie der Katecholamine [24]. Es folgen daraus vor allem Herzrhythmusstörungen, Tachykardie, Hypertonie und eine gesteigerte Stoffwechselaktivität. Wir konnten zeigen, daß der Anstieg der Katecholamine sowie der Renin- und Aldosteronwerte mit den Blutdruckkri-

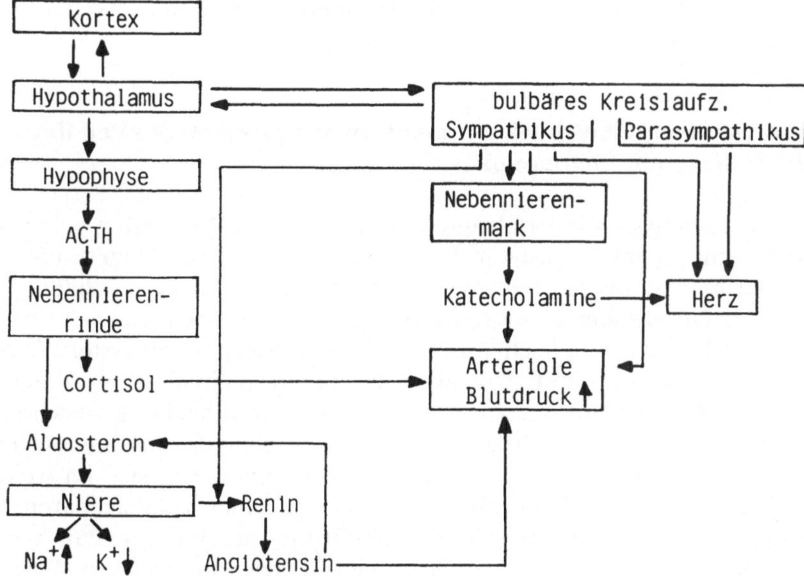

Abb. 2. Pathomechanismen der autonomen Dysregulationen bei SAB

Tabelle 2. Folgen der zentralen Sympathikotonusentgleisungen bei SAB

Kortisol ↑	Hypertone Krisen
Aldosteron ↑	K+ ↓ , Na+ ↑
Renin ↑	Tachykardie
Angiotensin ↑	Herzrhythmusstörungen
Katecholamine ↑	Herzinfarkte
	Hypothalamusinfarkte
	Proteinurie
	Glukosurie

sen, der Erhöhung des intrakraniellen Druckes und/oder der Entwicklung von Vasospasmen korreliert. Ferner haben Patienten mit hohen Plasmakonzentrationen der Katecholamine und des Renins eine schlechtere Prognose [17].

Am Herzen, das durch eine nicht ausgeglichene Hypokaliämie besonders vulnerabel wird, führt die erhöhte Sympathikotonus-Aktivität zu disseminierten Mikromyokardinfarkten. Es konnte gezeigt werden, daß die Betablocker-Therapie mit Propranolol die Myokardinfarkte, nicht aber die thalamischen Infarkte, verhindert und die Morbidität sowie Mortalität der SAB-Patienten senkt [18, 26]. Wir bevorzugen Metoprolol, da es weniger negativ inotrop wirkt und als beta-1-selektiver Betablocker die Herzfrequenz, Rhythmusstörungen, die beta-1-vermittelte Plasmareninausschüttung und die katabole Stoffwechselsteigerung günstiger beeinflußt. Gemessen an der Mortalität scheint der klinische Verlauf durch die Metoprololtherapie verbessert zu werden [8].

Die parasympathischen Dysregulationen scheinen vor allem gegenregulatorische Mechanismen zu sein, so daß sie initial der Betablocker-Therapie nicht im Wege stehen.

Tachykardie als Ausdruck des erhöhten Sympathikotonus und ihre Behandlung mit Metoprolol

In Anlehnung an die Erfahrung mit Schädel-Hirn-Verletzten geben wir Metoprolol mit einem Perfusor in Form einer intravenösen Dauerinfusion in einer Dosierung von bis zu 15 mg/h, was einer Tagesdosis von ca. 200 mg entspricht [3]. Die Dosis sollte so angepaßt sein, daß die Pulsfrequenz nicht unter 60/min und der Blutdruck je nach Ausprägung der Vasospasmen systolisch nicht unter 120–160 mmHg absinkt. Vor allem bei der Kombination mit Nimodipin muß auf die Möglichkeit einer verstärkten Blutdrucksenkung geachtet werden. Unbehandelt lag die mittlere Herzfrequenz der von uns untersuchten SAB-Patienten bei 125 ± 10/min (Abb. 1). Sie normalisierte sich im weiteren Verlauf erst nach durchschnittlich 14 Tagen. In einer vergleichbaren Patientengruppe senkte die Metoprolol-Dauerinfusionstherapie den Puls von Behandlungsbeginn bis zum Ende der 14-tägigen Beobachtungszeit auf Werte zwischen 80–90/min.

Antihypertensive Therapie mit und ohne Metoprolol bei SAB

Die Blutdruckerhöhung bei SAB geht auf folgende Mechanismen zurück: sympathikotonusbedingte Erhöhung der Katecholamine, der Renin-Angiotensin-Aktivität und des Herz-Minuten-Volumens, ACTH-abhängiger Anstieg von Aldosteron und Kortisol, Zunahme des intrakraniellen Druckes – weniger auf die Denervation der Barorezeptoren.

Bei der Behandlung hypertensiver Blutdruckkrisen im Rahmen einer SAB muß zunächst bedacht werden, daß der erhöhte Blutdruck häufig Folge eines Anstiegs des intrakraniellen Druckes (ICP) ist. Vor jeder antihypertensiven Therapie soll daher eine ausreichende Senkung des ICP gewährleistet sein, da die alleinige Senkung des Blutdruckes sonst die zerebrale Durchblutung weiter verschlechtern würde. Auf der anderen Seite kann sich die zusätzliche antihypertensive Behandlung erübrigen, da die Blutdruckwerte nach der Therapie des erhöhten ICP häufig spontan absinken und sich normalisieren.

Der Vergleich zweier Patientengruppen mit ähnlichen klinischen Schweregraden zeigte, daß die intravenöse Dauerinfusion von Metoprolol in der oben angegebenen Dosierung zu einer gleichguten Blutdrucksenkung führte wie eine mit Clonidin und Dihydralazin durchgeführte Therapie. Bei der konventionellen Therapie wurden zur Blutdruckregulierung in den ersten 10–12 Tagen durchschnittlich 0,5 mg Clonidin und 75 mg Dihydralazin verwandt. Bei der Metoprololtherapie war kein Clonidin mehr notwendig, und Dihydralazin wurde nur noch vereinzelt und in sehr niedriger Dosis eingesetzt. Es muß als besonders vorteilhaft angesehen werden, daß die Betablocker-Therapie vor allem die Zahl krisenhafter Blutdruckanstiege reduzierte.

Therapie der intrakraniellen Druckerhöhung (ICP)

Während der ICP bei ischämischem Insult, intrazerebraler Blutung und Schädel-Hirn-Trauma mit einer gewissen zeitlichen Regelmäßigkeit über Tage ansteigt und abfällt [7], können bei der SAB zu sehr unterschiedlichen Zeitpunkten Hirndruckkrisen auftreten. Dies beruht auf den vielfältigeren Ursachen der ICP-Erhöhung bei der SAB. Als wichtigste Faktoren sind initial die akute Einblutung sowie zentrale Gefäß-, Blutdruck- und Volumenregulationsstörungen zu nennen. Es folgen die Liquorresorptionsstörung und die Hirnödementwicklung aufgrund der Gewebeschädigung im Rahmen einer zusätzlichen intrazerebralen Blutung oder eines ischämischen Insultes. Es ist schwer voraussehbar, wann und in welchem Ausmaß ein Anstieg des ICP auftritt. Da die klinischen Symptome zur Abschätzung des ICP bekanntermaßen unzureichend sind, unterstreicht diese Situation die Bedeutung und Notwendigkeit der ICP-Messung bei SAB, um eine adäquate Therapie durchführen zu können.

Zwei Maxima der ICP-Erhöhung sind besonders bei schwerer SAB wichtig, das eine initial am 1. bis 2. Tag, das andere im Rahmen der ischämischen Insulte vom 4. Tag an mit Maximum zwischen dem 6. bis 10. Tag (Abb. 1). Behandlungsbedürftig wird der ICP, wenn er 20 mmHg überschreitet. Da die Erhöhung des ICP den intrakraniellen Perfusionsdruck und damit vor allem in

Gebieten mit gestörter Autoregulation die Hirndurchblutung unmittelbar erniedrigt, ist eine effektive Senkung sehr wichtig, was mit den zur Verfügung stehenden Mitteln oft nur schwer zu erreichen ist.

Mechanische Maßnahmen

ICP-senkende Methoden, wie Hochlagerung des Kopfes und Oberkörpers in einem Winkel von 30–45° sowie Geradelagerung des Kopfes, sollten immer ausgeschöpft werden. Bei kritischer Situation des Patienten ist eine frühzeitige Intubation und mechanische Beatmung mit leichter Hyperventilation angezeigt (pCO_2 30–35 mmHg).

Hyperosmolare Substanzen

Das Therapieprinzip von Glyzerin, Mannit und Sorbit besteht darin, die Serumosmolalität zu erhöhen und dadurch dem Gewebe Flüssigkeit zu entziehen. Sie sind um so wirksamer, je besser die Funktion der Blut-Gewebe- bzw. Blut-Hirnschranke erhalten ist und je weniger sie in das Gewebe eindringen. Die Verwendung größerer Mengen ist deshalb bei ausgeprägtem Hirnödem problematisch, aber oft unumgänglich. Ferner muß bedacht werden, daß die Dauer ihrer Wirkung vom Grad der Hirndruckintensität abhängt [7]. Es empfiehlt sich eine an der Steigerung des ICP orientierte Dosierung (Tabelle 3). Bei starker Hirndruckintensität, d. h. ICP 30–40 mmHg und höher, senken 50 g Sorbit (125 ml, 40% i. v.) und 50 g Glyzerin (125 ml, 40%, oral) bei der SAB wie bei dem ischämischen Insult und der intrazerebralen Blutung den Druck nur für ca. 1 1/2 bis 3 h. Das bedeutet, daß in dieser Situation mit Sorbit allein in der

Tabelle 3. Behandlung der intrakraniellen Druckerhöhung bei SAB mit Glyzerin oral oder Sorbit intravenös

---

1. Akute Hirndrucksenkung 125 ml 40% Glyzerin oral
              oder 125 ml 40% Sorbit intravenös

2. Orale Glyzerin-Bolustherapie
      niedrige Dosierung 1–2 × 125 ml 40%
      mittlere Dosierung 3–4 × 125 ml 40%
      höchste Dosierung 5 × 125 ml 40% (cave: Hyperosmolalität)

3. Senkung des intrakraniellen Druckes
      Druckwerte 20–30 mmHg 1–2× 125 ml 40% Glyzerin,
      Druckwerte um 30 mmHg 2–4 × 125 ml 40% Glyzerin,
      Druckwerte 30–40 mmHg 4 × 125 ml 40% Glyzerin im Wechsel mit
              4 × 125 ml 40% Sorbit intravenös

Osmolalität nicht > 340 mosmol/l
Blutzucker nicht > 120 mg%
Zur Vermeidung von Übelkeit und Erbrechen 1 Amp. Metoclopramid oder 1–2 Tbl. Domperidon

---

üblichen, durch die Nierenfunktion eingeschränkten Dosierung keine ausreichende Therapie möglich ist. Mannit verwenden wir trotz günstiger Stoffwechseleigenschaften nicht, weil wir keine ausreichend konstanten hirndrucksenkenden Effekte beobachten konnten. Glyzerin ist die wichtigste hyperosmolare Substanz in der Behandlung des erhöhten ICP. Wegen der geringeren Flüssigkeitsbelastung bevorzugen wir die Gabe eines oralen Bolus einer 40–50%igen Lösung. Intravenöse Infusionen müssen unter Vermeidung der Hämolyse ausreichend schnell einlaufen, um wirksam sein zu können. Wenn 500 ml einer 10%igen Glyzerinlösung wesentlich langsamer als über 4 h intravenös infundiert werden, kommt keine effektive Erhöhung der Serumosmolalität zustande, weil das Glyzerin zwischenzeitlich zu schnell abgebaut wird. Damit kann auch keine ausreichende ICP-senkende Wirkung erwartet werden. Liegt keine enterale Resorptionsstörung vor, ist die orale Glyzerintherapie Mittel der ersten Wahl. Folgende Anhaltswerte können aufgrund unserer ICP-Messungen gegeben werden (Tabelle 3). Zur Behandlung einer mittleren Hirndruckintensität mit Spitzenwerten bis 30 mmHg reichen 1–2 × 50 g Glyzerin oral pro 24 h in der Regel aus. Bei Werten um 30 mmHg sind 2–4 × 50 g Glyzerin notwendig. Eine höhere Glyzerindosis als 200 g pro 24 h überfordert die Stoffwechselleistung und kann zu einer Hyperglykämie und Kumulation von Glyzerin mit einem ungewollten Anstieg der Serumosmolalität führen. Steigt der ICP auf 30–40 mmHg und sogar höher an, so ist die zusätzliche Gabe von Sorbit im Wechsel mit Glyzerin angezeigt.

Die Glyzerintherapie kann bei diabetischer Stoffwechsellage durch den Anstieg des Blutzuckers limitiert werden. Kortikoide verstärken diese Tendenz erheblich, weshalb wir sie nicht verwenden. Blutzuckerwerte über 120 mg% müssen wegen des ungünstigen Einflusses auf den Verlauf ischämischer Hirnläsionen und wegen der Verstärkung des Hirnödems vermieden werden. Bei einem Teil der Patienten kann der unerwünschte Blutzuckeranstieg durch die gleichzeitige Altinsulingabe verhindert werden.

Die orale Gabe von Glyzerin kann akut Übelkeit und Erbrechen auslösen, was durch die vorherige Gabe von 1 Amp. Metoclopramid i. v. oder 1–2 Tbl. Domperidon wirkungsvoll verhindert wird. Diarrhoe ist eine äußerst seltene Nebenwirkung, wenn keine höher als 40–50% konzentrierten Lösungen verwandt werden.

Die Therapie mit hyperosmolaren Substanzen erfordert eine Überwachung der Serumosmolalität, die mit dem Ende der Sorbitinfusion und ca. 1 h nach dem oralen Glyzerinbolus ihr Maximum erreicht. Die obere Grenze beträgt 340 mosmol/l.

Liquorresorptionsstörung

Als Ursache für die Erhöhung des ICP darf die Liquorresorptionsstörung nicht unterschätzt werden. Sie verhindert das Auspressen des Subarachnoidalraumes, so daß dieser Kompensationsmechanismus weniger genutzt werden kann. Allgemein üblich ist die Anlage eines ventrikulo-atrialen oder peritonealen Shunts bei Entwicklung eines Hydrozephalus. Die Liquorresorptionsstörung macht sich aber durch Erhöhung des ICP weit vor dem computertomographischen Nachweis der Aufweitung der inneren Liquorräume bemerkbar. Die Therapie der intrakraniellen Druckerhöhung wird daher in schweren Fällen durch die externe Liquordrainage mit Ventrikelpunktion oder durch die weniger invasive lumbale Dauerdrainage bzw. Liquorpunktion unterstützt [16]. Die Gefahr dieser Eingriffe besteht in der Provokation einer Nachblutung durch eine zu schnelle Druckentlastung oder bei lumbaler Punktion in der Einklemmung. Wir führen sie deshalb nur durch, wenn durch die vorherige Gylzeringabe eine ausreichende ICP-Senkung gewährleistet ist. Unter diesen Bedingungen verlängert die Liquorpunktion die Wirkdauer hyperosmolarer Substanzen erheblich, so daß sie weniger häufig gegeben werden müssen.

Ischämische Insulte bei SAB

Ischämische Insulte sind die häufigste und schwerwiegendste Komplikation der SAB. Sie führen in 33,5% zum Tod oder schweren neurologischen Symptomen [12]. Sie beruhen auf Vasospasmen, deren durchblutungssenkende Wirkung nach unseren Untersuchungen durch pathologische Veränderungen hämorheologischer Parameter verstärkt wird. Der Vasospasmus entwickelt sich um so früher und um so intensiver, je mehr Blut in die basalen Zisternen geflossen ist. Die transkranielle Doppler-Sonographie hat gezeigt, daß er schon kurz nach der Blutung innerhalb des ersten Tages auftreten kann, eine maximale Ausprägung um den 6.–8. Tag hat und im Einzelfall über mehrere Wochen anhalten kann. Eigene Untersuchungen ergaben, daß die Gefäßregion mit einem Aneurysma früher einen Vasospasmus ausbildet als die Gegenseite, bei der die Vasospasmusentwicklung und -rückbildung mit einer zeitlichen Verzögerung von bis zu 1 Woche ablaufen kann. Es hat sich bewährt, die durch die transkranielle Doppler-Sonographie überwachbare Intensität des Vasospasmus in die zeitliche Planung der Aneurysmaoperation miteinzubeziehen. Ferner wird durch das o. a. Beispiel deutlich, daß die Rückbildung eines Vasospasmus auf der Aneurysmaseite nicht zwangsläufig einen Vasospasmus der Gegenseite ausschließt. Die Ischämie im Rahmen der Vasospasmen ist neben der ICP-Erhöhung auch die wichtigste Ursache der autonomen Regulationsstörung.

Hämorheologische Parameter bei der SAB

Therapeutische Bedeutung bekommt unsere Beobachtung, daß ein über Tage sich entwickelnder Anstieg der Fibrinogen-Plasmakonzentration in seinem Ausmaß und zeitlichen Verlauf genau mit dem Schweregrad und der zeitlichen Entwicklung ischämischer zerebraler Symptome korreliert (Abb. 1) [5, 6]. Das Fibrinogen erhöht die Plasmaviskosität und Erythrozytenaggregation so stark, daß sie unter den behinderten Strömungsbedingungen des Vasospasmus zu der Entstehung von Mikrozirkulationsstörungen und schließlich ischämischen Insulten beitragen können. Bei dem Anstieg der Fibrinogen-Plasmakonzentration handelt es sich nicht um einen für die SAB allein charakteristischen

Effekt, sondern als sog. „Akutphasereaktion" kommt er auch bei anderen schweren Erkrankungen vor. Damit ist der ischämische Insult bei SAB ein typisches Beispiel für das Zusammenspiel hämorheologischer und vaskulärer Faktoren bei zerebralen Durchblutungsstörungen.

Hypervolämische Hämodilution bei SAB

Als therapeutische Konsequenz wird vor allem nach neurochirurgischer Behandlung des Aneurysmas eine hypervolämische und/oder hypertensive Hämodilutionsbehandlung mit Erfolg durchgeführt [1, 11, 20, 22, 23]. Da in den USA im Vergleich zu unseren Verhältnissen nur eine beschränkte Zahl verschiedener Plasmaersatzmittel zur Verfügung steht, hat sich dort noch kein festes Therapieschema etabliert. Nach Untersuchungen der regionalen Hirndurchblutung reicht eine alleinige Volumenzufuhr ohne Senkung des Hämatokrits nicht aus, um eine erniedrigte zerebrale Perfusion relevant zu verändern [27]. Es muß vielmehr zusätzlich der Hämatokrit gesenkt und das Herz-Minuten-Volumen gesteigert werden, da in Gebieten mit aufgehobener Autoregulation die zerebrale Perfusion direkt vom Blutdruck und dem Herz-Minuten-Volumen abhängt. Die Risiken dieser Therapie bestehen darin, daß eine zu starke Volumenbelastung den ICP erhöhen kann und bei nicht operativ ausgeschaltetem Aneurysma eine Blutdrucksteigerung oder eine Änderung der Gerinnungsparameter durch das Plasmaersatzmittel das Risiko einer Nachblutung erhöht. In der Tat mußte bei der SAB die Hämodilutionsbehandlung mit Dextran 40 und Hespan 450/0,7, der einzigen in den USA verfügbaren Hydroxyäthylstärke, wegen Blutungskomplikationen aufgegeben werden [2, 11]. Kürzlich konnten wir nachweisen, daß dieser negative Einfluß auf die Gerinnung vom Hydroxilierungsgrad der Stärkelösung abhängt [4]. Während HAES 200/0,5 die PTT, Thrombinzeit und Thromboplastinzeit kaum bzw. deutlich geringer verändert als Dextran 40, hat eine Stärkelösung mit dem gleichen mittleren Ausgangsmolekulargewicht von 200 000, aber einem höheren Substitutionsgrad von 0,62 einen stärkeren Einfluß auf die Gerinnungsparameter in Richtung auf eine hämorrhagische Diathese als Dextran 40. Ursache dieses Verhaltens ist wahrscheinlich die Kumulation großer Stärke- bzw. Dextranmoleküle, die die Faktor-VIII-Aktivität erniedrigen. HAES 200/0,5 bietet damit im Gegensatz zu hochmolekularen Dextranen und stark hydroxilierten Stärkelösungen eine ausreichende therapeutische Sicherheit, wenn nicht zusätzliche Gerinnungsstörungen vorliegen. Wir infundieren 500 ml und in einzelnen Fällen 1000 ml einer 10%igen Lösung über 24 h. Die langsame kontinuierliche Infusion verhindert Volumenspitzenbelastungen, und durch die gleichzeitige Applikation eines Antifibrinolytikums soll die Nachblutungsrate gesenkt werden (s. unten).

Unberührt von diesen neuen Therapieansätzen bleibt, daß bei relevanten Paresen die Low-dose-Heparinisierung zur Vermeidung von Bein- und Beckenvenenthrombosen empfehlenswert ist.

Nimodipintherapie bei SAB

Das pharmakologische Prinzip des Kalziumantagonisten Nimodipin und die tierexperimentellen Untersuchungen legen nahe, daß diese Therapie auch beim Vasospasmus der SAB wirksam ist. Studien mit Ergebnissen in dieser Richtung liegen vor. Obwohl wir es in den letzten Jahren grundsätzlich, frühzeitig und in der üblichen Dosierung anwenden, zeigt aber die Praxis, daß auch unter der Therapie noch klinisch relevante Spasmen auftreten, die einer zusätzlichen Behandlung bedürfen (s. oben).

Nachblutung

Bei 17% aller SAB-Patienten ist eine Nachblutung unmittelbare Ursache für den Tod oder die klinische Beeinträchtigung. In den ersten 6 Monaten erleiden 50% der nichtoperierten Aneurysmaträger eine Nachblutung, die in 50% unmittelbar und in 27% durch einen vasospastischen Insult zum Tode führt. 19% der Nachblutungen ereignen sich in den ersten 14 Tagen nach der ersten Blutung. Die meisten pro die, und zwar 4,1%, treten am ersten Tag auf. Da diese Patienten häufig schon vor der Klinikeinweisung versterben, fällt bei dem klinischen Patientengut ein zweites Maximum um den 6.–8. Tag auf, während das Risiko in den ersten 14 Tagen sonst auf 1–1,5% pro Tag abfällt [12, 13]. In den folgenden 15 Jahren tritt bei 3% pro Jahr eine Nachblutung auf.

Insgesamt versterben nach den zur Verfügung stehenden Unterlagen 50–75% der Patienten bei einer Nachblutung, so daß therapeutische Ansätze gefragt sind, um dieses hohe Risiko zu senken. Die Anwendung von Antifibrinolytika, wie Epsilon-Aminocapronsäure oder Tranexamsäure, war insofern nicht erfolgreich, als die Nachblutungsrate zwar um 50% gesenkt werden konnte, die Zahl der schwersten ischämischen Insulte aber um den gleichen Prozentsatz anstieg, so daß für die Patienten kein klinischer Vorteil erreicht werden konnte. Dieses negative Ergebnis wird verständlich, wenn man bedenkt, daß beide Substanzen den Fibrinogenabbau hemmen und damit die Fibrinogen-Plasmakonzentration, Erythrozytenaggregation und Plasmaviskosität noch über das schon vorhandene Ausmaß erhöhen. Tatsächlich konnte als Ausdruck der zusätzlichen Mikrozirkulationsstörung bei mit Tranexamsäure behandelten SAB-Patienten eine Reduzierung der regionalen Hirndurchblutung festgestellt werden [15].

Die positiven klinischen Erfahrungen mit der hypervolämischen Hämodilutionsbehandlung scheinen die Möglichkeit zu eröffnen, unter dem Schutz dieser Therapie die Antifibrinolytikabehandlung wieder aufnehmen zu können. Dieses Therapiekonzept muß in einer multizentrischen Untersuchung überprüft werden.

Ein weiterer Ansatz greift die Beobachtung auf [10], daß Patienten mit SAB einen Faktor-XIII-Mangel haben. In einer multizentrischen Untersuchung wird dazu untersucht, inwieweit die Gabe eines Faktor-XIII-Konzentrates die Nachblutungsrate senken kann [9].

Zusammenfassung

Die konservative SAB-Behandlung muß die verschiedenen Pathomechanismen und ihre gegenseitige Beeinflussung berücksichtigen. Schmerzbehandlung und Sedierung dienen neben der Linderung subjektiver Beschwerden der Abschwächung autonomer Dysregulationen des Herz-Kreislauf-Systems. Die autonomen Dysregulationen führen zur Erhöhung des intrakraniellen Druckes, Herzrhythmusstörungen, Herzinfarkten, Tachykardie und hypertonen Krisen. Da die Betablocker-Therapie an mehreren Ansatzpunkten in die autonomen Dysregulationen eingreift und Komplikationen der Akutbehandlung reduziert, sowie die Prognose der Patienten verbessert, sollte sie stärker in die Behandlungskonzepte der SAB einbezogen werden. Die ischämischen Insulte bei der SAB gehen auf Vasospasmen und die pathologische Erhöhung hämorheologischer Faktoren, wie Plasmaviskosität und Erythrozytenaggregation, zurück. Neben der Nimodipintherapie werden die hypervolämische Hämodilution und die hypertensive Therapie eingesetzt.

Literatur

1. Awad IA, Carter LP, Spetzler RF, Medina M, Williams FW jr (1987) Clinical vasospasm after subarachnoid hemorrhage: Response to hypervolemic hemodilution and arterial hypertension. Stroke 18:365–372
2. Bianchine JR (1987) Persönl. Mitteilung. N Engl J Med 15:964–965
3. Fuchs HJ, Herden HN, Welter J (1980) Kreislaufwirkung von Metoprolol bei Schädel-Hirn-Verletzten. Dtsch Med Wochenschr 44:1531–1536
4. Haaß A (1988) Hämodilution mit mittelmolekularer Stärke zur Therapie des ischämischen Insultes, der Subarachnoidalblutung und intrazerebralen Blutung. Hämorheologische und gerinnungsphysiologische Probleme. In: Lawin P (Hrsg) Aktuelle Aspekte zur Hydroxyäthylstärke. Thieme, Stuttgart (in Druck)
5. Haaß A, Jost C, Haman G (1988) Indikationen zur Hämodilution bei Subarachnoidalblutung und intrazerebraler Blutung. Münchner Wissenschaftliche Publikationen
6. Haaß A, Jost C, Schimrigk K (1988) Mikrozirkulationsstörungen bei Subarachnoidalblutung und intrazerebraler Blutung. Psychiat Neurol med Psychol (Leipz) 40 (3):129–192
7. Haaß A, Kloß R, Brenner M, Hamann G, Harms M, Schimrigk K (1987) ICP-gesteuerte Hirnödembehandlung mit Glyzerin und Sorbit bei intrazerebralen Blutungen. Nervenarzt 58:22–29
8. Haman G, Haass A, Hoffmann EM, Schimrigk K (1987) Metoprolol therapy in subarachnoid hemorrhage. Submitted to J Neurol
9. Henze T, Degner D, Thie A et al (1987) Faktor XIII Konzentrat zur Nachblutungsprophylaxe bei Subarachnoidalblutung (SAB) – Ergebnisse einer prospektiven multizentrischen Pilotstudie. Intensivmedizin 6:317
10. Janzen RWC, Bauer W, Tilsner V (1982) The spontaneous course of factor XIII following intracranial hemorrhage relevant for rebleeding? J Neurosurg Sci 26:135–136
11. Kassell NF, Peerless SJ, Durward QJ, Beck DW, Drake CG, Adams HP (1982) Treatment of ischemic deficits from vasospasm with intravascular volume expansion and induced arterial hypertension. Neurosurgery 11:337–343
12. Kassell NF, Torner JC (1983) Aneurysmal rebleeding: A preliminary report from the cooperative aneurysm study. Neurosurgery 13:479–481
13. Kassell NF, Torner JC, Adams HP (1984) Antifibrinolytic therapy in the acute period following aneurysmal subarachnoid hemorrhage. J Neurosurg 61:225–230
14. Kistler JP, Crowell RM, Davis KR, Heros R, Ojemann RG, Zervas T, Fisher CM (1983) The relation of cerebral vasospasm to the extent and relation of subarachnoid blood visualized by CT scan: A prospective study. Neurology 33:424–436

84   A. Haaß et al.

15. Meyer CHA, Lowe D, Meyer M, Richardson PL, Neil-Dwyer G (1983) Progressive change in cerebral blood flow during the first three weeks after subarachnoid hemorrhage. Neurosurgery 12:58–76
16. Nauta HJW (1987) Intracranial aneurysm. In: Johnson RT (ed) Current therapy in neurologic disease, vol 2. Decker, Toronto, pp 165–170
17. Neil-Dwyer G, Cruickshank JM, Stott A, Brice J (1974) The urinary catecholamine and plasma cortisol levels in patients with subarachnoid haemorrhage. J Neurol Sci 22:375–382
18. Neil-Dwyer G, Walter P, Cruickshank J, Stratton C (1983) β-Blockade in subarachnoid haemorrhage. Drugs 25 (Suppl) 2:273–277
19. Parkarinen S (1967) Incidence, aetiology, and prognosis of primary subarachnoid haemorrhage. Acta Neurol Scand (Suppl) 29:1
20. Pritz MB, Giannotta SL, Kindt GW, McGillicuddy JE, Prager RL (1978) Treatment of patients with neurological deficits associated with cerebral vasospasm by intravascular volume expansion. Neurosurgery 3:364–368
21. Sahs AL, Perret GE, Locksley HB et al (1969) Intracranial aneurysms and subarachnoid hemorrhage: A cooperative study. Lippincott, Philadelphia
22. Solomon RA, Fink ME (1987) Current strategies for the management of aneurysmal subarachnoid hemorrhage. Arch Neurol 44:769–774
23. Solomon RA, Fink ME, Lennihan L (1988) Prophylactic volume expansion therapy for the prevention of delayed cerebral ischemia after early aneurysm surgery. Arch Neurol 45:325–332
24. Stober T, Sen S, Anstätt T, Knorr B (1986) Neurogene kardiale Arrhythmien bei akutem intrakraniellen Druckanstieg (Nachblutungen bei Subarachnoidalblutungen). Fortschr Neurol Psychiat 54:297–304
25. Walter G, Stober I, Schimrigk K (1987) Fehldiagnosen bei Subarachnoidalblutungen. Dtsch Med Wochenschr 112:585–589
26. Walter P, Neil-Dwyer G, Cruickshank JM (1982) Beneficial effects of adrenergic blokkade in patients with subarachnoid haemorrhage. Br Med J 284:1661–1664
27. Wood JH, Snyder LL, Simeone BS, Simeone FA (1982) Failure of intravascular volume expansion without hemodilution to elevate cortical blood flow in region of experimental focal ischemia. J Neurosurg 56:80–91

Gesichtspunkte der Indikationsstellung zur operativen Versorgung von Aneurysmen

A. Brawanski

Einleitung

Die Prognose einer aneurysmabedingten Subarachnoidalblutung (SAB) wird von mehreren Faktoren beeinflußt. An erster Stelle steht das akute neurologische Defizit, bedingt durch die Stärke und Ausdehnung des Blutungsereignisses, welches auch unmittelbar das weitere Schicksal des Patienten entscheidet. Einige Stunden später folgt das Risiko der Nachblutung aus dem Aneurysma. Ab dem 4. Tag nach der Subarachnoidalblutung besteht die Wahrscheinlichkeit des Auftretens einer Vasospasmus, der die Prognose ebenfalls erheblich verschlechtern kann. In den letzten Jahren wurden vielfache Bemühungen unternommen, die beiden letztgenannten „Negativfaktoren" günstig zu beeinflussen.

Vermeidung der Nachblutung

Seit Einführung der mikrochirurgischen Technik ist die operative Versorgung eines Aneurysmas auch unter weniger optimalen Umständen (geschwollenes Gehirn, eingeblutete Subarachnoidalräume) gut möglich. Trotzdem bestehen über den Zeitpunkt der Operation noch Meinungsverschiedenheiten. Rein statistisch gesehen ist die Nachblutungsgefahr am höchsten innerhalb der ersten 24 h nach der Blutung [13]. In der folgenden ersten Woche beträgt sie etwa 10%, innerhalb der ersten 14 Tage beläuft sie sich kumulativ auf etwa 20%. Die Mortalität einer Nachblutung ist hoch. Sie liegt je nach Statistik bei 20–40% [19, 20]. Von den 40 Patienten, die in unserer Klinik innerhalb der letzten 10 Jahre präoperativ eine Nachblutung erlitten, verstarben 48% innerhalb von 2 Tagen nach diesem Ereignis. Die notwendige Konsequenz aus diesen Erfahrungen ist, die Operation zum frühestmöglichen Zeitpunkt durchzuführen, um die nachblutungsbedingte Mortalität zu senken. Jedoch ist der klinische Zustand – das durch die Erstblutung bedingte neurologische Defizit – bei der Indikation zur Operation nach wie vor der entscheidende Faktor und hat große prognostische Wertigkeit [9, 30]. Entsprechend sind die postoperativen Ergebnisse in Abhängigkeit vom präoperativen klinischen Zustand. Zu dessen Beurteilung wird in dieser Arbeit die Klassifizierung nach Hunt u. Hess (HH) [9] verwandt (Tabelle 1).

86   A. Brawanski

Tabelle 1. Klinische Klassifikation der Subarachnoidalblutung nach Hunt

0	Nichtrupturiertes Aneurysma
1	Asymptomatische oder minimale Kopfschmerzen und leichte Nackensteifigkeit
1A	Keine akuten meningealen oder zerebralen Reizerscheinungen, aber fixiertes neurologisches Defizit
2	Mäßige bis schwere Kopfschmerzen, Nackensteifigkeit, kein neurologisches Defizit außer Hirnnervenlähmung
3	Schläfrigkeit, Verwirrtheit oder leichtes fokales Defizit
4	Bewußtlosigkeit, mäßige bis schwere Hemiparese, beginnende Dezerebrationszeichen und vegetative Störungen
5	Tiefes Koma, Streckkrämpfe

Allgemein kann festgestellt werden, daß Patienten im Stadium HH 1 und 2 zu jedem Zeitpunkt mit guten postoperativen Verläufen operiert werden können. Die operative Letalität liegt zwischen 1–5%, und etwa 90% der Patienten können ihrer gewohnten Tätigkeit wieder nachgehen. Aufgrund dieser, von vielen Zentren erhobenen Erfahrungen, sollte diese Patientengruppe so früh wie möglich operiert werden, um das Nachblutungsrisiko auszuschalten [6, 8, 16, 21, 22, 23, 30].

Anders ist die Situation bei Patienten im Stadium HH 3, also bewußtseinsgestörten Patienten. Auch hier ist die Frühoperation technisch durchführbar und wird von vielen Autoren vertreten [16, 27]. Jedoch liegt die Mortalität in dieser Patientengruppe erheblich höher, nämlich zwischen 18–20% [8, 17]. Dies läßt sich auf die primär ausgedehnte zerebrale Schädigung durch die SAB zurückführen. Statistisch scheint bei diesen Patienten die Nachblutungsgefahr höher und die Vasospasmusinzidenz größer zu sein [10]. Um wenigstens die Nachblutung zu verhindern, ließe sich aus diesen Beobachtungen ableiten, diese Patienten ebenfalls so früh als möglich zu operieren. Auer [1], Ljunggren et al. [15, 16] sowie Seiler et al. [25] konnten mit diesem Konzept gute postoperative Resultate erzielen. Jedoch wird diesem Standpunkt nicht vorbehaltlos zugestimmt: Sano et al. [23] zeigten eine klare Abhängigkeit des postoperativen Verlaufes vom Operationszeitpunkt. Günstige Resultate finden sich bei sehr früh durchgeführten Operationen, oder aber ab dem 7. Tag nach der Blutung. Zwischen dem 2. und 7. Tag sind die Ergebnisse signifikant schlechter. Ähnliches berichtet Yasargil [30]. Weniger deutlich in dieser Richtung sind die Daten der großen kooperativen Studie von Kassell et al. [10] mit einem nur geringen Einfluß des Timings der Operation auf das postoperative Ergebnis bei bewußtseinsgestörten Patienten. Betrachtet man den gesamten klinischen Verlauf dieser Patientengruppe, bessert sich statistisch gesehen nur 1/3, wogegen 2/3 im gleichen klinischen Stadium verbleiben oder sich sogar verschlechtern [9. 30]. Berücksichtigt man diese Beobachtungen, muß man davon ausgehen, daß Patienten im Stadium HH 3 eine erheblich schlechtere Prognose haben, da das primäre neurologische Defizit höher ist, und operativ lediglich eine Senkung der Nachblutungsrate erreicht werden kann. Also darf man von der operativen Versorgung des Aneurysmas selbst nicht zu viel in bezug auf die allgemeine Prognose erwarten. Trotzdem sollte früh operiert werden, um wenigstens die Nachblutungsgefahr auszuschalten. Jedoch sollten zusätzlich Kriterien, wie Alter, prämorbider Zustand etc., mitberücksichtigt werden.

Trotz einiger Veröffentlichungen mit guten operativen Ergebnissen von Patienten im Stadium HH 4 und 5 [23], kann dadurch auf die schlechte Prognose wenig Einfluß genommen werden: d. h. etwa 70–90% der Patienten versterben an den eigentlichen Folgen der Subarachnoidalblutung, nämlich einer globalen oder lokalen Ischämie. Jedoch sollten bei dem Festlegen des weiteren Procedere mehrere Gesichtspunkte berücksichtigt werden: Ein Patient, der primär im Stadium HH 4 oder 5 ist, kann sich innerhalb von Stunden bessern, so daß dann die Operationsindikation neu zu überdenken ist. Durch Drainage eines Hydrozephalus oder Evakuierung eines intrazerebralen Hämatoms kann der klinische Zustand ebenso gebessert werden. Allgemein wird aber bei diesen Patienten eine eher abwartende Haltung vertreten.

Zusammenfassend läßt sich feststellen, daß Patienten in gutem klinischen Zustand zur Vermeidung einer Nachblutung früh operiert werden sollten, wobei dies auch Patienten im Stadium HH 3 mit entsprechenden Einschränkungen betrifft: hier sollten das Alter sowie Begleiterkrankungen berücksichtigt werden. Schließlich spielt bei dieser Patientengruppe offensichtlich der Operationszeitpunkt eine Rolle. Patienten im Stadium HH 4 und 5 werden in bezug auf eine Operation abwartend behandelt.

Verhinderung des Vasospasmus

Die Vasospasmushäufigkeit liegt je nach Statistik zwischen 20 und 50% [5, 28]. Der Krankheitsverlauf wird durch einen Vasospasmus erheblich beeinträchtigt, etwa 40–60% der Patienten mit symptomatischem Vasospasmus versterben oder bleiben schwer behindert [9]. Die Hauptinzidenz liegt zwischen dem 4. bis 8. Tag nach der Blutung, es handelt sich hier also um kein akutes Problem. Andererseits sind Prophylaxe und frühzeitige Behandlung von entscheidender Bedeutung, da ein Vasospasmus in seiner vollausgeprägten Form nicht als muskulär bedingte Gefäßkontraktion anzusehen ist, sondern als Schwellung der Gefäßintima und Nekrose der Tunica muscularis, die in ihrer endgültigen Ausprägung irreversibel ist. Um einen Vasospasmus vorhersagen zu können, und damit das Operationsrisiko besser abschätzen zu können, wurden die verschiedensten Untersuchungsmethoden eingesetzt. Am wichtigsten, und am leichtesten im Routinebetrieb verfügbar, ist das kranielle CT. Von vielen Autoren konnte eine signifikante Korrelation zwischen dem Ausmaß der Subarachnoidalblutung und einem später auftretenden Vasospasmus festgestellt werden [24]: Je ausgedehnter die Blutung, desto wahrscheinlicher ist ein Spasmus. Vergleichbare Untersuchungen wurden mit der Messung der Hirndurchblutung [2, 4] und der transkraniellen Dopplersonographie [7, 25] durchgeführt. Auch diese Verfahren haben einen hohen prognostischen Wert. Zum weiteren ist es möglich, die hämodynamischen Auswirkungen eines bestehenden Vasospasmus zu verifizieren. Auch das ist für das Timing der Operation von Bedeutung, da bei einem bestehenden Vasospasmus nicht operiert werden sollte.

Entsprechend den vielfältigen Theorien über die Vasospasmusursache gibt es die verschiedensten Therapieansätze [29]. Am erfolgversprechendsten scheint die Prophylaxe mit Kalziumantagonisten, die einerseits die pialen Gefäße weitstellen, andererseits die Ischämietoleranz erhöhen. Bei Vorliegen eines Vasospasmus sind Behandlungsergebnisse mit induzierter Hypervolämie und Hypertension vielversprechend [11]. Dieses Therapiekonzept läßt sich allerdings nur vollständig verwirklichen, wenn das Aneurysma vorher abgeklippt ist, da sonst durch Hypertension eine erneute Aneurysmaruptur provoziert werden kann. Die guten Ergebnisse der Frühoperation in Zusammenhang mit einer Vasospasmusprophylaxe durch Kalziumantagonisten, bzw. der hypertensiven Therapie bei Vorliegen eines Spasmus, wurde in mehreren Untersuchungen dargelegt [1, 11, 12, 14].

Diskussion

Welche gesicherten Erkenntnisse lassen sich nun für das Timing der Operation nach einer Subarachnoidalblutung, trotz mancher kontroverser Standpunkte, erkennen?

Prinzipiell muß man sich über mehrere Dinge im klaren sein. Entscheidend ist der klinische präoperative Zustand des Patienten, bedingt durch die Auswirkungen der Subarachnoidalblutung. An diesem ist durch eine Operation mit wenigen Ausnahmen (Hydrozephalus, Hämatom) wenig zu ändern! Auch ist damit die Prognose relativ sicher festgelegt. Durch eine Operation ist bisher nur die Verhinderung einer Nachblutung möglich. Somit scheint bei Patienten im guten und schlechten klinischen Zustand das primäre Behandlungskonzept klar.

Schwierig sind Entscheidungen bei Patienten, die sich zwischen beiden Extremen befinden, wie z. B. HH-3-Patienten. Einerseins besteht ein erhebliches neurologisches primäres Defizit, andererseits ein erhöhtes Nachblutungs- und Vasospasmusrisiko. Ähnlich schwierig ist die Indikation bei Patienten in gutem klinischen Zustand mit einem angiographisch nachgewiesenen Vasospasmus, der dopplersonographisch und auch durch die Hirndurchblutungsmessung hämodynamisch signifikant ist. Soll man hier warten, oder doch bei möglicherweise erhöhtem Risiko operieren?

Trotz aller Untersuchungen kann diese Frage bisher noch nicht eindeutig beantwortet werden. Es ist nicht bekannt, wie ischämische Areale, auch wenn sie noch hämodynamisch kompensiert scheinen, reagieren: Wie sind die Folgen, wenn intraoperativ das aneurysmatragende Gefäß passager geklippt werden muß, wie sind die Auswirkungen eines durch die Narkose bedingten Blutdruckabfalles? Wird die postoperative Manifestation eines Vasospasmus dadurch provoziert oder ist sie davon unabhängig? Es gibt hier zwar Erfahrungen [3, 18] die aber routinemäßig bisher nicht nachvollzogen wurden. Wenn das Zusammenspiel dieser Faktoren weiter geklärt ist, und Möglichkeiten bestehen, diese Interaktionen vorherzusagen, besteht auch für diese Patienten eine größere Sicherheit in der operativen und konservativen Behandlung.

Literatur

1. Auer LM (1984) Acute operation and preventive nimodipine improve outcome in patients with ruptured cerebral aneurysms. Neurosurgery 15:57–66
2. Brawanski A, Maximilian VA (1986) Clinical implementation of neurofunctional mapping in neurosurgery. In: Wade J (ed) Impact of functional imaging in neurology and psychiatry. John Libbey, London, pp 180–191
3. Farrar JK, Gamache FW jr, Ferguson GG, Barker J, Varkey GP, Drake CG (1981) Effects of profound hypotension on cerebral blood flow during surgery for intracranial aneurysms. J Neurosurg 55:857–864
4. Farrar JK, Meguro K, Ferguson GG, Woodhurst WB (1983) Cerebrovascular instability subarachnoid haemorrhage: Relation to early CT-scan and the effects of surgery. J Cerebr Blood Flow Metab 3 (Suppl 1):59–60
5. Fisher CM, Roberson GH, Ojemann RG (1977) Cerebral vasospasm with ruptured saccular aneurysm – The clinical manifestations. Neurosurgery 1:245–258
6. Friedrich H, Seifert V, Stolke D (1985) Experience in aneurysm surgery: Early versus late surgery. In: Auer LM (ed) Timing of aneurysm surgery. De Gruyter, Berlin, pp 133–142
7. Gilsbach JM, Harders A (1985) Early aneurysm operation and vasospasm-intracranial Doppler findings. Neurochirurgia 28:100–102
8. Hata S, Dal SO, Ishii S (1983) Cooperative study on ruptured aneurysms in Japanese neurosurgical clinics. Neurol Med Chir 23:30–40
9. Hunt WE, Hess RM (1968) Surgical risk as related to time of intervention in the repair of intracranial aneurysms. J Neurosurg 28:14–19
10. Kassell NF, Adams HP jr, Turner JC, Sahs AL (1981) Influence of timing of admission after aneurysmal subarachnoid hemorrhage on overall outcome: Report of the Cooperative Aneurysm Study. Stroke 12:620–923
11. Kassell NF, Peerless SJ, Durward QJ, Beck DW, Drake CG, Adams HP (1982) Treatment of ischemic deficits from vasospasm with intravascular volume expansion and induced arterial hypertension. Neurosurgery 11:337–343
12. Kassell NF, Sasaki T, Colohan Art, Nayer G (1985) Cerebral vasospasm following aneurysmal subarachnoid hemorrhage. Stroke 16:562–572
13. Kassell NF, Torner JC (1983) Aneurysmal rebleeding: A preliminary report from the Cooperative Aneurysm Study. Neurosurgery 13:479–481
14. Kosnik EJ, Hunt WE (1976) Postoperative hypertension in the management of patients with intracranial arterial aneurysms. J Neurosurg 45:148–154
15. Ljunggren B, Brandt L, Kagström E, Sundbärg G (1981) Results of early operations for ruptured aneurysms. J Neurosurg 54:473–479
16. Ljunggren B, Brandt L, Säveland H et al. (1984) Outcome in 60 consecutive patients treated with early aneurysm operation and intravenous nimodipine. J Neurosurg 61:864–873
17. Ljunggren B, Säveland H, Brandt L (1983) Causes of unfavorable outcome after early aneurysm operation. Neurosurgery 13:629–633
18. Pickard JD, Matheson M, Patterson J, Wyper D (1980) Prediction of late ischemic complications after cerebral aneurysm surgery by the intraoperative measurement of cerebral blood flow. J Neurosurg 53:305–308
19. Sahs AL, Nibbelink DW, Torner JC (1981) Aneurysmal subarachnoid hemorrhage: Report of the cooperative study. Urban & Schwarzenberg, Baltimore
20. Sahs AL, Perret GE, Locksley HB, Nishioka H (1969) Intracranial aneurysm and subarachnoid hemorrhage – A cooperative study. Lippincott, Philadelphia
21. Saito I, Aritake K, Sano K (1982) Early operation on ruptured cerebral aneurysms – Results of 120 cases operation on within one week after SAH. Mod Neurosurg 1:424–435

22. Saito I, Segawa H, Nagayama I, Kitamura K (1985) Timing of surgery for ruptured aneurysms. In: Auer LM (ed) Timing of aneurysm surgery. De Gruyter, Berlin, pp 242–252
23. Sano K, Asano T, Tamura A (1987) Acute aneurysm surgery; pathophysiology and management. Springer, Wien New York
24. Sano K, Asano T, Tamura A (1987) Acute aneurysm surgery; pathophysiology and management. Springer, Wien New York, p 149
25. Seiler RW, Grolimund P, Zurbruegg HR (1987) Evaluation of the calcium-antagonist nimodipine for the prevention of vasospasm after aneurysmal subarachnoid haemorrhage. A prospective transcranial doppler ultrasound study. Acta Neurochir (Wien) 85:7–16
26. Weir B (1987) Aneurysms affecting the nervous system. Williams & Wilkins, Baltimore, p 43
27. Weir B, Aronyk K (1982) Management and postoperative mortality releated to time of clipping for supratentorial aneurysms. In: Auer LM (ed) Aneurysms surgery in the acute stage. Acta Neurochir 63:135–139
28. Weir B, Grace M, Hansen J, Rothberg C (1978) Time course of vasospasm in man. J Neurosurg 48:173–178
29. Wilkins RH (1986) Attempts at prevention or treatment of intracranial arterial spasm: An update. Neurosurgery 18 (6):808–825
30. Yasargil MG (1984) Microneurosurgery, Vol II: Clinical considerations. Surgery of the intracranial aneurysm and results. Thieme, Stuttgart

Prognostische Parameter und Langzeitergebnisse bei spontanen infratentoriellen Blutungen

U. Bogdahn, K. Poenighaus, B. Wortmann, I. Haubitz, R. Martin,
W. Röttger und *B. Schuknecht*

Einleitung

Für Patienten mit infratentoriellen spontanen Blutungen finden sich in der Literatur zahlreiche Hinweise auf prognostische Parameter [3, 5, 6, 8, 17, 19, 24–26]. Der therapeutische Ansatz für diese Patienten wird noch immer kontrovers diskutiert: Da Eingriffe in der hinteren Schädelgrube insbesondere bei älteren Patienten nicht ohne Risiko sind, andererseits jede Raumforderung daselbst abrupt terminal dekompensieren kann, ist es oft schwierig, den richtigen Zeitpunkt für eine operative Intervention zu bestimmen. Auch unter dem Gesichtspunkt neuer neurochirurgischer Techniken (stereotaktische oder endoskopische Hämatomentleerung) soll hier versucht werden, mögliche Patienten-Subpopulationen zu charakterisieren, die suffizient konservativ bzw. die besser operativ (z. B. Ventrikeldrainage und/oder Hämatomentleerung) versorgt werden sollten. Da es sich hierbei um absolut dringliche Indikationen handeln kann (vergleichbar der Epiduralblutung), sollten prognostische Faktoren genau umrissen sein. Wir haben zudem versucht, die Langzeitergebnisse dieser Patienten zu analysieren, um hieraus vielleicht weitere Hilfen in der Akutversorgung abzuleiten.

Material und Methoden

Krankengeschichten von 168 Patienten, die mit spontanen intrakraniellen Massenblutungen an unserer Klinik zwischen Januar 1982 und Juli 1987 betreut wurden, konnten retrospektiv analysiert werden; hierunter fanden sich 38 infratentorielle Hämatome (10,7% Kleinhirn, 11,9% Hirnstamm), wobei solche mit traumatischer Blutung, Angiomen oder Aneurysmen sowie Tumoren entfielen. In allen Fällen konnte die Blutung computertomographisch dokumentiert werden, 5 Patienten erhielten zusätzlich eine angiographische Abklärung (z. B. bei atypischer Blutungslokalisation). Es handelte sich um 24 Männer (⌀ 51,5 Jahre) und 14 Frauen (⌀ 62 Jahre). Die Risikofaktoren Hochdruck, Diabetes mellitus, Hypercholesterolämie, Hyperurikämie, Adipositas, Alkohol, Nikotinabusus, Gerinnungsstörungen, sowie vorhergehende koronare bzw. zerebrale Gefäßereignisse, ließen sich in ihrer prognostischen Relevanz analysieren.

Die CCT-Befunde wurden hinsichtlich Blutungslokalisation, Raumforderung, Ventrikeleinbruch, Herniationszeichen, Ödemreaktion und Liquorzirkulationsstörungen ausgewertet; die Blutungsvolumina wurden mittels computerassistierter Planimetrie bestimmt, wobei das Ödemvolumen und eine evtl. ventrikuläre Ausdehnung nicht mitgemessen wurden (Meßfehler ± 10%).

Die Einschätzung der Bewußtseinslage erfolgte nach der von Gerstenbrand beschriebenen Einteilung, die des neurologischen Aufnahmebefundes nach dem standardisierten Befund von Yatsu [28], wobei im wesentlichen Vigilanz und Sprache, motorische und extrapyramidalmotorische Funktionen, Hirnnerven und Sensorik, sowie zerebelläre Leistung mit maximal 95 Punkten bewertet werden (geringe Modifikation). Die überlebenden Patienten erhielten einen kombinierten Fragebogen, der im neurologischen Teil an den Aufnahmebefund adaptiert war (ebenfalls 95 Punkte Maximum); der neuropsychologische Teil fragte tägliche Basistätigkeit, Autofahren, Gedächtnis, Konzentration, Lese- und Rechenleistung, konzeptionelles Denken, Schreibstörungen, latentes hirnorganisches Psychosyndrom und die professionelle Aktivität ab (Maximum 95 Punkte). Zusätzlich kam eine modifizierte Glasgow Outcome Scale (GOS) zur Anwendung. Die statistischen Analysen erfolgten mittels Chi-square-Test, Mann-Whithney-Test, einfacher Korrelations- und Regressionsanalyse, sowie dem Kaplan-Meier „probability test for patient survival". Zusätzlich führten wir zur Überprüfung der Bedeutung der Lokalisation eine Clusteranalyse durch; um mögliche Verknüpfungen von einzelnen prognostischen Faktoren zu prüfen, wurden noch Multivarianzanalyse, Diskriminanz- und kanonische Analyse durchgeführt.

Ergebnisse

Alters- und Geschlechtsverteilung

11 männliche (61%, Ø 58,7 Jahre) und 7 weibliche (39%, Ø 63,7 Jahre) Patienten mit Kleinhirnblutungen standen 13 männlichen (65%, Ø 45,5 Jahre) und 7 weiblichen (35%, Ø 61 Jahre) Patienten mit Hirnstammblutungen gegenüber. 72% der Kleinhirnpatienten waren in ihrer 6. oder 7. Lebensdekade, 60% der Hirnstammpatienten in ihrer 5. und 6. Dekade. Alter und Geschlecht beeinflußten Überleben und Langzeitergebnis nicht signifikant, allerdings ließ sich für jüngere Hirnstammpatienten ein besseres Langzeitergebnis belegen (GOS 2: Ø 42,5 Jahre, GOS 4: Ø 56 Jahre).

Risikofaktoren

Die Hauptrisikofaktoren waren Hypertonus (76,3%) und Diabetes mellitus (21%), 7 Patienten waren ohne Risikofaktor (2 mit Angiographie, 4 mit p.m., jeweils ohne Blutungsquelle). Desweiteren fanden sich Nikotin (n = 7) und Alkohol (n = 7), Adipositas (n = 6), Hypercholesterolämie (n = 4), Koagulopathie (n = 2, beide verstarben) und Hyperurikämie (n = 1). Keiner der

Risikofaktoren beeinflußte signifikant Überleben oder Langzeitergebnis, allerdings wiesen überlebende Patienten initial einen $\emptyset$ RR von 196/105 mmHg auf, im Gegensatz zu 220/120 mmHg bei den Verstorbenen. Für Hirnstammpatienten lag der $\emptyset$ RR$_{systol}$ höher (220 mmHg) als für Kleinhirnpatienten (205 mmHg).

Familienanamnese und vorausgegangene Gefäßereignisse

Alle 4 Patienten mit vorausgegangenem Insult verstarben, 1 Patient mit Myokardinfarkt überlebte. Bei 11 der 13 auswertbaren familienanamnestischen Daten ergaben sich Gefäßereignisse bei Eltern oder Geschwistern, wobei in 6 Fällen ein Hypertonus bestand. Es ließ sich jedoch kein Einfluß der familienbezogenen Daten auf die Prognose verifizieren.

Prodromi: Die dokumentierten Prodromi (Zephalgien in 61% der Zerebellum- und 40% der Hirnstammpatienten, Übelkeit und Erbrechen in 47%, Schwindel in 31%, keine in 25%) hatten keine prognostische Wertigkeit.

Neurologischer Befund bei Aufnahme

Bei Beginn der Symptomatik waren nur 11% der Kleinhirnpatienten, aber bereits 55% der Hirnstammpatienten komatös, während sich die Zahlen zum Zeitpunkt der Aufnahme bei 56% bzw. 60% sehr annäherten. Für beide Lokalisationen ergab sich eine hochsignifikante Korrelation zwischen Überlebensrate und Vigilanz bei Aufnahme ($p < 0{,}0004$, Abb. 1). Im Langzeitergebnis erreichten wache/somnolente Kleinhirnpatienten 80/67 Punkte (GOS I/II: N$\Rightarrow$3/3), Hirnstammpatienten 53/42 Punkte (GOS II/III/IV: N$\Rightarrow$3/2/2) im neurologischen/neuropsychologischen Score; wegen der geringen Patientenzahlen wurde keine Signifikanz erreicht. Patienten, die initial Intubation oder gar kontrollierte Beatmung benötigten, hatten eine Mortalität von 66 bzw. 87%, im Gegensatz zu 18% bei wachen Patienten ($p < 0{,}003$, Abb. 2, für beide Lokalisationen). Störungen der Pupillomotorik ergaben für Kleinhirnpatienten ($n = 10$) eine Mortalität von 70%, im Vergleich zu solchen ohne ($n = 10$) von 20% ($p < 0{,}03$). Für Hirnstammpatienten lagen die Zahlen ähnlich (12/13 mit Pupillenstörungen starben, jedoch nur 3/12 ohne; $p < 0{,}0001$). Grad und Ausdehnung, evtl. Paresen, beeinflußten nicht die Überlebensrate, jedoch zumindest tendenziell das neurologische Langzeitergebnis (mit Parese 55 Punkte, ohne Parese 73 Punkte im neurologischen Score). Patienten mit positiven Pyramidenbahnzeichen zeigten durchweg eine erhöhte Mortalität (nicht signifikant), für Kleinhirnpatienten 57% versus 36% (ohne $\approx$) und für Hirnstammpatienten 71% versus 54,5% (ohne $\approx$). Eine initiale Temperaturerhöhung von $> 39°$ C deutete für beide Patientengruppen auf eine extrem schlechte Prognose (7/8 Patienten starben) – gleiches galt für klinische Hirndruckzeichen (7/9 Patienten starben). Für die Lokalsymptome ergab sich keine sichere prognostische Bedeutung (Dysarthrie, Dysmetrie, Ataxie, Aphasie).

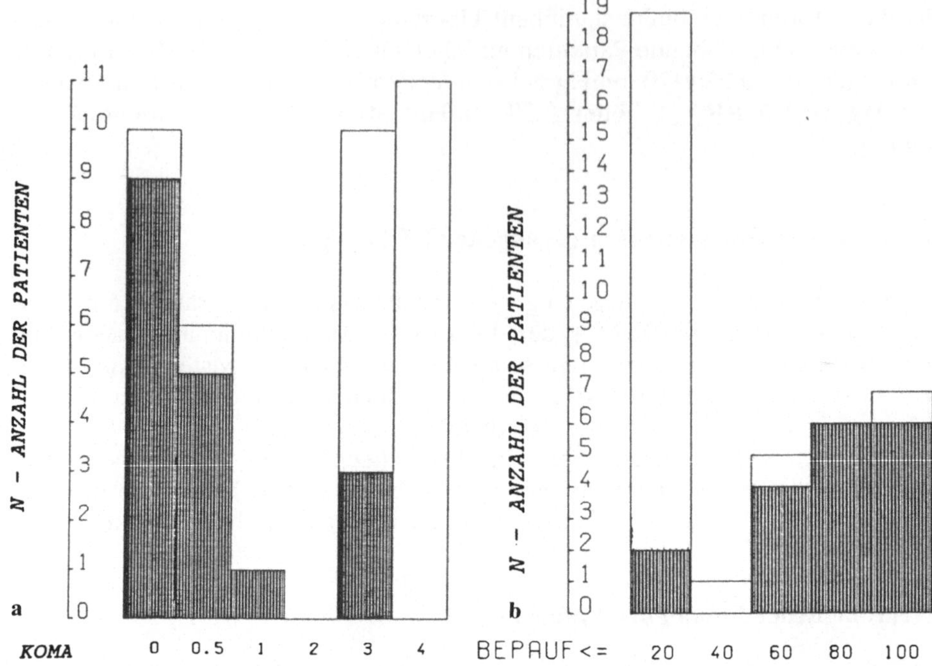

Abb. 1a, b. a. Korrelation der Überlebensrate mit initialer Vigilanz. *Schwarze Balken:* Überlebende; *weiße Balken:* Verstorbene. Komagrade 0 (wach), 0,5 (somnolent), 1–4 (komatös, entsprechend Gerstenbrand). **b.** Korrelation der Überlebensrate mit dem initialen neurologischen Befund (Yatsu) *Bepauf:* neurologischer Score (Yatsu); *schwarze* und *weiße Balken* (s. oben)

Lokalisation und CCT-Befunde

Die Gesamtmortalität für Kleinhirnblutungen betrug 44, für Hirnstammblutungen 60%. Die ungünstigste Prognose hatten Wurmblutungen mit Beteiligung der Pons (80%). Der Ventrikeleinbruch war erfahrungsgemäß prognostisch ungünstig (mit VE 70,5% Mortalität i. Vgl. zu 38% ohne VE). Von 22 Patienten mit Liquorzirkulationsstörungen starben 11, davon 2 mit Ventrikelkatheter. Von den 11 Überlebenden hatten 6 einen Ventrikelkatheter erhalten. Allerdings starben auch 8 der 16 Patienten ohne Liquorzirkulationsstörungen. Hämatomvolumina ließen sich nicht für alle Patienten bestimmen (Abb. 3): Überlebende Kleinhirnpatienten hatten Volumina von ⌀ 18,1 ml (i. Vgl. zu ⌀ 56,4 ml), für Hirnstammpatienten betrugen diese Zahlen 7,4 ml bzw. 16,2 ml (Daten nicht ausreichend für Statistik).

Faktorenanalyse: In einer Multivarianzanalyse (9 Faktoren aus neurologischem Aufnahmebefund und CCT) stellten sich Koma, Ateminsuffizienz, fehlende Lichtreaktion und Ventrikeleinbruch als die gravierendsten negativen prognostischen Parameter heraus. Ähnliche Ergebnisse erbrachte eine Diskriminanzanalyse hinsichtlich Überlebensrate, und kanonische Korrelation hin-

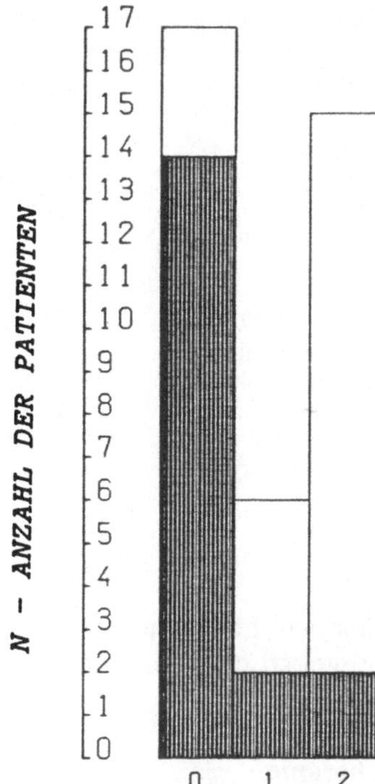

Abb. 2. Korrelation der Atemfunktion mit der Überlebensrate. Atmung 0 (spontan), 1 (intubiert), 2 (kontrolliert/assistiert beatmet); *schwarze Balken:* Überlebende; *weiße Balken:* Verstorbene

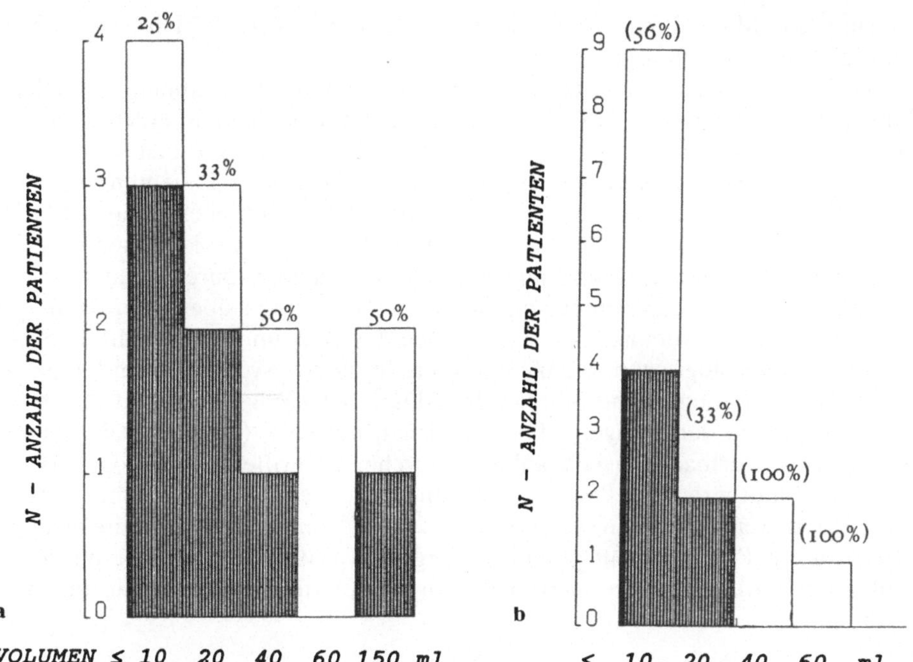

Abb. 3a, b. Korrelation der Hämatomvolumina (**a** Zerebellum; **b** Hirnstamm) mit der Überlebensrate. *Schwarze Balken:* Überlebende; *weiße Balken:* Verstorbene. Prozentangaben stehen für die Mortalität

Tabelle 1. Prognostische Faktoren bei spontanen infratentoriellen Blutungen

Faktor	gute Prognose	ungünstig. Prognose	Signifikanz
RRsystol	< 190 mmHg	> 200 mmHg	n.s.
Vigilanz	wach/somnolent	Koma	p < 0,0004
Atmung	spontan	Intubation	p < 0,003
Pupillenstörung	keine	vorhanden	p < 0,03 (Zerebell.)
			p < 0,0001 (Hirnst.)
Babinski	–	+	n.s.
Temp. > 39° (48 h)	–	+	n.s.
Ventrikeleinbr.	–	+	n.s.
Hämatomvolumen			
Zerebellum	≤ 18 ml	≥ 56 ml	n.s.
Hirnstamm	≤ 7,4 ml	≥ 16 ml	n.s.
Neurolog. Score	> 40	< 40	n.s.

sichtlich Langzeitergebnissen. Tabelle 1 faßt noch einmal alle wesentlichen prognostischen Parameter zusammen.

Therapie

Chirurgische Maßnahmen konnten nur bei 8 Kleinhirn- und 2 Hirnstamm(Mesenzephalon)-patienten ausgewertet werden.

Zerebellum: Bei 3 Patienten kam es zur Hämatomausräumung (initial 83 Punkte – Yatsu-Score, 1 Patient mit zusätzlichem Ventrikelkatheter); 1 Patient verstarb nach initialer geringer postoperativer Besserung (OP erst nach 40 h), die übrigen 2 Patienten überlebten mit GOS 2. Weitere 5 Patienten erhielten einen Ventrikelkatheter (initial ∅ 72 Punkte), 4 von ihnen überlebten mit GOS 1, 2, 2 und 4 (letzterer spät versorgt), sowie 90 und 87 neurologischen bzw. 75 und 40 neuropsychologischen Langzeitpunkten (2 auswertbare Patienten).

Mesenzephalon: 2 Patienten mit initial ∅ 71 Punkten überlebten (nur mit Ventrikelkatheter versorgt), sie erreichten GOS 2 und 3, im Mittel 57/42 Punkte im neurologischen und 60/35 Punkte im neuropsychiatrischen Langzeitergebnis. Für Patienten mit Steroidbehandlung betrug die Mortalität nur 39%, im Vergleich zu den übrigen Therapieformen mit 65% (das Langzeitergebnis war nicht verwertbar, gleiche Zahl chirurgischer Eingriffe in beiden Gruppen). Für die Osmotherapie ließ sich kein Trend erkennen; Patienten ohne spezifische Therapiemaßnahmen verstarben zu 75%, aus dieser Patientengruppe überlebten 3 Patienten mit gutem Endergebnis (GOS 1, 2, 2), die mittleren Aufnahmescores betrugen allerdings auch 79 Punkte, die der Verstorbenen 3 Punkte.

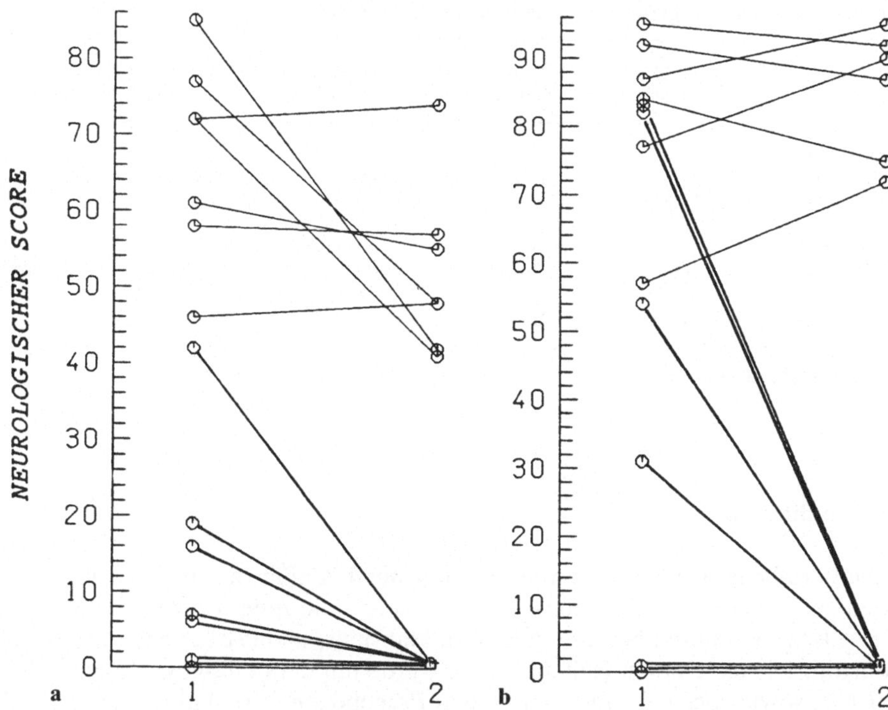

Abb. 4a, b. Korrelation des initialen neurologischen Scores (Yatsu) mit dem Langzeitergebnis (neurologisch, Ergebnisse des Fragebogens): Beide Scores werden von 0 Punkte (verstorben in 2) bis 95 Punkte bewertet. Es ist der Initialbefund (*1*) und das Endergebnis (*2*) dargestellt. **a** Hirnstamm, **b** Zerebellum

Langzeitergebnis

Fragebögen konnten an 19 inital überlebende Patienten verschickt werden, von denen 3 in der Folge verstorben waren (davon 2 Patienten 5 und 8 Monate später [ZNS-Gefäßleiden]), und 3 nicht antworteten. Der Nachbeobachtungszeitraum betrug zwischen 1,5 Monate und 5,5 Jahre (∅ 36 Monate für Zerebellum und ∅ 20 Monate für Hirnstamm). Die Frühmortalität (2 Tage) betrug für Hirnstammpatienten 45,5%, für Kleinhirnpatienten 22,2%. Die Hospitalmortalität (innerhalb 2 Wochen) betrug hierbei 50% und 33,3%. Für Hirnstammpatienten ergab sich eine Langzeit-Überlebenswahrscheinlichkeit von 38,9% (∅ 3,7 Jahre), für Kleinhirnpatienten eine solche von 33,9% (5,5 Jahre). Die Abb. 4 sowie die Tabelle 2 stellen den Zusammenhang zwischen neurologischem Aufnahmescore und neurologischem und neuropsychologischem Langzeitscore dar (die Zahlen sind für eine statistische Bewertung zu klein.

Tabelle 2. Langzeitergebnisse der überlebenden Patienten

Glasgow Outcome Score	Init.Score (Yatsu)	Hämatom-volumen	Langzeit-Ergebnis neurologisch	(Fragebogen) neuropsychologisch
Zerebellum				
1 (n = 3)	91	11,6 ml	91	78
2 (n = 3)	72	13,5 ml	79	55
Hirnstamm				
2 (n = 3)	65	8,3 ml	60	n.e.
3 (n = 2)	66	n.e.	45	53
4 (n = 2)	67	13,4 ml	50	43

n.e. = nicht verwertbar

Rehabilitation

Die berufliche Rehabilitation konnte nur bei 4 Kleinhirn- und 5 Hirnstammpatienten bewertet werden: jeweils 1/1 Patient übte eine Teilzeit-Tätigkeit aus, jeweils 3/3 Patienten betätigten sich im Haushalt, und 0/1 Patient war pflegebedürftig. Die allgemeine Rehabilitation wurde mit dem Glasgow Outcome Score erfaßt, sowie spezieller mit den beiden Fragebögen (Ergebnisse s. Tabelle 2).

Diskussion

Seit der wegweisenden Publikation von Fisher et al. [8] hat sich die Diagnostik der infratentoriellen, speziell zerebellären Blutungen durch die Computertomographie entscheidend verbessert; dennoch bleiben im klinischen Alltag einige Kontroversen bestehen: Wegen des anfangs guten klinischen Zustandes wird zunächst außerhalb, dann aber auch im Hospital die Diagnostik nur zögernd vorangetrieben, oder gar das Syndrom verkannt [23]. Weiterhin gibt es immer noch keine allgemein anerkannten Kriterien für Zeitpunkt und Durchführung einer neurochirurgischen Intervention: Wie aus unserem kleinen Kollektiv bereits erkennbar, sind zu Beginn nur 11% der Patienten mit Kleinhirnblutungen komatös, nach 48 h jedoch schon 56%. Die Eintrübung erfolgt oft innerhalb weniger Minuten; so ist es eigentlich nicht sinnvoll, die Vigilanz zur Beurteilung des Zeitpunktes einer Hämatomausräumung heranzuziehen, denn ist der Patient erst einmal komatös, dann muß die Prognose als außerordentlich schlecht eingeschätzt werden. Daher ist es unserer Meinung nach wichtig, andere prognostische Faktoren für die therapeutissche Entscheidung zu berücksichtigen. Von den wesentlichen bekannten Gefäßrisikofaktoren zeigten lediglich Blutdruck [22] und Gerinnungsstörungen eine prognostische Bedeutung; hohes Alter war kein signifikanter Überlebensparameter [26], allerdings häufig mit einem schlechteren Langzeitergebnis belastet. Nur 4 unserer Patienten hatten vorhergehende zerebrovaskuläre Ereignisse, alle starben: Anamnestisch oder neuroradiologisch dokumentierte zerebrale Infarkte sollten daher als ernster, ungünstiger prognostischer Parameter gewertet werden [4].

Die Dauer der Symptomatik wird in den bisherigen Untersuchungen u. E. nicht ausreichend gewürdigt: Leider konnten wir mit 3 operierten Kleinhirnblutungen (OP nach 4, 5, 8 und 40 h mit GOS 2, 3 und Exitus) auch selbst diese Frage nicht beantworten. Die ultraschnelle Chirurgie (< 7 h) scheint zumindest supratentoriell deutlich bessere Überlebensergebnisse zu erbringen, allerdings bestätigen Einzelbeobachtungen [3, 8, 15, 20, 29] dies auch für zerebelläre Blutungen. Hierbei sollte betont werden, daß ein initiales Koma zwar einen extrem schlechten prognostischen Parameter darstellt (insbesondere bei therapeutischem Nihilismus), wie von Chin u. Carney [6] gezeigt nach Hämatomausräumung jedoch durchaus zu guten Endergebnissen führen kann.

Der Bewußtseinsgrad ist, wie bereits mehrfach dokumentiert [2, 5, 12, 18, 20] und auch in unserer Serie beschrieben, signifikant mit dem Überleben der Patienten korreliert; initiales Koma oder Koma innerhalb von 12 h ist – ohne Eingriff – immer mit schlechter Prognose assoziiert [6] und ohne Behandlung irreversibel [20]. Besteht das Koma länger als 12 h, so ist auch durch eine operative Entlastung keine Besserung mehr zu erwarten [5]. Ein gleichwertig signifikanter prognostischer Parameter scheint die Atemfunktion zu sein (s. Abb. 2), wobei dies bisher noch nicht so deutlich erkannt wurde. Es ist hierbei anzunehmen, daß eine beginnende Ateminsuffizienz ein direkter Indikator für die kompressionsbedingte Schädigung der pontomedullären Strukturen ist.

In unserem Patientengut sind Pupillenstörungen (Anisokorie, träge Lichtreaktion, Pupillendifferenz, Mydriasis) sowohl für den Hirnstamm ($p < 0{,}0001$) als auch für das Kleinhirn ($p < 0{,}03$), von ungünstiger Prognose. Nach unserer statistischen Auswertung sind Pupillenstörungen einer der wichtigsten Parameter, nicht nur hinsichtlich des Überlebens, sondern auch der Langzeitergebnisse. Sie sind möglicherweise der Indikator für eine stattfindende pontomesenzephale Kompression bzw. natürlicherweise beginnende Herniationstendenz. Es wäre hierbei interessant, ob die Dauer von Pupillenstörungen für eine geplante Operation eine Bedeutung hat – hierzu können jedoch keine Angaben gemacht werden. In dieser Hinsicht haben bereits Fisher et al. [8] darauf aufmerksam gemacht, daß Patienten mit positivem Babinski-Reflex eine dubiöse Prognose haben; dies konnten wir für unser Kollektiv – allerdings ohne Signifikanz – für beide Lokalisationen bestätigen. In diesem Zusammenhang muß wohl auch der Parameter Temperaturerhöhung gesehen werden, der auf die Irritation dienzephaler Strukturen hinweist. Der Ventrikeleinbruch bei Massenblutungen wird allgemein als ungünstiger prognostischer Parameter anerkannt [26, 27], bei Blutungen der hinteren Schädelgrube gibt es hierfür keine statistische Absicherung. In unserem Kollektiv war zwar die Mortalität bei Ventrikeleinbruch doppelt so hoch, aber auch hier nicht statistisch signifikant. Ob dieser wichtige Parameter das Für und Wider einer Operationsindikation beeinflußt, kann nicht sicher beurteilt werden.

Obwohl Kanno et al. [14] und einige andere Autoren davon ausgehen, daß der Hämatomdurchmesser zur prognostischen Abschätzung ausreicht (bei

Kleinhirnblutungen > 3 cm $\varnothing$: ungünstige Prognose), konnten wir zeigen, daß nur die Bestimmung des Volumens eine signifikante Korrelation zur Prognose liefert (entsprechend dem 3-dimensionalen Raumforderungseffekt innerhalb der Schädelkapsel). Von Zieger et al. [29] konnten nicht nur die Prognose mit dem Hämatomvolumen korreliert werden, sondern auch die Akuität („progress") des Krankheitsbildes. Die wesentlichen therapeutischen Optionen bei Kleinhirnblutungen – weniger bei pontinen Blutungen – liegen in der neurochirurgischen Hämatomentleerung, der Anlage einer temporären Ventrikeldrainage (VD), oder in der konservativen Therapie incl. Gabe von Osmotherapeutika oder Steroiden. Für den Einsatz der letzteren gibt es keine harten wissenschaftlichen Daten; eigenartigerweise – und im Gegensatz zu den supratentoriellen Blutungen – deuten unsere Daten auf ein höheres Überleben und besseres Langzeitergebnis unter Gabe von Steroiden, allerdings ohne statistische Signifikanz. Hierzu kann momentan nicht Stellung bezogen werden.

Die Entwicklung eines Okklusionshydrozephalus wird sich in einer Vielzahl von Patienten mit infratentoriellen Raumforderungen einstellen – es ist inzwischen allgemein anerkannt, hier eine temporäre Ventrikeldrainage zur Liquorableitung zu legen. Allerdings ist unklar, ob die VD eine ausreichende therapeutische Maßnahme darstellt: In unserem Kollektiv starben 11 der 22 Patienten mit Liquorzirkulationsstörungen, von ihnen 2 sogar mit VD (6 der 11 Überlebenden hatten eine VD). Ähnliche Daten werden von Melamed u. Satya-Murti sowie Shenkin u. Zavala [24] vorgestellt, die deshalb für die kombinierte Hämatomausräumung plus VD argumentieren. Letztlich müßte diese Frage in einer prospektiven Studie untersucht werden. Noch kontroverser wird die Indikation bzw. der Zeitpunkt für eine Hämatomentleerung diskutiert: In unserem eigenen Krankengut ließ sich die Frage wegen der äußerst geringen Anzahl operierter Patienten nicht beantworten. Becker u. Silverberg [1], Murphy [19] und O'Laoire et al. [21] empfehlen, wenn möglich, die operative Revision auch von Hirnstammhämatomen (7 der 8 Patienten überlebten mit gutem Ergebnis). Bei diesen Fallzahlen ist allerdings eine differenzierte Klärung der Frage wohl nicht möglich. In jüngeren Studien über die operative Entlastung von Kleinhirnblutungen (mit CCT-Orientierung) wird bei insgesamt 48 Patienten eine Mortalität von 25% erreicht [6, 15, 16, 29], was in etwa der Hälfte der Mortalität unter rein konservativer Therapie entspricht. Diese Autoren empfehlen als Indikationsparameter klinische Verschlechterung, beginnender Verschlußhydrozephalus, frühe Zeichen der Hirnstammkompression und einen Hämatomdurchmesser von > 3 cm an der größten Ausdehnung. Hierbei sei noch einmal auf die Beobachtung von Chin u. Carney [6] verwiesen, der im Bestehen eines kurzen Komas keine Kontraindikation für eine chirurgische Intervention sieht.

Bisher haben nur wenige Autoren die Langzeitergebnisse ihrer Patienten mit infratentoriellen Blutungen verfolgt: Little et al. [15] fanden 4 ihrer 5 operierten Patienten wieder voll berufsfähig; bei Lui et al. [16] erreichten 69% der 22 operierten Patienten Unabhängigkeit, 38% davon mit geringer Behinderung. In unserem vorwiegend nichtoperativ versorgten Kollektiv waren die Langzeitergebnisse deutlich schlechter hinsichtlich der Überlebensrate; die Überlebensqualität der überlebenden Kleinhirnpatienten war jedoch relativ gut und deutlich besser als die der Patienten mit pontinen Blutungen (s. Tabelle 2). Wir konnten darüber hinaus zeigen, daß ein standardisierter neurologischer Aufnahmebefund gut mit Überlebensrate und neurologischem Langzeitergebnis korreliert, und sich somit zur frühzeitigen Einschätzung der Prognose eignet. Patienten mit einem Score < 40 haben durchweg eine sehr schlechte Prognose und sollten, wenn keine anderen Gründe dagegen sprechen, rasch einer operativen Versorgung zugeführt werden, da sie unter konservativer Therapie kaum eine Überlebenschance haben.

Zusammenfassend würden wir vorschlagen, daß eine initiale Bewußtseinstrübung, Atemstörungen, ein niedriger Aufnahme-Score (< 40 Punkte im Yatsu-Score), Pupillenstörungen, Pyramidenbahnzeichen, Liquorzirkulationsstörungen und Ventrikeleinbruch, Zeichen der intrakraniellen Druckerhöhung sowie eine Temperaturerhöhung (> 39° C) gravierende negative prognostische Parameter darstellen, die für eine operative Entlastung bei Kleinhirnblutungen (zumindest aber für eine Ventrikeldrainage, die bei jedweder Liquorzirkulations-Störung indiziert ist) sprechen. Die Indikation für eine Blutungsentlastung bei Hirnstamm-Blutungen kann aus den vorhandenen Daten und Literaturangaben nur unter Vorbehalt gestellt werden.

Zusammenfassung

Prognostische Parameter und Langzeitergebnisse wurden retrospektiv bei 38 Patienten mit spontanen infratentoriellen Blutungen (20 Hirnstamm- und 18 Kleinhirnblutungen) untersucht. Hirnstammpatienten waren im Mittel 45/61 Jahre und Kleinhirnpatienten 58,7/63,7 Jahre alt (Männer/Frauen). Als entscheidende klinische prognostische Faktoren erwiesen sich initiale Bewußtseinslage, standardisierter neurologischer Aufnahmebefund, Atemfunktion (spontan/intubiert/beatmet), Pupillenstörungen, Hirndruckzeichen, Pyramidenbahnzeichen, Fieber und Tachykardie. Weiterhin sind an neuroradiologischen Daten das Hämatomvolumen (nicht relevant für die Langzeitresultate), ein möglicher Ventrikeleinbruch, sowie Raumforderungszeichen und Liquorzirkulationsstörungen prognostisch relevant. Keine der Therapiemaßnahmen zeigte eine statistisch belegbare Überlegenheit (z. T. lag dies an der geringen Zahl operierter Patienten). Allerdings waren Patienten ohne chirurgische Maßnahmen (Ventrikelkatheter ± Hämatomausräumung) mit einer Mortalität von 61% (n = 28), solche mit chirurgischer Versorgung mit einer Mortalität von 20% (n = 10) belastet (Gesamtmortalität 52,6%). Durchschnittlich erreichten die überlebenden Patienten (Kleinhirn/Hirnstamm) 85/52 von 95 Punkten eines neurologischen und 67/46 von 95 Punkten eines neuropsychologischen Fragebogens. Neurologischer Aufnahmebefund (Yatsu-Score) und neurologisches Langzeitergebnis korrelierten signifikant. Trotz der geringen Patientenzahl deuten die vorhandenen Daten auf eine Überlegenheit der operativen Behandlung, insbesondere auch bei Patienten mit schlechter Ausgangsprognose. Weiterhin ist bemerkenswert, wie relativ gut die Langzeitergebnisse der überlebenden Patienten sind. Für ethische Fragestellungen ergeben die Daten eine fundierte Grundlage.

Literatur

1. Becker DH, Silverberg GD (1978) Successfull evacuation of an acute pontine hematoma. Surg Neurol 10:263–265
2. Bogousslavsky J, Regli F, Jeanrenaud X (1984) Benign outcome in unope rated large cerebellar hemorrhage. Report of 2 cases. Acta Neurochir (Wien) 73 (1–2):59–65
3. Brennan RW, Bergland RM (1977) Acute cerebellar hemorrhage: analysis of clinical findings and outcome in 12 cases. Neurology 27:527
4. Brott D, Thalinger K, Hertzberg V (1986) Hypertension as a risk factor for spontaneous intracerebral hemorrhage. Stroke 17 (6):1078–1083
5. Caplan LR (1979) Intracerebral hemorrhage. Curr Neurol 12:185–205
6. Chin D, Carney P (1983) Acute cerebellar hemorrhage with brainstem compression in contrast with benign cerebellar hemorrhage. Surg Neurol 19:406–409
7. Dinsdale HB (1964) Spontaneous hemorrhage in the posterior fossa. Arch Neurol 10:98
8. Fisher CM, Picard EH, Polak A, Dalai P, Ojemann RG (1965) Acute hypertensive cerebellar hemorrhage: Diagnosis and surgical treatment. J Nerv Ment Dis 140:38
9. Furlan AJ, Whisnant JP, Elveback LR (1979) The decreasing incidence of primary intracerebral hemorrhage: A population study. Am Neurol 5:367
10. Goto N, Kaneko M, Hosaka Y, Koga H (1980) Primary pontine hemorrhage: Clinicopathological correlation. Stroke 11 (1):84–91
11. Grotta JC (1987) Current medical and surgical therapy for cerebrovascular disease. N Engl J Med 317 (24):1505–1516
12. Heimann TD, Satya-Murti S (1978) Benign cerebellar hemorrhages. Ann Neurol 3:366–368
13. Kaneko M, Tanaka K, Shimada T, Sato K, Uemura K (1983) Long-term evaluation of ultra-early operation for hypertensive intracerebral hemorrhage in 100 cases. J Neurosurg 58:838–842
14. Kanno T, Sano H, Shinomiya Y, Katada K, Nagata J, Hoshino M, Mitsuyama F (1984) Role of surgery in hypertensive intracerebral hematoma. A comparative study of 305 nonsurgical and 154 surgical cases. J Neurosurg 61 (6):1091–1099
15. Little JR, Tubman DE, Ethier R (1978) Cerebellar hemorrhage in adults. Diagnosis by computerized tomography. J Neurosurg 48:575
16. Lui TN, Fairholm DJ, Shu TF, Chang CN, Lee ST, Chen HR (1985) Surgical treatment of spontaneous cerebellar hemorrhage. Surg Neurol 23 (6):555–558
17. Melamed N, Satya-Murti S (1984) Cerebellar hemorrhage. Arch Neurol 41 (4):425–428
18. Mohr JP, Caplan LR, Melski JW et al (1978) The Harvard Cooperative Stroke Registry. Neurology 28:754
19. Murphy MG (1972) Successful evacuation of acute pontine hematoma. J Neurosurg 37:224–225
20. Ott KH, Kase CS, Ojemann RG, Mohr JP (1974) Cerebellar hemorrhage: Diagnosis and treatment. Arch Neurol 31:360
21. O'Laoire SA, Crockard HA, Thomas DGT, Gordon DS (1982) Brainstem hematoma. A report of six surgically treated cases. J Neurosurg 56:222–227
22. Paillas JE, Alliez B (1973) Surgical treatment of spontaneous intracerebral hemorrhage. Immediate and long-term results in 250 cases. J Neurosurg 39:145–151
23. Rosenberg GA, Kaufman DM (1976) Cerebellar hemorrhage: Reliability of clinical evaluation. Stroke 7 (4):332–336
24. Shenkin HA, Zavala M (1982) Cerebellar strokes: Mortality, surgical indications, and results of ventricular drainage. Lancet II: 429–432
25. Silverstein A (1972) Primary pontine hemorrhage. In: Vinken PJ, Bruyn GW (eds) Handbook of clinical neurology, Vol 12, Part II. North-Holland Publ., Amsterdam, pp 37–53
26. Steiner J, Gomori JM, Melamed E (1984) The prognostic value of the CT-scan in conservatively treated patients with intracerebral hematoma. Stroke 15 (1):179–181
27. Wiggins WS, Moody DM, Toole JF, Laster DW, Ball MR (1978) Clinical and computerized tomographic study of hypertensive intracerebral hemorrhage. Arch Neurol 35:832–833

28. Yatsu FM, Hsu CY, Faught RE (1987) Intravenous prostacyclin in acute nonhemorrhagic stroke: A placebo-controlled double blind trial. Stroke 18:352–358
29. Zieger A, Vonofakos D, Steudel WI, Düsterbehn G (1984) Nontraumatric intracerebellar hematomas: Prognostic value of volumetric evaluation by computed tomography. Surg Neurol 22:491–494

Prognostische Kriterien
bei spontanen intrazerebralen Blutungen –
Untersuchungen an 287 Patienten

Th. Henze, F. Swiontek und *H. Prange*

Einleitung

Die Hoffnung, nach Einführung der Computertomographie in die Diagnostik
spontaner intrazerebraler Hämatome anhand von Volumenmessungen rasch
die Prognose der betroffenen Patienten beurteilen zu können, erfüllte sich
nicht. Vielmehr wurde offensichtlich, daß weitere Einflußgrößen berücksichtigt
werden müssen. Vor dem Hintergrund noch immer kontrovers geführter Dis-
kussionen über das therapeutische Vorgehen, insbesondere über die Anwendung einer operativen Hämatomausräumung oder aggressiver Maßnahmen der
medikamentösen Hirndrucksenkung, ist es aber erforderlich, Kriterien zu finden, die eine rasche Einschätzung der Situation gestatten. Die Wirksamkeit der
verschiedenen Therapiemaßnahmen kann dann an vergleichbaren Patientengruppen überprüft werden. Mögliche Parameter sind die Größe der Blutung
und deren Lage, der neurologische Aufnahmebefund, eine eventuelle Ventrikelbeteiligung, eine Mittellinienverlagerung, Alter, Geschlecht sowie Vorerkrankungen der Patienten. Sollten sich einige dieser Einflußgrößen als prognostisch aussagekräftig erweisen, wäre – wie z. B. bei der Subarachnoidalblutung
mit Einteilung der Patienten in die verschiedenen Gruppen der Hunt-Hess-
Skala – eine Klassifizierung der Kranken mit anschließender Zuweisung zu
verschiedenen therapeutischen Strategien möglich.

Material und Methoden

Es wurden daher in einer retrospektiven Untersuchung die Krankenakten von
287 Patienten der Neurologischen und der Neurochirurgischen Universitätskli-
niken Göttingen aus den Jahren 1980–1986 mit dem Ziel ausgewertet, möglichst eindeutige prognostische Kriterien für Verlauf und Prognose intrazerebraler Blutungen zu finden. Es handelte sich dabei um 129 Frauen und 158
Männer mit einem mittleren Alter von 62,5 Jahren (15–99 Jahre). Ausschluß-
kriterien waren traumatische Hirnblutungen, außerdem solche, die lediglich
Ausdruck einer Parenchymbeteiligung bei Subarachnoidalblutungen oder
Tumorblutungen waren.

Die Verteilung der verschiedenen Lokalisationen zeigen Tabelle 1 und 2.
Die Krankenakten wurden hinsichtlich klinischem Aufnahmebefund, Vorer-

Tabelle 1. Lokalisationen der intrazerebralen Blutungen

Cerebellum	12	
Pons	11	
Stammganglien mit Thalamus	42	
Lobär	179	
linke Hemisphäre		95
rechte Hemisphäre		84
Multiple Lokalisationen	43	
	287	

Tabelle 2. Verteilung der verschiedenen Glasgow Outcome Scale (GOS)-Klassen auf die einzelnen Blutungslokalisationen

Lokalisation	GOS 1 n	%	2 n	%	3 n	%	4 n	%	5 n	%	Summe
pontine	10	90,9	–	–	–	–	–	–	1	9,1	11
zerebelläre	3	25,0	–	–	6	50,0	1	8,3	2	16,7	12
Stammganglien	11	26,8	1	2,5	6	14,6	16	39,0	7	17,1	41
lobäre	62	35,3	17	9,6	30	17,1	36	20,4	31	17,6	176
multiple Lokalisationen	20	48,9	4	9,7	6	14,6	7	17,1	4	9,7	41
Summe	106	37,6	22	7,9	48	17,1	60	21,4	45	16,0	281

krankungen, Verlauf, Komplikationen, Outcome nach 4 Wochen oder nach Ende der Intensivbehandlung ausgewertet. Die Computertomographien, die für alle Patienten vorlagen, wurden nach Lage der Blutung, Ventrikelbeteiligung und Mittellinienverlagerung beurteilt. Die Ausdehnung der Hämorrhagie wurde mit Hilfe eines planimetrischen Verfahrens (EVA-1) bestimmt.

Die Patienten wurden nach den anerkannten Regeln der Intensivmedizin, zur Therapie des Hirnödems außerdem mit Kortikosteroiden, Mannit und/oder Glyzerin behandelt. Bei klinischen Zeichen einer Hirndrucksteigerung kam zusätzlich eine maschinelle Hyperventilation zur Anwendung. Bestand eine mit den genannten Maßnahmen nicht beeinflußbare, durch eine epidurale Messung objektivierte Hirndruckerhöhung, wurde eine hochdosierte Thiopentaltherapie eingeleitet.

51 Patienten wurden primär operativ versorgt, jeweils im Sinne einer Verkleinerung des Hämatoms. Patienten mit pontinen oder zerebellären Blutungen erhielten eine Ventrikeldrainage beim Vorliegen eines Verschluß-Hydrozephalus. Einige zerebelläre Blutungen wurden – insbesondere bei initialem Koma – primär operativ entlastet.

Ergebnisse

Die klinischen Ergebnisse am Ende des Beobachtungszeitraumes wurden anhand der Glasgow Outcome Scale (GOS, Tabelle 3) festgelegt [5]. Einen Überblick gibt Tabelle 2. 37,6% der Patienten sind demnach verstorben, 7,9% überlebten im sog. „vegetative state", die übrigen behielten unterschiedlich ausgeprägte Behinderungen zurück. Im folgenden werden die pontinen und zerebellären Blutungen nicht berücksichtigt, da für diese beiden Lokalisationen die jeweiligen Therapieempfehlungen am wenigsten umstritten sind (pontine Blutungen: lediglich konservative Therapie; zerebelläre Blutungen: operative Entleerung bei Koma und/oder Verdrängung des IV. Ventrikels, Ventrikeldrainage bei Hydrozephalus). Generell ist den Zahlen der Tabelle 2 zu entnehmen, daß die Stammganglienblutungen eine etwas günstigere Prognose hatten als die lobären oder die multiplen Lokalisationen. Signifikant war dieses Resultat aber nur für den Vergleich von Stammganglienblutungen mit denen multipler Lokalisation ($p < 0,009$). Allerdings war auch die durchschnittliche Blutungsgröße bei Stammganglienblutungen mit 8,4 ml für die rechtshirnige Lokalisation und 6,3 ml für die linkshirnige deutlich geringer als die der lobären

Tabelle 3. Glasgow Coma Scale und Glasgow Outcome Scale

Augenöffnen		Beste verbale Reaktion		Beste motorische Reaktion	
spontan	4	orientiert, prompt	5	gezielt auf Aufforderung	6
auf Aufforderung	3	verwirrt	4	gezielt auf Schmerzreiz	5
auf Schmerzreiz	2	unangemessen	3	ungezielt auf Schmerzreiz	4
nicht	1	unverständlich	2	Beugung auf Schmerzreiz	3
		keine	1	Streckung auf Schmerzreiz	2
				keine	1

Glasgow Coma Scale [4]

Verstorben	1
Vegetatives Überleben	2
Schwere Beeinträchtigung	3
Geringe Beeinträchtigung	4
Keine Beeinträchtigung	5

Glasgow Outcome Scale (modifiziert nach) [5]

Tabelle 4. Verteilung der verschiedenen GOS-Skalenwerte auf die einzelnen GCS-Klassen

GCS	n	%	n	%	n	%	
		1–2		3		4–5	
3– 4	38	34,9	5	12,8	3	2,9	46
5– 8	44	40,4	11	28,2	7	6,8	62
9–13	13	11,9	11	28,2	24	23,5	48
14–15	14	12,8	12	30,8	68	66,7	94

Blutungen (rechtshirnige 30,3 ml, linkshirnige 28,0 ml) und der multipel lokalisierten Prozesse (24,1 ml).

Zwischen klinischem Aufnahmebefund, eingestuft nach der Glasgow Coma Scale (GCS, Tabelle 3) und der GOS wurde ein deutlicher Zusammenhang sichtbar [4]. Patienten in gutem initialen Zustand überlebten deutlich häufiger und mit weniger klinisch-neurologischen Residualsymptomen als solche, die bereits bewußtseinsgetrübt oder komatös aufgenommen worden waren (Tabelle 4). Vergleicht man die evaluskopisch ermittelte Blutungsgröße mit dem Outcome, ergeben sich keine signifikanten Korrelationen (Abb. 1–3). Es wird lediglich deutlich, daß ein gutes klinisches Resultat (GOS 4 und 5) bei lobären Hämorrhagien nur unterhalb eines Hämatominhaltes von 60 ml zu erzielen war. Ein schlechtes Outcome hingegen war bei Volumina von 1–123 ml möglich. Bei Stammganglienprozessen (max. Größe 24 ml) führten selbst Blutungen zwischen 15 und 20 ml Inhalt noch zu nur geringen neurologischen Ausfällen.

Bei 68,4% aller Patienten war ein Ventrikeleinbruch nachweisbar. Tabelle 5 zeigt, daß Patienten mit dieser Komplikation viel häufiger ein schlechtes klinisches Resultat zeigten als solche ohne Ventrikelbeteiligung.

Das Alter spielte keine wesentliche Rolle für die Prognose der Patienten. Es ergab sich lediglich die Tendenz, daß die GOS-Werte 4 und 5, d. h. ein gutes klinisches Resultat, häufiger von jüngeren Patienten (Alter zwischen 50 und 59

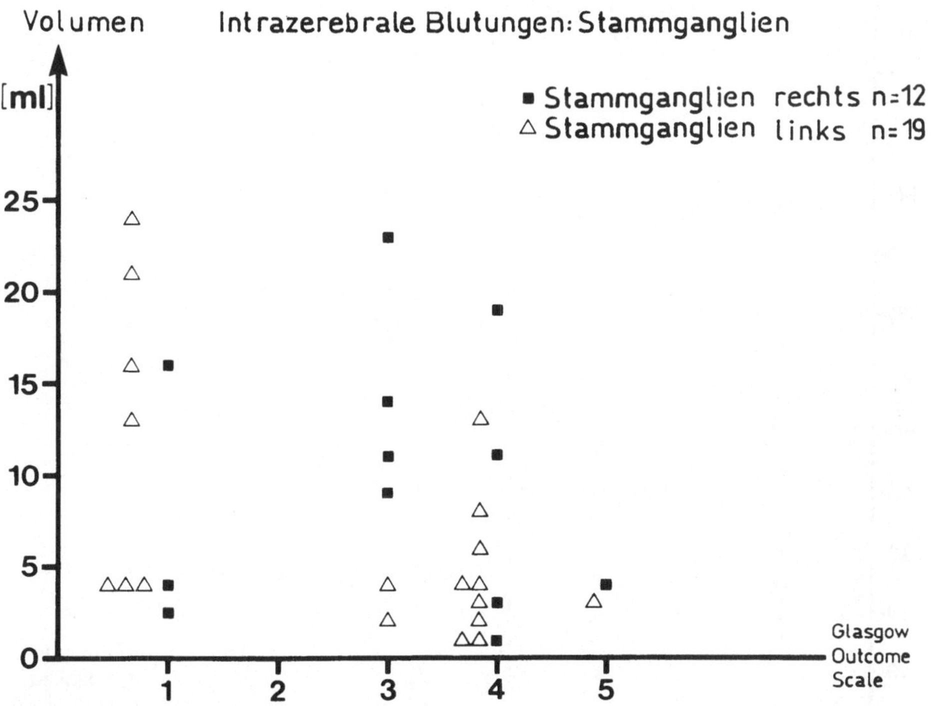

Abb. 1. Verteilung der einzelnen GOS-Skalenwerte auf die verschiedenen Blutungsgrößen: *Stammganglien und Thalamus*

Tabelle 5. GOS-Skalenwerte in ihrer Verteilung auf die Blutungen mit und ohne Ventrikeleinbruch

GOS	1–2	3	4–5
mit Ventrikeleinbruch	68,4	53,4	23,5
ohne Ventrikeleinbruch	31,6	46,6	76,5

Jahren) erreicht wurden als von älteren (zwischen 70 und 79 Jahren). Bei den GOS-Werten 1 und 2 waren ältere Patienten etwas häufiger vertreten als jüngere. Das Geschlecht gab keine prognostischen Hinweise.

Die operative Hämatomausräumung wurde in der Regel an primär bewußtlosen Patienten mit ausgedehnten Blutungen, Mittellinienverlagerung und Ventrikeleinbruch vorgenommen. Die Prognose wurde durch diesen Eingriff im Vergleich zu einer ähnlichen Patienten-Untergruppe ohne Operation nicht verbessert. Diese Aussage einschränkend, waren die Gruppen der operierten und der nichtoperierten Patienten in dieser retrospektiven Analyse nicht genau vergleichbar.

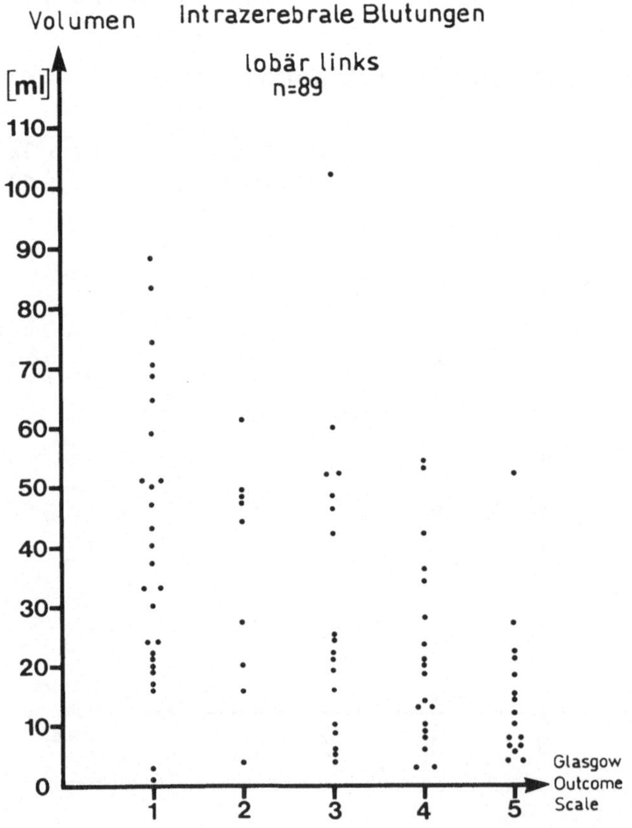

Abb. 2. Verteilung der einzelnen GOS-Skalenwerte auf die verschiedenen Blutungsgrößen: *lobäre Blutungen links*

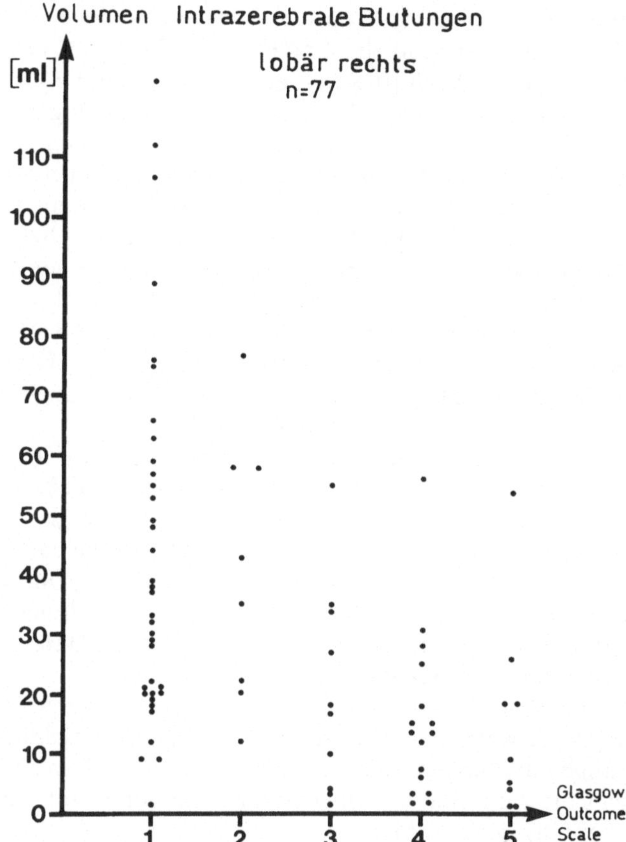

Abb. 3. Verteilung der einzelnen GOS-Skalenwerte auf die verschiedenen Blutungsgrößen: *lobäre Blutungen rechts*

Diskussion

Nach Einführung der Computertomographie in die Diagnostik intrazerebraler Blutungen wurde vermutet, rasch sichere Kriterien für Verlauf und Prognose dieser Erkrankungen etablieren zu können. Leider wurden meist nur kleinere Patientengruppen untersucht. Auch bestand keine Übereinstimmung hinsichtlich der analysierten Blutungslokalisation: Neben Studien mit ausschließlicher Berücksichtigung thalamischer [1, 6] oder Putamenblutungen [11] untersuchten andere Autoren auch weitere mögliche Lokalisationen [2, 3, 7–10]. Die Ergebnisse dieser Studien differieren daher z. T. erheblich.

Untersuchte Kriterien waren vorwiegend Größe und Lage der Hirnblutung, Ventrikeleinbruch, der klinische Aufnahmebefund, Alter und Geschlecht. Ein einziges, die Prognose allein beeinflussendes Kriterium wurde nicht gefunden. Vielmehr scheinen mehrere der genannten Variablen an Verlauf und klinischem Resultat beteiligt zu sein.

Die meisten Autoren fanden übereinstimmend, daß dem neurologischen Aufnahmebefund eine wesentliche Bedeutung zukommt, ebenso der Ausdehnung der Hämorrhagie und dem Nachweis einer Ventrikelbeteiligung. Steiner [10] stellte fest, daß die Letalität der Patienten nicht mit der Blutungsgröße korreliert ist. Auch ist Kwak et al. [6] zufolge die Prognose der Patienten nicht von einem eventuellen Ventrikeleinbruch abhängig. In mehreren Arbeiten [6, 9, 10] wird zudem ein Zusammenhang zwischen Lage der Blutung und der Prognose verneint. Übereinstimmung wiederum besteht darin, daß das Alter der betroffenen Patienten keinen Hinweis auf den zu erwartenden Verlauf der Erkrankung liefert [6, 9, 10]. Portenoy et al. [7] haben in einer jüngst erschienenen Arbeit mittels einer Multivarianzanalyse den GCS-Wert bei Aufnahme, die Hämatomgröße und einen Ventrikeleinbruch als wichtigste prognostische Faktoren ermittelt, bei einer allerdings nur kleinen Fallzahl von 112 Patienten. Schütz [8] wies in seiner Untersuchung an 251 Kranken darauf hin, daß ein tödlicher Ausgang vor allem von der Blutungsgröße, der Lokalisation der Blutung und einem Ventrikeleinbruch abhängt.

In der vorliegenden Untersuchung erwiesen sich der Aufnahmebefund und ein Ventrikeleinbruch der Blutung als wesentliche Kriterien der Prognosefindung. Die Größe des Hämatoms war von untergeordneter Aussagekraft, auch wenn größere Blutungen meist mit einem schlechteren Endzustand korrelierten. Dieses, von den Ergebnissen anderer Untersuchungen abweichende Resultat kam u. a. dadurch zustande, daß zahlreiche Patienten mit kleineren Blutungen nicht an diesen selbst, sondern an Herz-, Kreislauf- oder pulmonal bedingten Komplikationen verstarben.

Die Lage der Blutung war ebenfalls von untergeordneter Bedeutung, insbesondere, wenn man die unterschiedliche durchschnittliche Größe der Stammganglienblutungen mit der der lobären und multiplen Lokalisationen vergleicht. Alter und Geschlecht der Patienten waren für die Prognosebeurteilung ebenfalls unwesentlich.

In Ergänzung der vorliegenden Untersuchung ist geplant, anhand der gefundenen prognostischen Faktoren, eine Klassifikation des Schweregrades von Hirnblutungen zu erstellen. Aufgrund einer somit möglichen Einteilung der Patienten in homogene Gruppen können dann verschiedene therapeutische Verfahren auf ihre Wirksamkeit hin überprüft werden.

Literatur

1. Barraquer-Bordas L, Illa I, Escartin A, Ruscalleda J, Marti-Vilalta JL (1981) Thalamic hemorrhage. A study of 23 patients with diagnosis by computed tomography. Stroke 12:524–527
2. Douglas MA, Haerer AF (1982) Long-term prognosis of hypertensive intracerebral hemorrhage. Stroke 13:488–491
3. Helweg-Larsen S, Sommer W, Strange P, Lester J, Boysen G (1984) Prognosis for patients treated conservatively for spontaneous intracerebral hematoms. Stroke 15:1045–1048
4. Jennett B, Teasdale G (1977) Aspects of coma after severe head injury. Lancet I:878–881
5. Jennett B, Teasdale G, Knill-Jones R (1975) Prognosis after severe head injury. In: Outcome of severe damage to the central nervous system. CIBA Foundation Symposium 34 (new series). Amsterdam
6. Kwak R, Kadoya S, Suzuki T (1983) Factors affecting the prognosis in thalamic hemorrhage. Stroke 14:493–500

7. Portenoy RK, Lipton RB, Berger AR, Lesser ML, Lantos G (1987) Intracerebral haemorrhage: A model for the prediction of outcome. J Neurol Neurosurg Psychiatry 50:976–979
8. Schütz H (1985) Verlauf und Prognose spontaner intrazerebraler Hämatome. Habilitationsschrift, Gießen
9. Stien RW, Caplan LR, Hier DB (1983) Outcome of intracranial hemorrhage: Role of blood pressure and location and size of lesions. Ann Neurol 14:132–133
10. Steiner I, Gomori JM, Melamed E (1984) The prognostic value of the CT scan in conservatively treated patients with intracerebral hematoma. Stroke 15:279–282
11. Waga S, Yamamoto Y (1983) Hypertensive putaminal hemorrhage: Treatment and results. Is surgical treatment superior to conservative one? Stroke 14:480–484

Prognostische Faktoren bei spontanen supratentoriellen Blutungen

U. Bogdahn, B. Wortmann, K. Poenighaus, I. Haubitz, R. Martin, W. Kuhn, M. Ratzka und *H. G. Mertens*

Einleitung

Prognostische Faktoren sind für Patienten mit spontanen intrazerebralen Blutungen in verschiedenen Untersuchungen beschrieben worden [5, 6, 16, 17, 18, 20, 22, 29, 30]. Die therapeutischen Strategien bei diesen Patienten sind jedoch immer noch umstritten: Es ist insbesondere unklar, welche Patienten möglicherweise von einer chirurgischen Hämatomausräumung profitieren könnten und welche Patienten besser einer rein konservativen Therapie zugeführt werden sollten. Es wird weiterhin kontrovers diskutiert, ob es nicht Patientensubgruppen gibt, bei denen möglicherweise jegliche Form der Therapie nur eine Verlängerung ihrer aussichtslosen neurologischen und humanen Situation bedeutet. Auf der anderen Seite werden momentan neurochirurgische Techniken (z. B. stereotaktische Hämatomausräumung) entwickelt, die möglicherweise bei bisher prognostisch ungünstigen Fällen zu einer völligen Änderung der Prognose führen könnten.

In der folgenden Untersuchung waren wir aus den obengenannten Gründen insbesondere an neurologischen und neuropsychologischen Langzeitergebnissen von Patienten mit zerebralen Hämatomen interessiert. Insbesondere stellte sich die Frage, ob die Langzeitergebnisse neue prognostische Aspekte für die Einschätzung und die Indikation zu differenzierter Behandlung im aktuen Krankheitsstadium erbringen würden. Weiterhin waren wir daran interessiert, inwieweit bereits initial Patienten mit sehr schlechter und sehr guter Prognose voneinander abgrenzbar sind. Wir haben daher die Krankengeschichten von 130 Patienten mit spontanen supratentoriellen, intrazerebralen Hämatomen retrospektiv analysiert, 64 überlebende Patienten identifiziert und über neuropsychologische und neurologische Fragebögen diese überlebenden Patienten analysiert.

Material und Methoden

Krankengeschichten von 130 Patienten mit spontanen supratentoriellen Hämatomen, die zwischen Januar 1982 und Juli 1987 in unserer Klinik behandelt worden waren, wurden analysiert. Traumatische Blutungen, Angiome oder Aneurysmen sowie Tumorblutungen wurden ausgeschlossen. Die Dokumentation erfolgte durchgehend über die kraniale Computertomographie (CCT); eine Angiographie wurde in 29 Fällen durchgeführt, insbesondere, wenn es sich um eine atypische Lokalisation mit Verdacht auf Aneurysma oder Angiom handelte. Das mittlere Alter betrug bei 84 männlichen Patienten 45,2 Jahre, bei 46 weiblichen Patienten 60,7 Jahre. An Risikofaktoren wurden Bluthochdruck, Diabetes mellitus, Hypercholesterinämie, Hyperurikämie, Adipositas, Alkohol- und Nikotinabusus, Gerinnungsstörungen, vorhergehende Herzkranzgefäßerkrankungen oder zerebrale Gefäßerkrankungen registriert.

Die CCT-Befunde wurden hinsichtlich Lokalisation der Blutung, Ventrikeleinbruch, Raumforderung, Herniationszeichen und Ödemreaktion sowie Liquorzirkulationsstörungen analysiert. Die neurologische Aufnahmeuntersuchung wurde mittels des Yatsu-Scores quantitativ ausgewertet, das Koma hinsichtlich der Grade 1–4 nach Gerstenbrand eingeteilt [10]. Die insgesamt 64 noch lebenden Patienten wurden mittels Fragebogen einer detaillierten neurologischen und neuropsychologischen Evaluation unterzogen, wobei sich beide Anteile hinsichtlich Punktverteilung an dem Yatsu-Score orientierten. Im neuropsychologischen Fragebogen wurde insbesondere nach täglichen Aktivitäten, Autofahren, Gedächtnis, Konzentration, Leseleistung, Rechen- und Aufnahmevermögen, Schreibfähigkeit, hirnorganischem Psychosyndrom und möglicher beruflicher Aktivität gefragt. Yatsu-Score sowie beide Fragebögen erreichten bei einer Bestleistung des Probanden je 95 Punkte. Zusätzlich wurde ein modifizierter Glasgow Outcome Score eingesetzt. Die statistische Analyse erfolgte nach den üblichen, klinisch anerkannten Testverfahren.

Ergebnisse

Alter und Geschlechtsverteilung

Es fand sich für männliche Patienten eine leichte Prävalenz von Stammganglien und Thalamusblutungen (63%) und für weibliche Patienten eine leichte Prävalenz der Marklagerblutungen (53%). Das Alter hatte keine prognostische Bedeutung hinsichtlich Überleben und Langzeitergebnis.

Risikofaktoren

Die Hauptrisikofaktoren waren Hochdruck (82,3%) und Alkoholkonsum (26%). 56% der Hochdruckpatienten hatten Stammganglienblutungen. Keiner der untersuchten Risikofaktoren hatte einen entscheidenden Einfluß auf die Überlebensrate bzw. das Langzeitergebnis. Erstaunlicherweise ergab sich ein deutlich besseres Abschneiden von adipösen Patienten mit einer Gesamtmortalität von lediglich 19% (im Vergleich zu 48,5% Gesamtmortalität).

Prodromi

Lediglich Patienten mit Kopfschmerzen in der Anamnese hatten eine signifikant bessere Überlebenschance als Patienten ohne Kopfschmerzen (p < 0,001).

Vorhergehende Gefäßereignisse und Familienanamnese

Auch hier fanden sich keinerlei signifikante prognostische Faktoren.

Neurologische Untersuchung zum Aufnahmezeitpunkt

Bei Aufnahme waren 43% der Patienten komatös. Der Bewußtseinsgrad korrelierte hochsignifikant mit der Überlebensrate der Patienten (p < 0,0001 – Abb. 1). Wache/somnolente Patienten hatten im Mittel 72 bzw. 56 Punkte im neurologischen bzw. neuropsychologischen Langzeitergebnis und erreichten in der Glasgow Outcome Score den Grad I (n = 10), den Grad II (n = 14), den Grad III (n = 15) und den Grad IV (n = 3). Die wenigen überlebenden, initial komatösen Patienten zeigten allerdings im Mittel ebenfalls 76 bzw. 65 Punkte

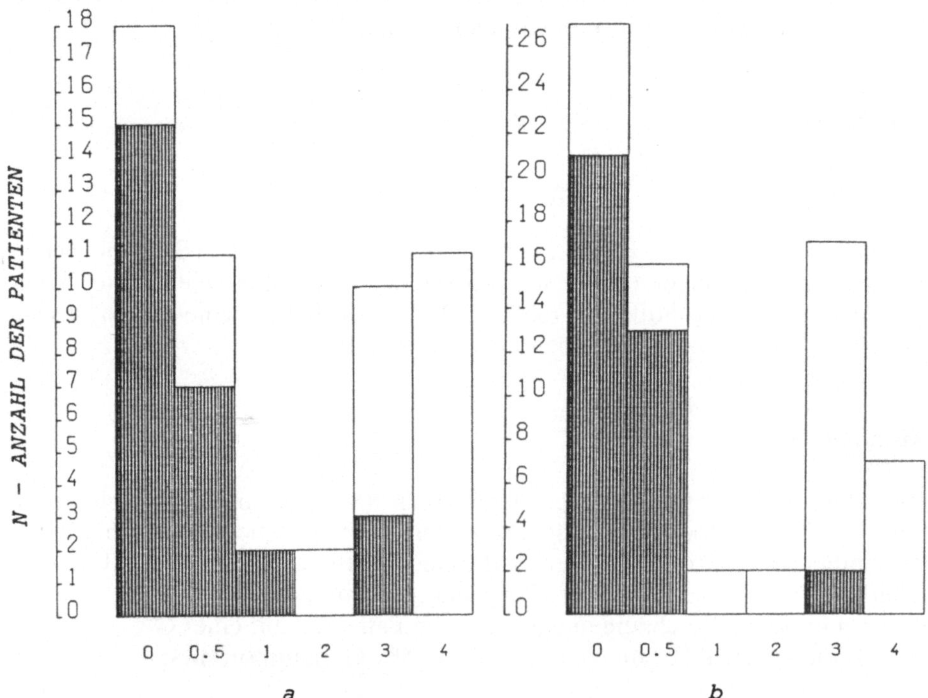

Abb. 1a, b. Überlebensrate in Korrelation zur initialen Bewußtseinslage. **a** Marklagerblutungen; **b** Stammganglien-/Thalamusblutungen. *Schwarze Balken:* Überlebende; *helle Balken:* Verstorbene. Koma 0 (wach), 0,5 (somnolent), Grad 1–4 (nach Gerstenbrand)

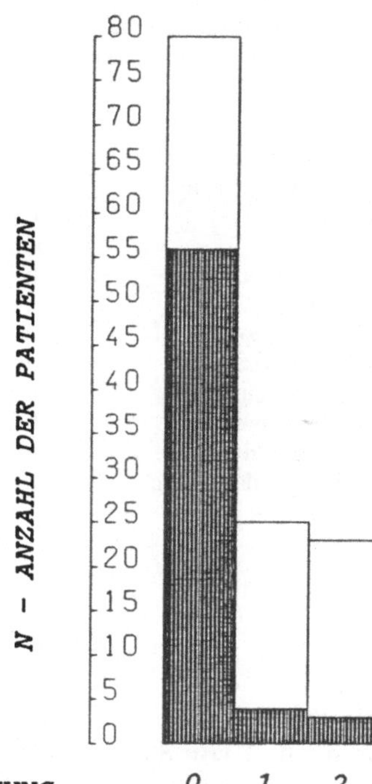

Abb. 2. Überlebensrate in Abhängigkeit von der initialen Atemfunktion. Atemfunktion 0: spontan; 1: intubiert, 2: kontrollierte Beatmung. *Schwarze Balken:* Überlebende; *weiße Balken:* Verstorbene

im neurologischen bzw. neuropsychologischen Langzeitstatus und erreichten in der Glasgow Outcome Scala den Grad I (n = 1), den Grad II (n = 3) und den Grad III (n = 1). Der zweite wichtige prognostische Parameter war die Atmungsform (Spontanatmung, intubiert, kontrolliert beatmet) mit hochsignifikanter Relation zum Überleben (p < 0,0001), wie in Abb. 2 dargestellt. Intubierte oder kontrolliert beatmete Patienten zeigten eine Mortalität von 72 bzw. 86%, im Gegensatz zu spontan atmenden Patienten mit einer Mortalität von 26%. Pupillenstörungen (p < 0,0001) und ein positiver Babinski (p < 0,001) zeigten sich ebenfalls als signifikant negative prognostische Parameter. Desgleichen fanden sich als negatives prognostisches Kriterium Zeichen der intrakraniellen Druckerhöhung (p < 0,0001), wobei fokalneurologische Ausfälle nicht entscheidend für die Prognose waren.

Lokalisation und CCT-Befunde

Die Gesamtmortalität lag für Marklagerblutungen bei 49 und für Stammganglien-/Thalamusblutungen bei 47%. Keine der Parenchymlokalisationen zeigte eine signifikante Variation der Überlebensrate. Eine zusätzlich bestehende Subarachnoidalblutung deutete jedoch auf eine ungünstige Prognose, ebenso wie ein Ventrikeleinbruch (p < 0,0001). Liquorzirkulationsstörungen sowie eine Mittellinienverlagerung bei Raumforderung (p < 0,0003) waren progno-

Tabelle 1. Prognostische Faktoren bei supratentoriellen Massenblutungen

Parameter	Günstige Prognose	Ungünstige Prognose	Signifikanz
Kopfschmerz	vorhanden	fehlend	p 0 0,001
Anamnest. Insult	fehlend	vorhanden	n. s. (n)
Koma	fehlend	vorhanden	p < 0,0001
Atmung	spontan	intubiert/kontrolliert	p < 0,0001
Pupillenstörungen	fehlend	vorhanden	p < 0,0001
Babinski	fehlend	positiv	p < 0,001
Neurol. Score	> 40	< 40	p < 0,001
Hirndruckzeichen	fehlend	vorhanden	p <0,0001
+ Subarach. Blut	fehlend	vorhanden	n. s. (n)
Ventrikeleinbruch	fehlend	vorhanden	p < 0,0001
Mittellinienverl.	fehlend	vorhanden	p < 0,0003
CSF-Zirkulat. störg.	fehlend	vorhanden	n. s. (n)

stisch ungünstig. Patienten mit einem globalen Hirnödem zeigten eine Gesamt-mortalität von 80%. In einer Multivarianzanalyse der prognostischen Faktoren zeigte sich, daß die wichtigsten, relevanten, negativen prognostischen Faktoren Koma, fehlende Lichtreaktion, Ateminsuffizienz, Ventrikeleinbruch, Liquor-zirkulationsstörungen, Zeichen des intrakraniell erhöhten Druckes, und ein positiver Babinski-Reflex waren. Mit einer Diskriminanzanalyse zeigten sich die gleichen Faktoren als entscheidend für die Überlebensrate. Mittels einer kanonischen Korrelation konnten wir zeigen, daß Koma und Atemfunktionen bei Aufnahme keinen Einfluß auf die Qualität des Langzeitergebnisses hatten, im Gegensatz zu Pupillenstörungen und dem positiven Babinski-Zeichen. Eine zusammenfassende Übersicht über prognostische Faktoren gibt Tabelle 1.

Therapie

Chirurgische Eingriffe wurden in 20 Fällen durchgeführt: in 9 Stammganglien-/ Thalamusblutungen, in 10 Marklagerblutungen und in 1 Fall einer reinen Ven-trikelblutung. Die Hämatomausräumung hatte weder bei den Stammganglien-/ Thalamusblutungen noch bei den Marklagerblutungen einen signifikant günsti-gen, therapeutischen Effekt, wobei die Zahlen hier für eine endgültige Beurtei-lung zu klein sind. 7 von insgesamt 10 Patienten mit einer Ventrikeldrainage überlebten, keiner der so versorgten Patienten verschlechterte sich unter der Therapie (Abb. 3). Patienten, die eine Osmotherapie alleine oder in Kombina-tion erhielten, zeigten eine 39%ige Mortalitätsrate gegenüber 50,6% Mortalität bei Patienten ohne Osmotherapie (nicht signifikant). Steroide hatten keinerlei Einfluß auf die Überlebensrate, wobei steroidbehandelte Patienten zwar eine höhere Mortalität zeigten (52%), es sich hierbei jedoch um die prognostisch ungünstigeren Patienten handelte.

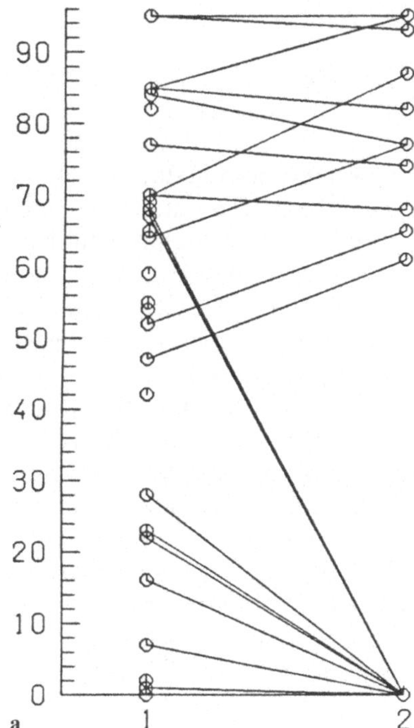

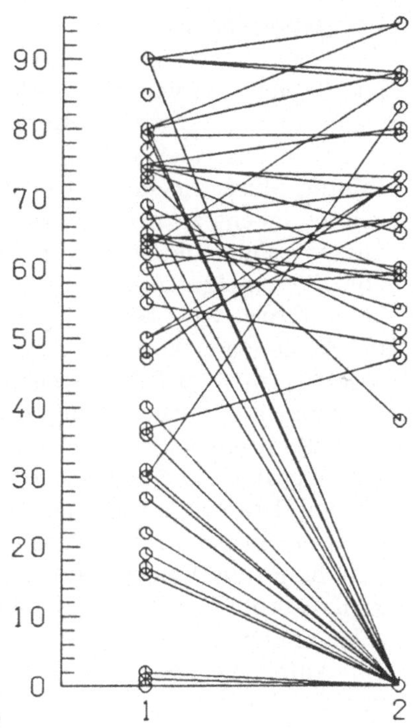

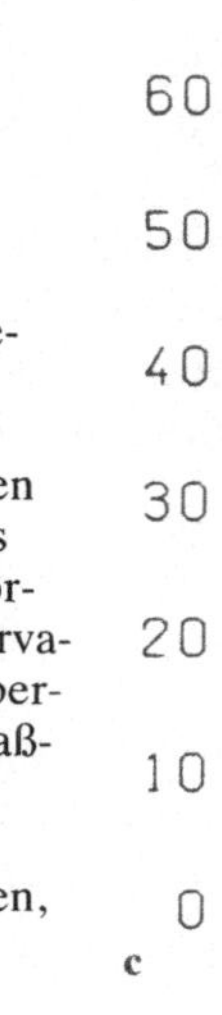

Abb. 3a–c. Einfluß der Behandlung auf Überlebensrate und neurologisches Langzeitergebnis: *(1)* repräsentiert den neurologischen Score bei Aufnahme (Yatsu-Score), *(2)* charakterisiert den neurologischen Langzeitbefund (Ergebnisse des Fragebogens; 0 Punkte bedeuten Patient verstorben). **a** Keine spezifische Behandlung; **b** konservative Behandlung (Osmotherapie, Steroide, Hyperventilation), **c** zusätzliche neurochirurgische Maßnahmen (Hämatomausräumung, Ventrikeldrainage, VC). *Beachte:* Beide Patienten mit < 10 Punkten in **c,** die sich bis auf 70 Punkte erholten, erhielten einen VC

118   U. Bogdahn et al.

Langzeitergebnisse

Die Fragebögen wurden zu 64 überlebenden Patienten geschickt, 5 Patienten
waren in der Folgezeit verstorben, 12 Patienten sandten keine auswertbare
Antwort. Die Nachbeobachtungsperiode dauerte zwischen 5 Monaten und 5,5
Jahren, Mittel 2,6 Jahre. Der initiale Blutdruck schien die Qualität des Lang-
zeitüberlebens zu beeinflussen, jedoch nicht signifikant; Patienten mit einem
Glasgow Outcome Score von I/II hatten einen initialen systolischen Blutdruck
von 175 mmHg, solche mit Glasgow Outcome Score IV einen initialen systolischen Druck von 200 mmHg. Der neurologische Aufnahmebefund, gemessen
im Yatsu-Score, korrelierte hochsignifikant mit dem neurologischen Langzeitergebnis (p < 0,0081). Es ergab sich jedoch keine signifikante Korrelation zum
neuropsychologischen Langzeitergebnis (Abb. 4). Patienten mit Stammganglienblutungen und einem neurologischen Aufnahmescore unter 40 Punkten
hatten praktisch keine Chance einer guten neurologischen bzw. neuropsychologischen Erholung, während es bei Marklagerblutungen in Einzelfällen mit
einer ungünstigen Initial-Prognose (Score unter 40) doch zu einer relativ guten
Erholung (mit Ventrikelkatheter bzw. Ventrikelkatheder und Osmotherapie)
kam. Sowohl bei Stammganglien als auch bei Marklagerblutungen gab es einzelne Patienten, mit einer an sich günstigen Prognose (neurologischer Score bei
der Aufnahme über 70), die dennoch nicht überlebten, bzw. sich dramatisch
verschlechterten.

Rehabilitation

Daten zur beruflichen Rehabilitation (nur auswertbar bei Patienten, die vor der
Blutung eine regelmäßige aktive Betätigung ausfüllten), konnte für 33 Patienten ausgewertet werden. Lediglich 4 Patienten (12%) kehrten zu ihrer vollen
beruflichen Aktivität zurück, 8 (24%) Patienten füllten zumindest Teilzeittätig-
keiten aus. 12 Patienten (36%) waren im Haushalt aktiv, 9 Patienten (27%)
zeigten keinerlei Fähigkeit zur beruflichen bzw. sozialen Rehabilitation. 29 der
47 auswertbaren Patienten hatten stationäre Rehabilitationsprogramme durchlaufen, bei diesen 29 Patienten kam es in 52% zu einem guten Langzeitergebnis
(Glasgow Outcome Score I/II). Eine ambulante Rehabilitation wurde bei 7
Patienten durchgeführt, 3 dieser Patienten zeigten ebenfalls ein gutes Langzeitergebnis. 11 Patienten (offensichtlich ursprünglich die am geringsten geschädigten Patienten) nahmen an keinerlei Rehabilitationsprogrammen teil, es kam in
90% zu guten Langzeitergebnissen (GOS I–II).

Diskussion

Bereits McKissock et al. [18] haben in einer frühen Arbeit die spontanen
intrakranialen Hämatome hinsichtlich der Frage untersucht, ob und welche
Patienten chirurgisch behandelt werden sollten. Wir hatten uns zum Ziel
gesetzt, möglicherweise mit prognostischen Faktoren der Frage der möglichen

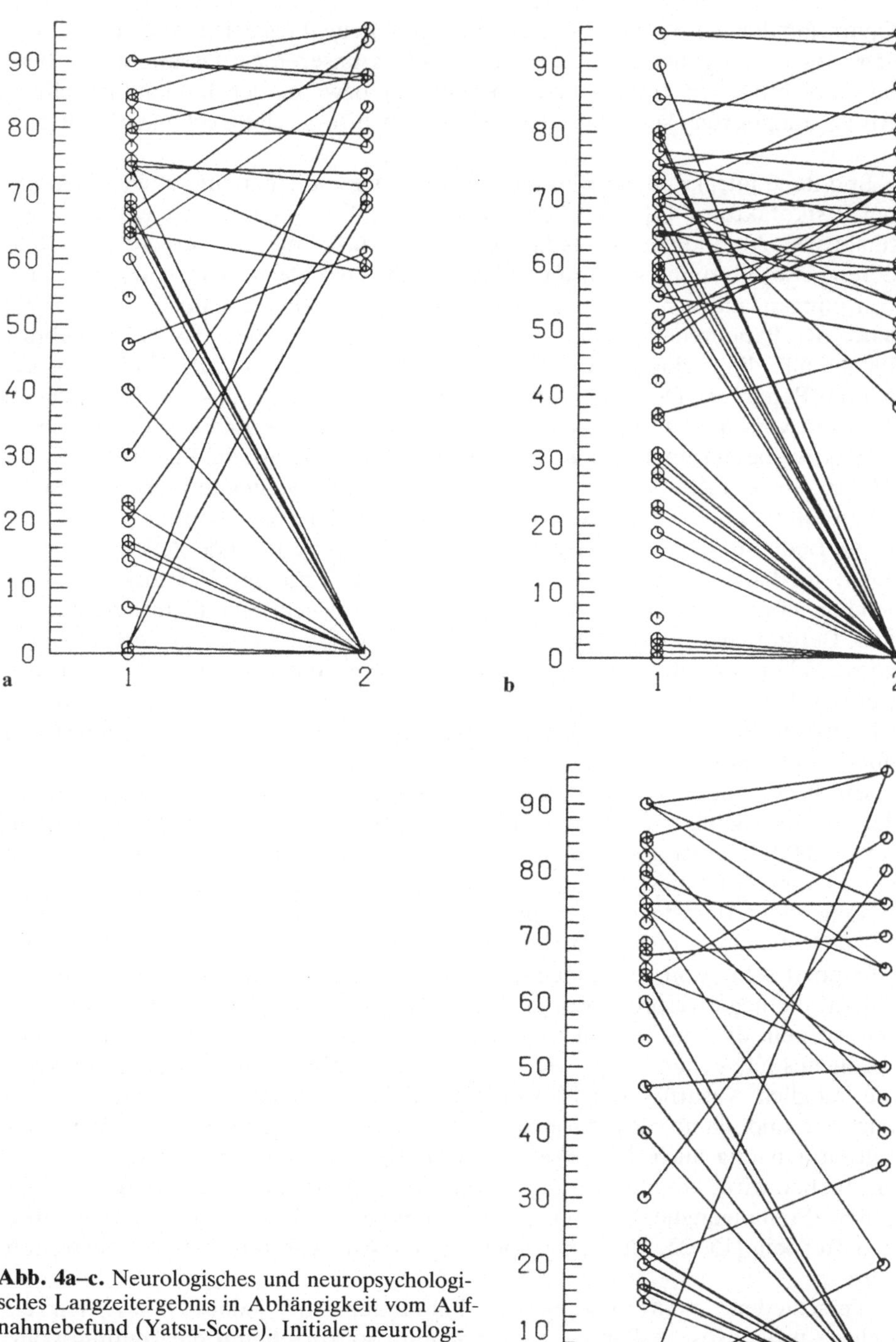

Abb. 4a–c. Neurologisches und neuropsychologisches Langzeitergebnis in Abhängigkeit vom Aufnahmebefund (Yatsu-Score). Initialer neurologischer Befund *(1)*, neurologischer Langzeitbefund *(2* **in a** und **b)** oder neuropsychologischer Langzeitbefund *(2* in **c). a** Marklagerblutungen, **b** Stammganglien-/Thalamusblutungen

Operation bei zerebralen Massenblutungen neue Gesichtspunkte hinzuzufügen. Solche prognostischen Parameter sollten unserer Auffassung nach ebenfalls bei ethischen Entscheidungen hilfreich bzw. in der Indikationsstellung Risiko-adaptierter Therapieverfahren (neurochirurgische Techniken) hilfreich sein.

Spontane intrakranielle Blutungen sind im wesentlichen mit einigen bekannten Risikofaktoren [4], vor allen Dingen Hochdruck, Diabetes mellitus, Nikotinabusus, Alkoholabusus, Adipositas, Hyperurikämie, vorhergehende Gefäßereignisse, Gerinnungsstörungen, Alter und Geschlecht assoziiert. Wie auch von einigen anderen Autoren kürzlich gezeigt werden konnte [8, 15, 20, 26] hatte das Patientenalter keinen Einfluß auf Mortalität oder Langzeitergebnis. Es gab allerdings eine gewisse Tendenz zum schlechteren Langzeitergebnis bei älteren Patienten. Der prognostische Einfluß des Hypertonus wird von einigen Autoren verschieden eingeschätzt; abhängig von der Zusammensetzung ihrer Kollektive beschreiben einige einen negativen Einfluß auf die Prognose [16, 22, 29, 30], einige nicht [9, 20]. Der eigentliche initial bestehende Wert des systolischen Blutdruckes erschien uns vielversprechender, wir konnten eine signifikante Bedeutung hinsichtlich der Frühmortalität (überlebende Patienten hatten einen medianen systolischen Blutdruck von 182 mmHg, Verstorbene einen solchen von 205 mmHg) und Langzeitergebnis (nicht signifikant) aufzeigen. Der Befund, daß adipöse Patienten eine signifikant bessere Überlebensprognose haben, konnte von uns auch bei infratentoriellen Blutungen beobachtet werden. Hierfür gibt es momentan noch keine ausreichende Erklärung, ebenso wie für die überraschend günstige Prognose von Patienten, die anamnestisch über Kopfschmerzen geklagt hatten (Vigilanz?).

Ein bestehendes Koma ist auch nach den Angaben der Literatur [5, 6, 18, 22, 26] ein signifikant negativer prognostischer Parameter für das Überleben (p < 0,0001); so ist auch erklärbar, daß initial komatöse Patienten nur selten ein akzeptables Langzeitergebnis erreichten (7%). Die Bedeutung der initial bestehenden Atemstörung für die Überlebens- und Langzeitprognose war bisher nicht bekannt, dürfte aber im wesentlichen an die Vigilanz bzw. das Koma gekoppelt sein. Von verschiedenen Autoren ist bereits in letzter Zeit [16, 17, 18] auf die negative prognostische Bedeutung von Pupillenstörungen hingewiesen worden, dies hat sich auch in unseren Untersuchungen eindeutig bestätigt. Ähnliches gilt sicher für die Bedeutung der positiven Pyramidenbahnzeichen, die lediglich Ausdruck der Hirnstamm- bzw. mesenzephalen Irritationen sein dürften, und damit das Ausmaß der Schädigung angeben. Obwohl in der Literatur häufig auch die Lokalisation als wesentlicher prognostischer Faktor angegeben wird, konnten wir dies in unserer Untersuchung nicht bestätigen: So sollen Stammganglienblutungen mit einer deutlich schlechteren Prognose behaftet sein [15, 22, 26], was jedoch von einigen Autoren [5, 8, 16] bezweifelt wird.

Verschiedene neuroradiologische Parameter sind jedoch inzwischen als sichere prognostische Parameter anerkannt: So korrelieren die Blutungsvolumina bei Aufnahme direkt mit der Überlebenswahrscheinlichkeit, wie von verschiedenen Autoren [1, 5, 8, 9, 19, 20, 23, 28] bereits beschrieben, Volumina von mehr als 50 ml haben durchweg eine ungünstige Prognose, wenn eine chirurgische Hämatomausräumung nicht durchgeführt werden kann [19], Patienten mit Volumina von unter 15 ml haben eine 90%ige Überlebenschance [26]. Hämatomvolumina wurden in unserer Serie nicht bestimmt, jedoch waren auch die Zeichen einer lokalen Raumforderung bereits mit einer schlechten Prognose (p < 0,0003) behaftet. Gleiches gilt für eine Mittellinienverlagerung. Es ist ebenfalls in der Literatur anerkannt, daß ein Ventrikeleinbruch und Liquorzirkulationsstörungen jeweils Indikatoren für eine schlechte Prognose sind [2, 5, 8, 14, 16, 20, 26], was auch bei unseren Patienten eindeutig war. Mit Ventrikeleinbruch fand sich eine Mortalität von 67%, ohne von 26%; mit Liquorzirkulationsstörungen fand sich eine Mortalität von 61%, ohne von 37,3%.

In unserem Kollektiv, wie auch in der Literatur [2, 12], ließ sich keine Therapieform mit einer signifikanten Verbesserung der Prognose bei supratentoriellen Blutungen assoziieren. Es muß jedoch festgestellt werden, daß keiner der Patienten, der eine Ventrikeldrainage erhielt, sich weiter verschlechterte; 2 der Patienten mit Ventrikeldrainage mit einem initial extrem schlechten Aufnahmebefund von unter 10 Punkten erreichten einen guten Langzeitstatus. Wenn also auch die Absicherung über große Patientenzahlen hinsichtlich der Anlage eines Ventrikelshuntes noch nicht eindeutig ist, so sollte man wohl doch aus den Daten der Literatur und aus unseren eigenen Daten ableitend, insbesondere bei Patienten mit initial schlechten prognostischen Parametern, an eine Ventrikeldrainage denken [6]. Im Gegensatz dazu stehen die Ergebnisse der chirurgischen Hämatomausräumung, 6 der 10 operierten Patienten starben, 5 dieser Patienten hatten initial einen guten bis sehr guten neurologischen Score von 60–90 Punkten. Auch hier ist die Patientenzahl viel zu klein, dennoch sollten diese Ergebnisse zu denken geben. Auch in anderen Arbeiten [3, 18, 31] wurde der chirurgische Eingriff im Gegensatz zur konservativen Therapie als eher nicht empfehlenswert eingestuft. Bei den bisher beschriebenen chirurgischen Eingriffen war jedoch keine zeitliche Standardisierung erfolgt; wenn eine ultraschnelle chirurgische Hämatomausräumung (unter 7 h) erfolgt, findet sich lediglich eine Mortalität von 7% [11], wobei diese Zahlen wiederum nur bei wachen oder leicht somnolenten Patienten erhoben wurden. Trifft man eine solche Auswahl, dann finden sich Ergebnisse mit bis zu 83% partieller oder vollständiger beruflicher Rehabilitierung. Dies zeigt eindeutig, daß die chirurgische Hämatomausräumung tatsächlich einen Platz in der Behandlung supratentorieller Blutungen haben könnte, wenn die Behandlung sehr früh im Verlauf bei prognostisch eher günstigen Patienten erfolgt und möglicherweise zusätzlich eine Ventrikeldrainage zur Vermeidung von Liquorzirkulationsstörungen eingesetzt wird [13]. Keine der konservativen Therapiemaßnahmen zeigte sich den anderen Therapieformen überlegen [23, 24]; wenn überhaupt, so scheint in unserem Kollektiv und auch in den Literaturangaben die Osmotherapie eine leichte Tendenz zu höherer Überlebensrate bzw. zu besseren Langzeitergebnissen zu haben [6, 7, 21].

Von 47 überlebenden Patienten waren 33 vor dem Ereignis voll berufstätig – 4 dieser 33 Patienten konnten voll, 8 partiell in ihre alte Berufstätigkeit reintegriert werden. 28 der 47 Patienten (59%) erreichten einen relativ guten Lebensstandard (Glasgow Outcome Score I–II). Das macht deutlich, daß ungefähr 1/5 aller Patienten mit intrakraniellen Blutungen auch in der Langzeituntersuchung von der intensiven Therapie und Überwachung profitieren. Hierbei fehlen allerdings völlig Daten zum Spontanverlauf ohne therapeutische Eingriffe. Es bleibt ebenfalls unklar, inwieweit die verbleibenden 19 Patienten bzw. ihre Familien das doch relativ ungünstige Langzeitergebnis akzeptieren. Ähnliche Langzeitergebnisse wurden auch von Kaneko [11] und anderen Autoren [2, 5, 8] dokumentiert. Ein klarer Zusammenhang zwischen der Art der Rehabilitation und dem Langzeitergebnis ließ sich nicht identifizieren, obwohl Patienten ohne Rehabilitationsaktivitäten besser abschnitten (was jedoch möglicherweise auf ihren besseren Ausgangszustand hindeutet).

Zusammenfassend weisen unsere Ergebnisse und die der Literatur darauf hin, daß prognostische Faktoren, insbesondere Koma, Atemstatus, intrakranieller Druck, standardisierter, neurologischer Aufnahmebefund (Score), ein positives Babinski, das Hämatomvolumen, der Ventrikeleinbruch sowie Pupillenstörungen eindeutig die Überlebensrate und das klinische Langzeitergebnis beeinträchtigen. Diese Ergebnisse werfen selbstverständlich mehrere ethische Fragen auf: Insbesondere die Frage, ob bei Patienten mit multiplen negativen prognostischen Prädiktoren eine aggressive Therapie sinnvoll ist, insbesondere wenn es unter initialer Therapie bereits zu einer weiteren klinischen Verschlechterung kommt. Weiterhin stellt sich nach wie vor die Frage, welche therapeutischen Maßnahmen insbesondere bei Patienten mit günstiger Prognose ergriffen werden sollten: Eine Frühoperation in diesem Patientenkollektiv scheint tatsächlich zu hervorragenden Endergebnissen zu führen, wenn diese innerhalb weniger Stunden nach dem Ereignis durchgeführt wird. Aus den vorliegenden Daten wird eindeutig klar, daß Patienten mit einer fragwürdigen Prognose wohl am ehesten durch eine Osmotherapie und temporäre Ventrikeldrainage behandelt werden sollten. Schließlich sollten diese Ergebnisse die Basis für Therapiestudien mit neueren neurochirurgischen Techniken, wie z. B. der stereotaktischen Hämatomausräumung, sein.

Literatur

1. Barraquer-Bordas L, Escartin A, Ruscalleda J, Marti-Vilalta L (1981) Thalamic hemorrhage. A study of 23 patients with diagnosis by computed tomography. Stroke 12 (4):524–525
2. Bolander HG, Kourtopoulus H, Liliequist B, Wittboldt S (1983) Treatment of spontaneous intracerebral haemorrhage. A retrospective analysis of 74 consecutive cases with special reference to computertomographic data. Acta Neurochir 67:19–28
3. Brambilla GL, Rodriguez Y, Baena R, Sangiovanni G, Rainoldi F, Locatelli D (1983) Spontaneous intracerebral hemorrhage: Medical or surgical treatment. J Neurosurg Sci 27:95–101
4. Brott D, Thalinger K, Hertzberg V (1986) Hypertension as a risk factor for spontaneous intracerebral hemorrhage. Stroke 17 (6):1078–1083
5. Douglas MA, Haerer AF: Long-term prognosis of hypertensive intracerebral hemorrhage. Stroke 13 (4):488–491
6. Duff TA, Ayeni S, Levin AB, Javid M (1981) Nonsurgical management of spontaneous intracerebral hematoma. Neurosurgery 9 (4):387–393
7. Grotta JC (1987) Current medical and surgical therapy for cerebrovascular disease. N Engl J Med 317 (24):1505–1516

8. Helweg-Larsen S, Sommer W, Strange P, Lester J, Boysen G (1984) Prognosis for patients treated conservatively for spontaneous intracerebral hematomas. Stroke 15 (6):1045–1048
9. Hier DB, Davis KR, Richardson EP, Mohr JP (1977) Hypertensive putaminal hemorrhage. Ann Neurol 1:152–159
10. Hsu CY, Faught RE, Furlan AJ et al (1987) Intravenous prostacyclin in acute nonhemorrhagic stroke: A placebo-controlled double blind trial. Stroke 18:352–358
11. Kaneko M, Tanaka K, Shimada T, Sato K, Uemura K (1983) Long-term evaluation of ulta-early operation for hypertensive intracerebral hemorrhage in 100 cases. J Neurosurg 58:838–842
12. Kanno T, Sano H, Shinomiya Y, Katada K, Nagata J, Hoshino M, Mitsuyama F (1984) Role of surgery in hypertensive intracerebral hematoma. A comparative study of 305 nonsurgical and 154 surgical cases. J Neurosurg 61:1091–1099
13. Kaufmann HH (1983) Spontaneous intracerebral hematoma. Clin Neurosci 2:1101–1108
14. Kase CS, Williams P, Wyatt DA, Mohr JP (1982) Lobar intracerebral hematomas: Clinical and CT analysis of 22 cases. Neurology (NY) 32:1146–1150
15. Kase CS (1986) Intracerebral hemorrhage: Non-hypertensive causes. Stroke 17(4):590–594
16. Lipton RB, Berger AR, Lesser AL, Lantos G, Portenoy RK (1987) Lobar vs thalamic and basal ganglion hemorrhage: Clinical and radiographic features. J Neurol 234:86–90
17. Luessenhop AJ, Shevlin WA, Ferrero AA, McCullough DC, Barone BM (1967) Surgical management of primary intracerebral hemorrhage. J Neurosurg 27:419–427
18. Mc Kissock W, Richardson A, Taylor J (1961) Primary intracerebral haemorrhage: A controlled trial of surgical and conservative treatment in 180 unselected cases. Lancet II:221–226
19. Mosdal C, Jensen G, Sommer W, Lester J (1986) Spontaneous intracerebral haematomas. Clinical and computertomographic findings and long-term outcome after surgical treatment. Acta Neurochir (Wien) 83:92–98
20. Nath FP, Nicholls D, Fraser RJA (1983) Prognosis in intracerebral haemorrhage. Acta Neurochir 67:29–35
21. Ojemann RG, Heros RC (1983) Spontaneous brain hemorrhage. Stroke 14 (4):468–475
22. Paillas JE, Alliez B (1973), Surgical treatment of spontaneous intracerebral hemorrhage. Immediate and long-term results in 250 cases. J Neurosurg 39:145–151
23. Portenoy RK, Lipton RB, Berger AR, Lesser ML, Lantos G (1987) Intracerebral haemorrhage: A model for the prediction of outcome. J Neurol Neurosurg Psychiatry 50:976–979
24. Poungvarin N, Bhoopat W, Viriyavejakul A et al (1987) Effects of dexamethasone in primary supratentorial intracerebral hemorrhage. N Engl J Med 316 (20):1229–1233
25. Ropper AH, Davis KR (1980) Lobar cerebral hemorrhages: Acute clinical syndromes in 26 cases. Ann Neurol 8:141–147
26. Steiner I, Gomori JM, Melamed E (1984) The prognostic value of the CT scan in conservatively treated patients with intracerebral hematoma. Stroke 15 (1):279–281
27. Tanaka Y, Furuse M, Iwasa H, Masuzawa T, Saito K, Sato F, Mizuno Y (1986) Lobar intracerebral hemorrhage: Etiology and a long-term follow-up study of 32 patients. Stroke 17 (1):51–57
28. Volpin L, Cervellini P, Colombo F, Zanusso M, Benedetti A (1984) Spontaneous intracerebral hematomas: A new proposal about the usefulness and limits of surgical treatments. Neurosurgery 15:663–666
29. Weisberg LA (1985) Subcortical lobar intracerebral haemorrhage: Clinical-computed tomographic correlations. J Neurol Neurosurg Psychiatry 48:1078–1085
30. Weisberg LA (1986) Thalamic hemorrhage: Clinical-CT correlations. Neurology 36:1382–1386
31. Zuccarello M, Andrioli GG, Trincia G, Pardatscha K (1983) Spontaneous intracerebral hematomas. Aspects of treatment. Zbl Neurochir 44:209–213

Prognose und Therapie von Hirnmassenblutungen

L. M. Auer

Einleitung

Die operative Therapie von Blutungen in das Gehirnparenchym ist umstritten, Indikationsstellung und Zeitwahl zur Operation sind nicht einheitlich. Besonders seit den Vergleichsuntersuchungen von McKissock zwischen operativer und konservativer Therapie [7, 8] besteht die weitverbreitete Meinung, daß die operative Entleerung die Prognose häufig nicht nur nicht bessert, sondern sogar verschlechtert. Für diese Meinung spricht die begründete Annahme, daß die blutungsbedingte Hirngewebszerstörung durch Blutungsentleerung nicht rückgängig gemacht werden kann und daß der operative Zugangsweg manchmal zusätzliche Hirngewebsläsion bedeutet. Andererseits besteht die klinische Erfahrung, daß größere Blutungen (über 50 cm^3) den intrakraniellen Druck lebensbedrohlich steigern können; die operative Entleerung in dieser Situation kann zwar die Überlebenschance erhöhen, nicht aber die Chance auf befriedigende Lebensqualität. In temporaler Lokalisation können auch kleinere Blutungen lebensbedrohlich werden, wenn die mediobasalen Schläfenlappenteile transtentoriell herniieren und das Mesenzephalon komprimieren. Außerdem weisen experimentelle Daten auf die Möglichkeit sekundärer Hirngewebsschädigung in Hämatomumgebung hin, sei es durch regional erhöhten Druck oder durch toxische Blutabbauprodukte [12]. Prognostische Aussagen und Vermutungen sind weiter relativierbar durch Berücksichtigung der Lokalisation. Außerdem spielen die Wahl der Operationsmethode wie auch postoperative Maßnahmen eine Rolle und erschweren die Vergleichbarkeit von Ergebnissen verschiedener Arbeitsgruppen: Der herkömmlichen Methode der Kraniotomie und longitudinalen oder zylindrischen Kortikotomie als Zugang zu einer Blutung in der Tiefe stehen stereotaktische und endoskopische Methoden gegenüber; an teilentleerten Hämatomkoagula wurde die postoperative Lyse mit Urokinase durchgeführt [6, 10, 11].

Supratentorielle Massenblutungen

Von unserer eigenen Arbeitsgruppe wurde in einer jüngst abgeschlossenen Vergleichsstudie endoskopischer operativer Entleerung und konservativer Therapie eine signifikant höhere Überlebenschance bei operierten Patienten festgestellt. Bei Untergruppierung in Patienten mit Marklagerblutungen (temporal, frontal, parietal oder okzipital), Patienten mit Putamenblutung und solche mit Thalamusblutung stellte sich heraus, daß nur bei Patienten mit Marklagerblutungen bis 50 cm^3 Größe bei Patienten unter 60 Lebensjahren in nichtbewußtlosem Zustand eine Verbesserung der Lebensqualität gegenüber konservativ behandelten Patienten zu erzielen ist. Patienten mit großen Massenblutungen überleben häufiger, jedoch mit ausgeprägten neurologischen Defiziten. Patienten mit Blutungen in Putamen oder Thalamus hatten durch die Operation weder eine höhere Überlebenschance noch eine bessere Lebensqualität als die konservativ behandelten Patienten [4]. Diese Ergebnisse wurden jedoch lediglich an 100 Patienten erhoben und sind daher als vorläufig zu betrachten. Zur Erarbeitung statistisch verwertbarer Daten aus einzelnen Untergruppen wäre eine kontrollierte multizentrische Studie erforderlich. Diese Entwicklung ist jedoch durch weiter miniaturisierte Zugangswege mit CT-Stereotaxie- oder Ultraschallstereotaxiegeführten Sonden überholt worden: Kanülen mit einem Durchmesser von 2–3 mm werden in das Hämatom eingebracht; nach Absaugen eines Teiles der Blutung wird eine Plastikkanüle in die Hämatomhöhle eingelegt und subkutan nach außen geleitet. Durch lokale Gabe von Urokinase wird ein Großteil des Resthämatoms im Laufe von weiteren 2–3 Tagen verflüssigt und abgesaugt. Erfahrungen mit diesen Methoden sind derzeit nur sporadisch verfügbar [6, 9, 10, 11], kontrollierte Studien stehen noch aus (Abb. 1). Ausgehend von der Annahme, daß umschriebene Hirnmassenblutungen die Marklagerfasern eher verdrängen als zerreißen, erscheint eine operative Teilentleerung und nachfolgende Verflüssigung solcher Hämatome als zukünftiges Routineverfahren prüfenswert. Die eindeutigste Operationsindikation besteht derzeit wohl bei Patienten mit temporaler Massenblutung mit rasch verfallendem Bewußtsein durch transtentorielle Herniation: diese Patienten sind einem Noteingriff zu unterziehen, gleich welcher Ursache die Blutung ist.

Intraventrikuläre Blutungen

Seit der Computertomographie-Ära ist bekannt, daß auch Ventrikeltamponadenblutungen nicht a priori letal ausgehen müssen. Meist ist jedoch die intrakranielle Drucksteigerung durch die Blutmasse selbst oder durch die nachfolgende Liquorzirkulationsstörung mit dem Überleben nicht vereinbar. Die operative Behandlung besteht herkömmlicherweise aus einseitiger oder beidseitiger externer Ventrikeldrainage. Diese ist durch wiederholte Draintamponade meist nicht zielführend und daher nicht erfolgreich. Die endoskopische Entleerung über frontale Trepanation erlaubt in manchen Fällen zumindest die Entleerung eines Großteils des supratentoriellen Ventrikelsystems.

Zerebelläre Massenblutungen

Vor der Computertomographie-Ära war die Unterscheidung zwischen ischämischem Infarkt und Massenblutung des Kleinhirns aus klinischen Symptomen

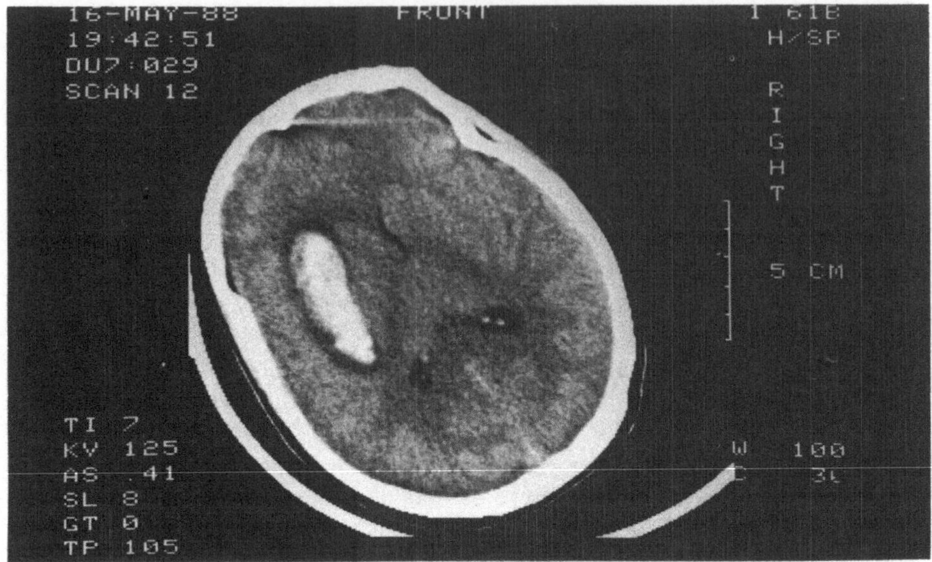

a

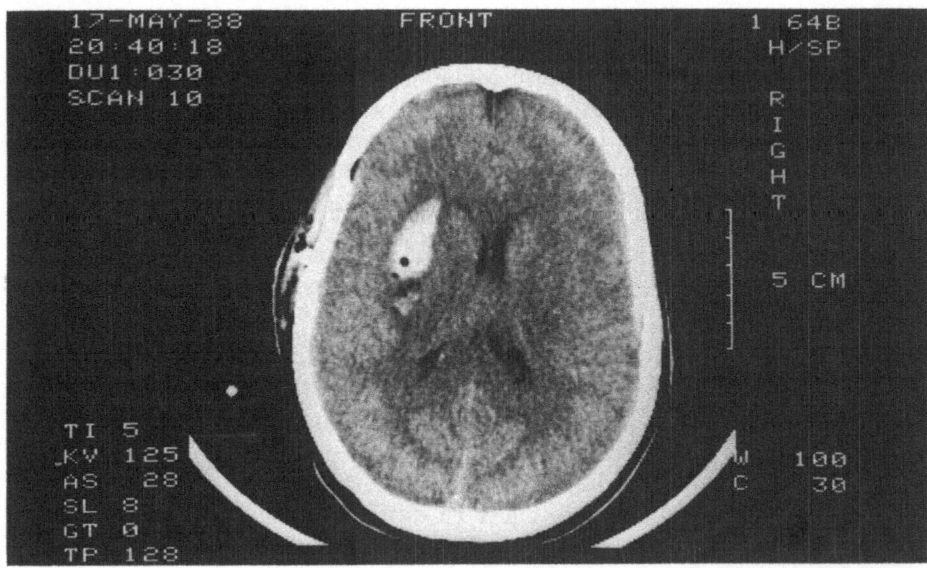

b

Abb. 1a–c. 25jährige Patientin mit spontaner Massenblutung im vorderen Putamenbereich links (Angiogramm negativ) (**a**). Die Patientin ist präoperativ bewußtseinsgetrübt, der rechte Arm plegisch, das Bein hochgradig paretisch. **b** 12 h nach Ultraschall-stereotaktischer Punktion und Entleerung von 10 ml des 22 cm^3 großen Hämatoms ist die Patientin bewußtseinsklar, der Arm ist wieder beweglich, wenn auch noch paretisch. **c** Nach lokaler Urokinasegabe und Absaugen des verflüssigten Restkoagulums hat sich die Parese weiter zurückgebildet. 1 Woche später ist die Patientin mit Ausnahme einer Pronationstendenz neurologisch unauffällig. 4 Monate später bestehen keinerlei neurologische Ausfallserscheinungen mehr

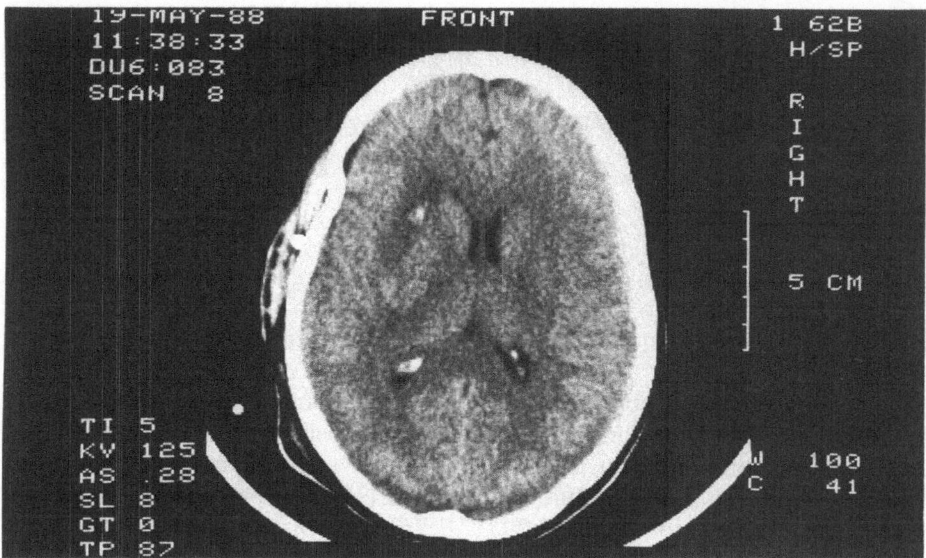

Abb. 1c

sehr schwierig. Seit die morphologische Diagnose rasch und einfach erzielbar ist, besteht weitreichende Übereinstimmung zur Operationsindikation [2, 5]. Über 50% der Patienten verlieren im Akutstadium nach dem Insult das Bewußtsein. Wird nicht spätestens zu diesem Zeitpunkt operativ eingeschritten, liegt die Mortalität bei über 80%. Die operative Hämatomentleerung ist in der Regel die Methode der Wahl. Sie wird entweder durch subokzipitale Kraniektomie und zerebelläre Kortikotomie durchgeführt oder nach subokzipitaler Trepanation auf endoskopischem Wege [1, 2, 4]. Neben dem kleineren operativen Zugangsweg hat die endoskopische Methode den Vorteil, daß unter direkter Sicht der IV. Ventrikel inspiziert und von Blutkoagula befreit werden kann. Damit kann manchem Patienten ein shuntabhängiger Hydrozephalus erspart werden. Ist die Liquourpassage durch die Hämatomentleerung nicht mit Sicherheit wiederhergestellt, sollte in gleicher Sitzung okzipital supratentoriell eine externe Ventrikeldrainage angelegt werden. Die ausschließliche externe Ventrikeldrainage kann nur in jenen Fällen empfohlen werden, wo eine umschriebene zerebelläre Blutung in den IV. Ventrikel eingebrochen ist und der Bewußtseinsverlust in erster Linie auf die intrakranielle Drucksteigerung durch Okklusionshydrozephalus zurückzuführen ist.

Ponsblutung

Am wenigsten regelähnliche Empfehlungen lassen sich für Patienten mit Hirnstammblutungen geben. Der erfahrene Kliniker weiß einerseits um die häufig bestehende Hoffnungslosigkeit der Situation, ist aber andererseits immer

128   L. M. Auer

wieder erstaunt über das geringe neurologische Defizit und die Überlebenschance besonders bei jüngeren Patienten. Die Indikation zu operativer Entleerung mit mikrochirurgischen Methoden oder auf endoskopischem oder stereo-
taktischem Zugangswege kann nur in jedem Einzelfall erwogen werden.

Zusammenfassung

Über die Operationsindikation bei Hirnmassenblutung kann keine einheitliche
lokalisationsunabhängige Empfehlung gegeben werden. Bei Patienten mit temporaler Marklagerblutung und transtentorieller Herniation besteht die Indikation zum Noteingriff. Die operative Entleerung umschriebener Marklagerblutungen kann die Überlebensqualität bessern. Ob operative Behandlung von
Putamen- und Thalamusblutungen die Prognose hinsichtlich Überlebenschance
und Lebensqualität verbessern kann, ist bis heute nicht schlüssig zu beantworten. Bei Ventrikelblutungen ohne angrenzende Hirngewebszerstörung kann die
atraumatische Hämatomentleerung (z. B. endoskopisch) lebensrettend und
auch mit zufriedenstellender Lebensqualität verbunden sein. Zerebelläre Massenblutungen sind eine Indikation zur Notoperation, spätestens wenn der
Patient auf dem Wege zum komatösen Zustand ist.

Literatur

1. Auer LM (1987) Endoscopic evacuation of intracranial hematomas. Neurosurgeons
   6:381–388
2. Auer LM, Auer T, Sayama I (1986) Indications for surgical treatment of cerebellar
   haemorrhage and infarction. Acta Neurochir (Wien) 79:74–79
3. Auer LM, Deinsberger W, Niederkorn K et al. (in press) Endoscopic versus medical
   treatment of spontaneous intracerebral hemorrhage – a randomised study. J Neurosurg
4. Auer LM, Holzer P, Ascher PW, Heppner F (1988) Endoscopic neurosurgery. Acta
   Neurochir (Wien) 90:1–14
5. Heros RC (1982) Cerebellar hemorrhage and infarction. Stroke 13:106–109
6. Matsumoto K, Hondo H, Tomida K (1987) Aspiration surgery for acute stage of hypertensive brain hemorrhage. Proceedings International Symposium on Surgery for Cerebral
   Stroke, Sendai (Japan)
7. McKissock W, Richardson A, Taylor J (1961) Primary intracerebral hemorrhage: A
   controlled trial of surgical and conservative treatment in 180 unselected cases. Lancet
   II:221–226
8. McKissock W, Richardson A, Walsh L (1959) Primary intracerebral hemorrhage:
   Results of surgical treatment in 244 consecutive cases. Lancet II:683–686
9. Mohadjir, Mindinger (1988) Persönliche Mitteilung
10. Niizuma H, Suzuki J (1987) CT-guided stereotaxic aspiration of hypertensive intracere-
    bral hematoma on 212 cases. Proceedings International Symposium on Surgery for
    Cerebral Stroke, Sendai (Japan)
11. Saito I, Segawa H, Aritake K (1987) Timing and grading in surgery of ruptured cerebral
    aneurysms. Proceedings International Symposium on Surgery for Cerebral Stroke, Sen-
    dai (Japan)
12. Suzuki A et al. (1977) Timing of clot evacuation for basal ganglionic hemorrhage based
    on CT findings and CBF studies. Proceedings 6th Conference on Surgical Treatment of
    Stroke, Tokyo, pp 138–143

Prognostische Aspekte
zerebraler Marcumarblutungen

U. Bogdahn, G. Hahn, A. Krone, R. Martin und *B. Schuknecht*

Einleitung

Antikoagulanzien vom Cumarintyp werden heute in der Prophylaxe thromboembolischer Komplikationen bei einer Reihe von Gefäßerkrankungen breit eingesetzt: schätzungsweise erhält 0,5% (ca. 200 000 Einwohner) der Bevölkerung über 45 Jahre ein Cumarinderivat aus therapeutischer oder prophylaktischer Indikation [20]. Neben einer Reihe harmloser Nebenwirkungen, wie Hautnekrosen und Haarausfall sowie gastrointestinalen Störungen, kann es unter Cumarintherapie in etwa 5% [10] zu Organblutungen kommen, hiervon in etwa 5–10% in das Zentralnervensystem [12, 14] Cumarin-behandelte Patienten haben im Vergleich zur Normalbevölkerung a priori eine deutlich erhöhte Morbidität und Mortalität, bedingt durch ihr Gefäßleiden; die hinzukommende hohe Mortalität der zerebralen cumarinassoziierten Blutung erfordert rasche diagnostische und therapeutische Schritte in der Betreuung dieses Patientengutes. Hierbei gilt es insbesondere, Patienten mit einer zu erwartenden günstigen Prognose schnellstmöglich einer effektiven Therapie zuzuführen. Ziel der vorliegenden Studie war es daher, für dieses Patientengut prognostische Parameter zu erarbeiten, die als Entscheidungshilfe in der intensivmedizinischen Betreuung dienen können, auch im Hinblick auf eine mögliche operative Versorgung.

Material und Methoden

Krankengeschichten von 44 Patienten (23 Männer, 21 Frauen, 41–78 Jahre alt, Durchschnittsalter 63,7 ± 8,1 Jahre), die zwischen Januar 1979 und Juli 1987 in unserer Klinik wegen Cumarin-assoziierten zerebralen Blutungen behandelt wurden, konnten analysiert werden. Alle Blutungen wurden mittels kranialer Computertomographie (CCT) diagnostiziert, bei 3 Patienten wurde im Verlauf eine Angiographie durchgeführt (atypische Lokalisation, Zusammenhang mit Cumarin zunächst fraglich, Ausschluß von ZNS-Metastasen). Die CCT-Befunde wurden hinsichtlich Lokalisation, Ventrikeleinbruch, Raumforderungszeichen, Ödem, Herniationszeichen und Liquorzirkulationsstörungen ausgewertet. Als Risikofaktoren wurden Hypertonie, Diabetes mellitus, Hyperlipidämie, Hyperurikämie, Adipositas, Nikotin- und Alkoholgenuß erfaßt. Die Vigilanz wurde entsprechend der Einteilung nach Gerstenbrand [11] (Koma I–IV) bewertet; der neurologische Befund konnte in Form des normierten modifizierten Yatsu-Scores erfaßt werden [13]. Im wesentlichen wurden hierbei Vigilanz und Sprache, motorische und sensible Funktionen, Ataxie und Hirnnervenbefund mit einer Gesamtpunktzahl von 95 bewertet. Die überlebenden 21 Patienten erhielten einen neurologisch-neuropsychologischen Fragebogen mit einer dem Yatsu-Score angepaßten Bewertung; hierbei waren beide Bereiche mit jeweils 95 Punkten bewertet (neuropsychologisch erfaßten wir tägliche Verrichtungen, Fähigkeit Auto zu fahren, Gedächtnis, Rechnen, Schreiben, Lesen, Konzentration, Auffassungsfähigkeit, Nervosität, Reizbarkeit und Berufstätigkeit nach der Erkrankung). 7 der 21 überlebenden Patienten konnten zusätzlich nachuntersucht werden. Statistische Auswertungen wurden mittels Chi-Quadrattest, Mann-Withney-Test sowie einfachen Regressions- und Korrelationsanalysen durchgeführt.

Ergebnisse

Alters- und Geschlechtsverteilung

Im Patientengut fanden sich 23 Männer (52%, Altersmittel 62,1 Jahre) und 21 Frauen (48%, Altersmittel 65,4 Jahre). 20 Patienten (45,5%) waren älter als 65 Jahre. Der Ausgang der zerebralen Blutung (Überlebensrate, funktionelles Endergebnis) wurde weder vom Alter noch vom Geschlecht beeinflußt. Es verstarben in der Akutphase (stationärer Aufenthalt) 14 männliche und 9 weibliche Patienten. In der Nachbeobachtung starben 4 Patienten (Hirnstamminsult, Herzinfarkt, 2 Fälle unbekannt, jeweils 2 Männer und 2 Frauen).

Risikofaktoren

Als Hauptrisikofaktoren fanden sich Diabetes mellitus (n = 20) und Hypertonie (n = 16), wobei 5 Patienten nur Hypertonie, 9 Patienten nur Diabetes und 11 Patienten beide Risikofaktoren aufwiesen. Als weitere Risikofaktoren fanden sich Hyperlipidämie (n = 2), Hyperurikämie (n = 1), Adipositas (n = 3), Nikotingenuß (n = 7) und Alkoholabusus (n = 5); 19 Patienten waren ohne faßbare Risikofaktoren. Alle Risikofaktoren waren gleich häufig verteilt, mit Ausnahme einer signifikanten Häufung von Alkohol/Nikotin bei Männern. Initial hohe systolische RR-Werte waren signifikant mit schlechter Überlebensprognose in den ersten 48 h verbunden (Überlebende: 146 mmHg ± 28,7; Verstorbene: 190 mmHg ± 42,9). Initial bestehende Hyperglykämie war ebenfalls prognostisch ungünstig (innerhalb 48 h verstorben: 212,6 mg% ± 76,6; Überlebende: 159,1 mg% ± 72,6). Die übrigen Risikofaktoren hatten keinen prognostischen Einfluß. Von 4 Patienten mit zerebralem Insult in der Anamnese verstarben 2.

Cumarintherapie

Folgende Indikationen wurden für die Cumarintherapie angegeben: Myokardinfarkt (n = 13), Lungenembolie (n = 9), Becken- und Beinvenenthrombosen,
AVK (n = 9), Herzklappenprothesen und Mitralvitien (n = 7), Bypasse (n =
4), Hirnstamminsult (n = 1) und Umstellungsosteotomie (n = 1). Die Einnahmedauer betrug zwischen 1 Monat und 14 Jahren. 25% aller Blutungen ereigneten sich im ersten Vierteljahr der Einnahme, 46% im ersten Jahr, weitere
11% im zweiten Jahr. Indikation und Einnahmedauer hatten jedoch keine
prognostische Relevanz. – Bei Auswertung des ersten dokumentierten Quick-
Wertes (im Zusammenhang mit der Blutung) lagen die Quick-Werte zwischen
5 und 35% (Mittel: 15,6% ± 6,8); bei 20 Patienten lag er unter 15%. Es
bestand weder ein Zusammenhang zwischen Einnahmedauer und Entgleisung
des Quick-Wertes, noch hatte der Quick-Wert irgendeinen prognostischen Einfluß. Allerdings zeigten Patienten mit niedrigem Quick-Wert häufiger einen
akuten Beginn (p < 0,017).

Prodromi

Als Prodromi wurden Kopfschmerzen bei 29 Patienten, Übelkeit und Erbrechen bei 23 und Schwindel bei 3 Patienten angegeben. An peripheren Symptomen fanden sich Hämatomneigung (n = 3) und Makrohämaturie (n = 2). Es
ergab sich keine Assoziation von spezifischen Blutungstypen mit charakteristischen Prodromi. Bei 7 Patienten lag ein Trauma in der unmittelbaren Anamnese, 5 von ihnen verstarben (prognostisch relevant). Bei 25 Patienten
begann die Symptomatik apoplektiform, bei 9 Patienten subakut (über 1 Tag),
bei 9 Patienten entwickelte sich das klinische Bild über 2 Tage und länger.
Patienten mit Hypertonus (n.s.) oder Diabetes mellitus (p < 0,013) neigten zu
apoplektiformem Beginn.

Neurologischer Aufnahmebefund

Ein wesentlicher prognostischer Parameter war die Vigilanz: von 16 komatösen
Patienten überlebten nur 2 (beide operativ versorgt), von 13 wachen Patienten
verstarben lediglich 2 (Abb. 1, p < 0,001). Initial somnolente Patienten hatten
eine etwa 50%ige Überlebenswahrscheinlichkeit. Die beiden operierten, initial
komatösen Patienten erreichten 73/75 Punkte im neurologischen und 35/45
Punkte im neuropsychologischen Fragebogen (incl. Nachuntersuchung). Von
23 initial spontan atmenden Patienten verstarben nur 5, hingegen 11 von 12
intubierten Patienten und 7 von 9 beatmeten Patienten (Abb. 2, p < 0,00004).
Der normierte neurologische Aufnahmescore erwies sich als besonders aussagekräftig: nur 2 Patienten mit einem Score < 39 überlebten, 14 verstarben –
hingegen überlebten 19 der 28 Patienten mit einem Score > 39 (p < 0,004;
Abb. 3). Es ergab sich allerdings für die überlebenden Patienten keine strenge
Korrelation zwischen neurologischem Aufnahmebefund und neurologischem

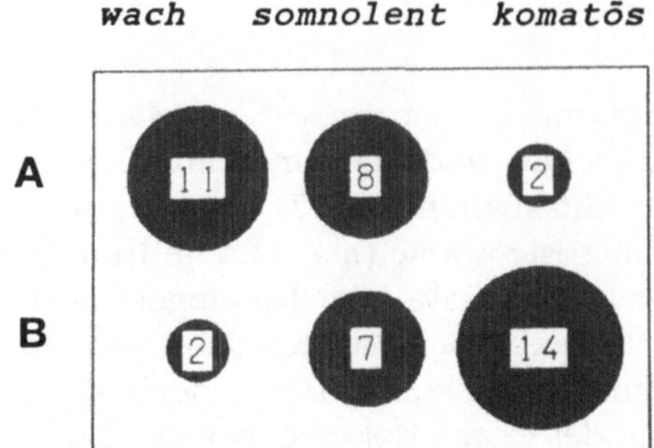

Abb. 1. Abhängigkeit des klinischen Verlaufs von der initial festgestellten Vigilanz (**A** Überlebende; **B** Verstorbene)

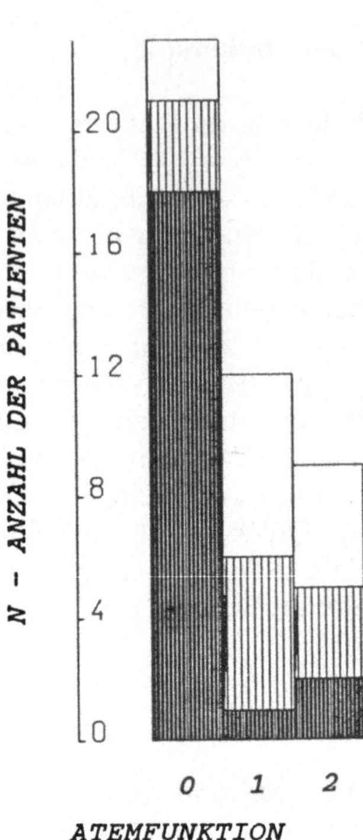

Abb. 2. Abhängigkeit des klinischen Verlaufs von der initial bei Aufnahme bestehenden Atemfunktion. *Dunkel schraffiert:* Überlebende, *hell:* nach 48 h während des Klinikaufenthaltes verstorben; *hell schraffiert:* innerhalb 48 h verstorben. Atemfunktion 0: spontan atmend, 1: intubiert, 2: kontrolliert beatmet

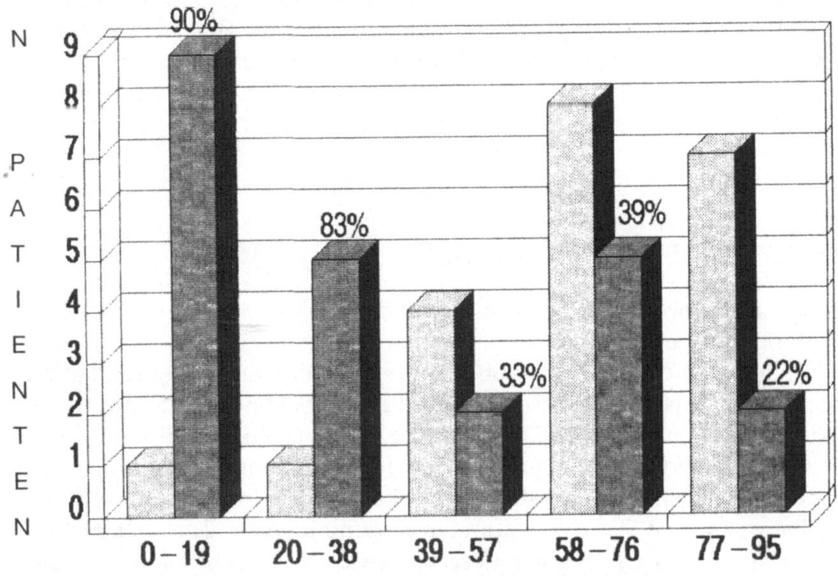

Abb. 3. Abhängigkeit der Überlebensrate bei zentraler Marcumarblutung vom initialen neurologischen Aufnahmebefund, gemessen nach dem Yatsu-Score [13]. Die Prozentangaben beziehen sich auf die Verstorbenen (Mortalität)

bzw. neuropsychologischem Langzeitergebnis. Weitere Parameter, wie initiale Hirndruckzeichen und erhöhte Körpertemperatur, zeigten sich als prognostisch ungünstig, jedoch ohne Signifikanz.

Blutungslokalisation

Stammganglienblutungen (n = 9) und infratentorielle Blutungen (n = 5) hatten die schlechteste Prognose mit 77% bzw. 66% Mortalität (Marklagerblutungen [n = 16]: 50%, Subduralhämatome [n = 11]: 46%, Subarachnoidalblutungen [n = 2]: 0%, Epiduralhämatome [n = 1]: 0%, jeweils Mortalität in Prozent). Auffallend war eine relativ hohe Mortalität der Subduralhämatome (n = 11) mit 46%. Unter den einzelnen Blutungsarten fanden sich keine Unterschiede bezüglich des Alters, der Vigilanz, und hinsichtlich des Langzeitergebnisses – es ergab sich keine geschlechtsspezifische oder seitenspezifische Präferenz. Die prognostisch ungünstigen Stammganglien-/Thalamusblutungen fanden sich signifikant (p < 0,02) gehäuft bei Patienten mit Hypertonus und Diabetes mellitus. 4 der 5 Patienten mit infratentoriellen Blutungen entwickelten rasch Liquorzirkulationsstörungen, 3 dieser Patienten verstarben. 58% aller Patienten (n = 33) ohne computertomographisch gesicherten Ventrikeleinbruch überlebten, hingegen nur 29% mit lokalem Ventrikeleinbruch (n = 7) und keiner der Patienten mit Ventrikeltamponade (n = 4) (p < 0,023). Besonders häufig fand sich ein Ventrikeleinbruch bei Stammganglienblutungen. Bei den Stammganglien- und Marklagerblutungen fanden sich häufiger lokale bzw. globale Raumforderungszeichen, die jedoch an sich keine prognostische Relevanz hatten. Auch die lokale bzw. globale Ödemreaktion ließ an sich keine prognostischen Schlüsse zu, wie auch die bei 5 Patienten dokumentierten Herniationszeichen (4mal bei Subduralhämatom).

Therapie

Die Gesamtmortalität des Kollektivs betrug 52,3%. Es wurden folgende Therapieformen angewandt: operative Entlastung (n = 13), Ventrikeldrainage (n = 1), Kortikoidgabe (n = 20), Osmotherapie (n = 19). Keine Therapie erhielten 11 Patienten, von denen 7 (Gesamtmortalität: 64%) verstarben. Bei den operativ entlasteten Patienten ergab sich eine Gesamtmortalität von 30,8% (n = 4), wobei herunter 2 Patienten mit Nachoperationen fielen (Subduralhämatom). Die übrigen Therapieformen erbrachten keine wesentliche Veränderung der Prognose, wobei die Untergruppen z. T. für eine Bewertung zu klein waren. Es erwies sich daher die operative Entlastung als den übrigen Therapieformen signifikant überlegen (p < 0,009), wenn hinsichtlich der Frühmortalität innerhalb der ersten 48 h analysiert wurde (11 von 31 nichtentlastete Patienten verstarben in diesem Zeitraum, hingegen keiner der 13 operierten Patienten). Unter Berücksichtigung der Spätmortalität ergab sich jedoch für das gesamte Kollektiv nur ein nicht-signifikanter therapeutischer Unterschied zwischen operierten (30,8% Mortalität) und nichtoperierten Patienten (61,3% Mortalität).

Diskussion

Ziel der vorliegenden Untersuchung war es, die prognostischen Parameter zerebraler, Cumarin-assoziierter Spontanblutungen zu erfassen; bei ca. 160 000 marcumarisierten Patienten in der Bundesrepublik Deutschland [20] beträgt das Risiko einer zerebralen Blutung zwischen 0,1 und 10% [6, 8] die jährliche Inzidenz liegt etwa bei 20 pro 100 000 [8]. Zwar soll die Häufigkeit zerebraler Blutungen gegenüber dem Altersdurchschnitt 5mal größer sein [20], Vergleichszahlen zu den entsprechend gefäßkranken Hypertonikern fehlen jedoch (jährliche Inzidenz aller spontanen ZNS-Blutungen ca. 76 pro 100 000). Ein Viertel aller ZNS-Blutungen trat in unserem Kollektiv in den ersten 3 Monaten der Einnahme, fast 50% im ersten Einnahmejahr auf. Dies ist insbesondere für die Indikationsstellung zur Marcumarisierung wichtig, da häufig davon ausgegangen wird, die Medikation nach 1–2 Jahren wieder zu beenden. Desweiteren muß wohl angenommen werden, daß nur etwa 1/5 bis 1/2 der Patienten aus wohlabgewogener Indikationsstellung marcumarisiert wurden [4, 20, 23]. Etwa 67% [12, 17] bis 88% [8, 28] der Cumarin-assoziierten Blutungen stehen mit einem Hypertonus in Zusammenhang. In unserem Patientenkollektiv hatten Alter [7] und Geschlecht [28] keine prognostische Relevanz, in einzelnen Arbeiten sind Männer überdurchschnittlich häufig (79%) [15] vertreten, oder Männer über 65 mit einer außerordentlich schlechten Prognose behaftet (Letalität 91%) [19]. Außer Hypertonus zeigte sich auch in unserem Kollektiv der Diabetes mellitus als häufigster Risikofaktor, wobei initial hohe RR-Werte (190 mmHg) und Serumglukosewerte (212 mg%) mit einer signifikant hohen Frühsterblichkeit (48 h) belastet waren (p < 0,0026 – RR; p < 0,04 – Glukose). Die besonders schlechte Prognose für Hypertoniker ist ausreichend gut belegt [5, 8, 9, 17, 23], insbesondere auch für Patienten mit Subduralhämatom [14].

Die zu niedrige Einstellung des Quick-Wertes scheint zwar zu einer ZNS-Blutung zu prädisponieren (ca. 50% der Patienten haben einen Quick unter 15–20% [6] – Quick < 10 [18]), besonders große Blutungen traten jedoch auch bei korrekter Quick-Wert-Einstellung auf. Wir fanden in unserem Patientengut keine prognostische Relevanz des Quick-Wertes [4, 15, 20, 21, 29]. Allerdings findet sich signifikant häufig ein akuter Beginn bei Marcumar-Überdosierung, wie auch bei Hypertonus und Diabetes mellitus, nach Auffassung einiger Autoren prädisponiert die Überdosierung jedoch insbesondere zu einer Subarachnoidalblutung [18, 24]. In unserem Kollektiv kam es im ersten Einnahme-Vierteljahr am häufigsten zu einer Blutung – auch bei Kase et al. [17] liegt im ersten Einnahmejahr das größte Blutungsrisiko.

Erstmals konnten wir zeigen, daß ein normierter neurologischer Aufnahmebefund (nach Yatsu) [13] in der prognostischen Bewertung einer ZNS-Blutung unter Cumarinen außerordentlich hilfreich sein kann, und zwar nicht nur für die Überlebenswahrscheinlichkeit (p < 0,004), sondern auch hinsichtlich der neurologischen (p < 0,0028) und neuropsychologischen (p < 0,0008) Langzeitprognose. Hierbei schneiden Patienten mit einem Score > 39 Punkten (Bewertung von 0–95 Punkte) günstiger ab. Daneben kam der Vigilanz bei Aufnahme (p < 0,001) und Atmungstyp (p < 0,0004) eine wichtige prognostische Rolle zu, wobei spontan atmende wache Patienten die beste Prognose hatten, wie auch von Beck u. Stammler [3] sowie Moskopp et al. [20] für die Vigilanz angedeutet.

Kopfschmerzen traten bei fast 70% aller Patienten als das häufigste Frühsymptom auf [3, 5, 28], wobei diese bereits Wochen vorher auf eine mögliche Blutung hindeuten können. Aus der Art der Prodromi ließ sich keinesfalls auf Art und Lokalisation der Blutung schließen. Von verschiedenen Autoren wird wiederholt auf Traumen in der Anamnese hingewiesen [5, 19, 27], deren zeitlicher Zusammenhang und prognostische Relevanz aber ungeklärt blieben; ein vorausgehendes Trauma war in unserem Kollektiv ein sehr ungünstiger anamnestischer Prädiktor, bei uns starben 5 von 7 Patienten. Ein apoplektiformer Beginn deutete auf eine schlechte Prognose ($p < 0,102$), was von Pia [22] für alle intrakraniellen Blutungen festgestellt wurde.

Die Blutungslokalisation scheint zumindest für unser Kollektiv prognostisch bedeutsam: so waren Stammganglien- und infratentorielle Blutungen besonders ungünstig in ihrer Überlebensprognose. Dies erleichtert insbesondere die Indikation zu einer operativen Entlastung bei den infratentoriellen Blutungen. Allerdings überlebten bei Kase et al. [17] auch nur 3 der 5 operierten Patienten mit Kleinhirnblutungen. Subarachnoidal- und Subduralblutungen hatten eine günstige Prognose [2, 5, 20]. Aus der Literatur lassen sich lediglich für spontane intrazerebrale Blutungen vergleichende prognostische Angaben erhalten [8, 22]. Weiterhin konnten wir die ungünstige Prognose eines Ventrikeleinbruchs bzw. einer Ventrikeltamponade dokumentieren [20, 22]. Sämtliche prognostischen Parameter sind noch einmal in Tabelle 1 wiedergegeben.

Für die verschiedenen konservativen Therapieformen ließ sich kein prognostisch relevanter Effekt dokumentieren, dies galt sowohl für Kortikoide als auch für die Osmotherapie; in der Literatur finden sich hierzu keine Angaben, insbesondere, da Cumarinblutungen häufig unter den spontanen Blutungen subsumiert werden. An operativen Verfahren ist die Versorgung mit externer Ventrikeldrainage wohl die einfachste Therapiemaßnahme – auch in unserem Kollektiv wurde nur 1 Patient hiermit versorgt (verstorben) – Literaturangaben finden sich nicht.

Eine Operation wird insbesondere für Subduralhämatome diskutiert, ihr Effekt ist hierbei gut belegt [1, 14, 18, 19, 26], wobei die Mortalität bei 0–23%,

Tabelle 1. Prognostischer Faktoren bei Marcumarblutungen

Parameter	ungünstig	günstig	Signifikanz
Atmung	intubiert/beatmet	spontan	$p < 0,00004$
Vigilanz	somnolent/Koma	wach	$p < 0,001$
RR (systol)	190 ± 43 mmHg	146 ± 29 mmHg	$p < 0,0026$
BZ	212 mg%	159 mg%	$p < 0,04$
Aufnahmebefund	< 39 Punkte	> 39 Punkte	$p < 0,004$
Lokalisation	Basalggl./infratent.	SAB, EDH, SDH	n.s.
Ventrikeleinbruch	ja	nein	$p < 0,023$
Operabilität	nein	ja	$p < 0,009$

also deutlich unter der Gesamtmortalität von ca. 50%, lag. In unserem Kollektiv lag die Mortalität der operierten Subduralhämatome bei 46% (5 von 11 Patienten). Zwei unserer Patienten kamen in moribunden Zustand und konnten nicht operiert werden.

In unserem Kollektiv konnten nur 3 Marklagerblutungen operiert werden, die jedoch alle überlebten (neurologischer Score: 83, 66, 63), währenddessen von 13 nichtoperierten Patienten 8 verstarben. Der einzige operierte Patient mit Stammganglienblutung verstarb. Die Angaben zum Operationserfolg sind jedoch uneinheitlich, so starben bei Levy u. Stula [18] 6 von 7 operierten Patienten, bei Mazars et al. [19] nur 3 von 14, und bei Kanoff u. Ruberg [16] (Übersicht) 8 von 63 Patienten mit intrazerebralen Blutungen.

Neben den Subduralhämatomen sollten also insbesondere die Marklagerblutungen einer operativen Therapie zugänglich gemacht werden, wobei zur Operationsindikation im Beitrag Krone et al. (in diesem Band, S. 139) Stellung bezogen wird. Bei entsprechender gerinnungsphysiologischer Betreuung und Faktorensubstitution (PPSB) ist die frühzeitige operative Entlastung momentan die einzige Therapieform mit einer im Vergleich zur konservativ behandelten Patientengruppe signifikant niedrigeren Mortalität. Die vorliegende Arbeit konnte hierbei zeigen, daß die mit einer hohen Mortalität von ca. 60% belastete nichtoperierte intrazerebrale Cumarin-assoziierte Blutung durch eine frühzeitige, möglichst an prognostischen Parametern orientierte operative Entlastung deutlich in ihrer Prognose verbessert werden kann.

Zusammenfassung

Zwischen Januar 1979 und Juli 1987 wurden an unserer Klinik 44 Patienten (23 Männer, 21 Frauen, Alter 41–78 Jahre) mit zerebralen Marcumarblutungen behandelt; es handelte sich um 16 Marklagerblutungen, 11 Subduralhämatome, 9 Stammganglienblutungen, 5 infratentorielle Blutungen, 2 Subarachnoidalblutungen und 1 Epiduralhämatom. Alter und Geschlecht blieben ohne Einfluß auf Überlebensrate und Endergebnis. Die Gesamtmortalität betrug 52%, davon verstarben 25% in den ersten 48 h (3 von 5 infratentoriellen Blutungen). Der Quick-Wert lag in 50% unter 15%, hatte jedoch keine prognostische Relevanz; 50% der Blutungen traten innerhalb des ersten Einnahmejahres auf. Ein direkt vorausgegangenes Trauma war prognostisch besonders ungünstig, desgleichen hypertone Blutdruckwerte (> 175 mmHg) bei Aufnahme, sowie erhöhte Serum-Glukose-Werte. Die Anwendung eines normierten neurologischen Aufnahmebefundes (Yatsu-Scare: 0–100 Punkte) scheint sinnvoll, Patienten mit einem Score < 40 waren mit einer signifikant schlechten Prognose behaftet. Der wichtigste prognostische Parameter war der Bewußtseinsgrad bei Aufnahme: nur 2 Patienten im Koma I–IV (n = 16) überlebten, beide wurden operiert. Weiterhin hatten initial intubierte oder beatmete Patienten eine signifikant schlechtere Prognose als spontan atmende Patienten. Bei den CT-Befunden war lediglich der Ventrikeleinbruch signifikant mit niedriger Überlebensrate verknüpft, initial bestehende Herniationszeichen, Hirnödem oder Raumforderungszeichen konnten nicht als signifikante prognostische Faktoren betrachtet werden, insbesondere bei anschließender operativer Intervention. Hinsichtlich der Lokalisation zeigten sich Stammganglien-/Thalamusblutungen sowie infratentorielle Blutungen prognostisch ungünstig, auch Subduralhämatome waren trotz ihrer prinzipiell möglichen Operabilität mit einer relativ schlechten Prognose behaftet (46% Mortalität). Die operative Entlastung (n = 13) führte bei den Subduralhämatomen zu einer signifikanten Besserung der Überlebensrate, ansonsten boten insbesondere die prognostisch günstigeren Patienten unter der operativen Therapie (Blutungsausräumung) deutlich bessere Endergebnisse (Mortalität, funktionelles Endergebnis, Gesamtmortalität der operativ versorgten Patienten 30,8% versus aller nichtoperativ versorgten Patienten mit 61,3% (Frühmortalität hochsignifikant günstiger in der operierten Gruppe p < 0,009). Ein niedriger Punktrang (Yatsu-Score) bei Aufnahme korrelierte mit einem schlechten funktionellen Endergebnis – ein unbefriedigender neurologischer Endzustand war auch häufig mit neuropsychologischen Defekten vergesellschaftet. Insbesondere bei Patienten mit günstigen prognostischen Parameter (Yatsu-Score 40–80) und Marklagerblutung, sowie infratentoriellen Marcumarblutungen sollte unserer Meinung nach eher an eine operative Entlastung gedacht werden, wobei bei Patienten mit ungünstiger prognostischer Konstellation eine operative Entlastung von Fall zu Fall diskutiert werden muß.

Literatur

1. Angstwurm, Frick E (1967) Nil nocere! Neurologische Komplikationen der Antikoagulantientherapie, MMW 109:1103–1109
2. Askey JM (1966) Hemorrhage during longterm anticoagulant drug therapy. Calif Med 104:6–10
3. Beck R, Stammler A (1983) Spontane und traumatische intrakranielle Blutungen unter Antikoagulantientherapie (Marcumar). In: Seitz D, Vogel P (Hrsg) Verhandlungen der Deutschen Gesellschaft für Neurologie (56. Tagung), Bd 2. Springer, Berlin Heidelberg New York Tokyo, S 559–561
4. Bewermeyer H, Schuhmacher A, Neveling M, Heiss WD (1984) Hämorrhagische neurologische Komplikationen bei Therapie mit Antikoagulantien und Fibrinolytika. Dtsch Med Wochenschr 109:1653–1659
5. Bret P, Lecuire J, Lapras C, Deruty R, Desgeorges M, Prudhon JL (1976) Hématome sous-dural et therapeutique anticoagulante. Neurochirurgie 22:603–620
6. Coon WW, Willis PW (1974) Hemorrhagic complications of anticoagulant therapy. Arch Intern Med 133:386–392
7. Forfar JC (1972) A 7-year analysis of haemorrhage in patients on long-term anticoagulant therapy. Br Heart J 42:128–132
8. Furlan AJ, Wishnant JP, Elveback LR (1979) The decreasing incidence of primary intracerebral hemorrhage: A population study. Ann Neurol 5:367–373
9. Gaenshirt H, Haack G (1983) Nebenwirkungen der Antikoagulantien am Nervensystem. In: Seitz D, Vogel P (Hrsg) Verhandlungen der Deutschen Gesellschaft für Neurologie (56. Tagung), Bd 2, Springer, Berlin Heidelberg New York Tokyo, S 231–240
10. Gaudel G, Fouchard J (1979) Complications du traitement anticoagulant. A propos de 98 accidents et incidents. Sem Hop Paris 55:1340–1345
11. Gerstenbrand F, Lücking CH (1970) Die akuten traumatischen Hirnstammschäden. Arch Psychiat Nervenkr 213:246–281
12. Hirsbrunner-Erni R (1985) Antikoagulantienblutungen. Schweiz Med Rundsch 74:451–455
13. Hsu CY, Faught RE, Furlan AJ et al. (1987) Intravenous prostacyclin in acute nonhemorrhagic stroke: A placebo-controlled doubleblind trial. Stroke 18:352–358

14. Huguenin P (1976) Das intrakranielle Subduralhämatom unter Antikoagulantienbehandlung. Schweiz Arch Neurol Neurochir Psychiatr 100:38–69
15. Jizuka J (1972) Intracranial and intraspinal haematomas associated with anticoagulant therapy. Neurochirurgia (Stuttg) 1:15–25
16. Kanoff RB, Ruberg RL (1979) Bilateral spontaneous intracerebral hematomas foolowing anticoagulation therapy. JAOA 79:174–178
17. Kase CS, Robinson RK, Stein RW (1985) Anticoagulantrelated intracerebral hemorrhage. Neurology 35:943–948
18. Levy A, Stula D (1971) Neurochirurgische Aspekte bei Antikoagulantienblutungen im Zentralnervensystem. Dtsch Med Wochenschr 94:1043–1048
19. Mazars G, Ribadeau-Dumas C, Roge R (1967) Accidents hémorrhagiques cérébraux au cours du traitement anticoagulant. Marseille Med 104:27–30
20. Moskopp D, Brassel F, Ries F (1987) Intrakranielle und intraspinale Blutungen unter Behandlung mit Cumarinderivaten. Klin Wochenschr 65:781–790
21. Petrov V, Bonnal J (1975) Complication neurologique des anticoagulants. Acta Neurol Belg 75:205–218
22. Pia HW (1972) The surgical treatment of intracerebral and intraventricular haematomas. Acta Neurochir (Wien) 27:149–164
23. Reinhardt H, Huber E (1983) Intracranial bleedings associated with anticoagulant therapy. Adv Neurosurg 11:139–142
24. Saurugg D, Summer K (1973) Antikoagulantientherapie und intrakranielle Blutungen. Wien Med Wochenschr 123:113–118
25. Snyder M, Renaudin J (1982) Intracranial hemorrhage associated with anticoagulant therapy. Surg Neurol 39:69–72
26. Sreerama V, Ivan LP, Dennery JM, Richard M (1972) Neurosurgical complications of anticoagulant therapy. Can Med Assoc J 108:305–307
27. Steudel WI, Scharrer I, Hopp G, Hacker H (1980) Treatment of intracerebral hemorrhage related to anticoagulation therapy since advent of computer-tomography. Report of eight cases. In: Grote W, Brock M, Clar H-E, Klinger M, Nau H-E: Advances in Neurosurgery, Vol 8. Springer, Berlin Heidelberg New York Tokyo, S 368–373
28. Wintzen AR, De Jonge H, Loeliger EA, Bots GTAM (1984) The risk of intracerebral hemorrhage during oral anticoagulant treatment: A population study. Ann Neur 16:553–558
29. Wintzen AR, Tijssen JGP (1982) Subdural hematoma and oral anticoagulant therapy. Arch Neurol 39:69–72

Intrakranielle Blutungen unter Antikoagulanzien – Wann operieren?

A. Krone, U. Bogdahn, G. Hahn und *B. Schuknecht*

Einleitung

Intrakranielle Blutungen stellen ein spezifisches Risiko einer oralen Antikoagulanzientherapie mit Cumarinderivaten dar. Sie treten unter derartig behandelten Patienten etwa 10- bis 12mal häufiger auf als in einer Normalpopulation [5, 10, 11] und bedeuten mit einer durchschnittlichen Letalität von über 50% [1, 5, 6] immer eine vitale Bedrohung. Die Wertigkeit operativer Maßnahmen bei diesem Krankheitsbild wird in der Literatur nur vereinzelt dargestellt [3, 7, 8, 9], das größte Kollektiv operierter Patienten umfaßt lediglich 21 Fälle [4]. Es werden im folgenden 13 operierte aus dem im vorherstehenden Beitrag (s. S. 129) publizierten Kollektiv von insgesamt 44 Patienten mit intrakraniellen Blutungen [1] analysiert und die Ergebnisse mit der bekannten Literatur verglichen. Es werden weiterhin Tendenzen herausgearbeitet, die als Richtlinien für eine Operationsindikation dienen können.

Patientengut und Methodik

Im Zeitraum von 1979–1987 wurden in der Neurologischen und Neurochirurgischen Klinik der Universität Würzburg insgesamt 44 Patienten mit intrakraniellen Blutungen unter Marcumareinnahme behandelt. Es erfolgte eine katamnestische Auswertung der Krankenunterlagen sowie eine ambulante Nachuntersuchung der überlebenden Patienten. Von den 44 Patienten wurden insgesamt 13 operiert, davon 4 Männer und 9 Frauen mit einem durchschnittlichen Lebensalter von 64 (Männer 61, Frauen 65) Jahren. 6 Patienten wiesen ernsthafte Vorerkrankungen wie Hypertonus und/oder Diabetes mellitus auf. Nur bei jeweils 2 Patienten bestand eine Traumaanamnese bzw. eine Cumarin-Überdosierung mit einem Quick-Wert unter 15%. Die Blutungen entwickelten sich in der Regel langsam (über Tage) und verteilten sich auf folgende Lokalisationen:
- 9 Subduralhämatome, davon 2 chronische und 3 subakute,
- 3 Marklagerhämatome, davon 2mal mit Ventrikeleinbruch,
- 1 Stammganglienblutung.

Die Hämatome wurden nach Normalisierung der Gerinnungssituation durch Gabe von Faktorenkonzentraten (PPSB = Prothrombin-Proconvertin-Stuart

Prower Factor-Antihemophilia Factor B) über eine Kraniotomie ausgeräumt. Lediglich in den beiden Fällen mit chronischem Subduralhämatom genügte eine Bohrlochtrepanation mit geschlossener externer Drainage.

Ergebnisse

Von den 13 operierten Patienten überlebten insgesamt 9 (70%), davon alle 3 mit Marklagerblutungen. Es verstarben 3 Patienten mit Subduralhämatomen, davon einer letztlich als Folge mehrfacher ungeklärter Nachblutungen. Weitere Nachblutungen waren nicht zu verzeichnen. Der Patient mit einer Stammganglienblutung erlag ebenfalls seiner Erkrankung. Thromboembolische Komplikationen wurden nicht beachtet. Alle Überlebenden wurden ambulant neurologisch und testpsychologisch nachuntersucht (Yatsu-Score). Sie befanden sich mit einer Ausnahme einer sekundären Schädigung durch einen Insult in einem guten Allgemeinzustand, versorgten sich selbst, benötigten allenfalls gelegentlich Hilfe, zeigten durchwegs geringe Störungen komplexer Hirnleistungen und wiesen keine schwerwiegenden neurologischen Ausfälle auf.

Als prognostischer Faktor ist allein der neurologische Ausgangsbefund signifikant. Von 8 wachen oder somnolenten Patienten verstarb nur einer, von 5 komatösen verstarben 3 (Tabelle 1). Schlüsselt man die Verläufe nach dem Yatsu-Score auf, so richtet sich das Endergebnis nach dem neurologischen Aufnahmebefund. Von den 4 Patienten mit primär schlechtem Score (< 40) überlebte nur einer, umgekehrt kam lediglich ein Patient mit relativ gutem Ausgangsbefund (> 40) infolge einer Nachblutung ad exitum. Alle anderen 8 Patienten überlebten mit gutem Ergebnis (> 60).

Ein Einfluß der Blutungslokalisation bzw. des Lebensalters auf das Operationsergebnis ließ sich bei dem kleinen Kollektiv nicht erfassen.

Tabelle 1. Abhängigkeit der Überlebensrate von der präoperativen Bewußtseinslage bei 13 operierten Patienten mit intrakraniellen Blutungen unter Marcumar

	wach	somnolent	komatös
überlebt	3	4	2
verstorben	1	–	3

Diskussion

Patienten mit intrakraniellen Blutungen unter Marcumartherapie bilden ein relativ homogenes Kollektiv und sind charakterisiert durch hohes Lebensalter (durchschnittlich > 60 J.) und häufig vorbestehende kardiovaskuläre Risikofaktoren, v. a. Hypertonus. Diese Faktoren sind in der Akutsituation nicht zu beeinflussen und bestimmen wesentlich die schlechte Prognose dieser Erkrankung [10]. Ein direkt vorausgegangenes Trauma findet sich selten, soll dann aber die Prognose negativ beeinflussen [1]. Marcumar-Überdosierungen werden ebenfalls selten diagnostiziert, etwa bei 20–33% der Patienten [6, 11]. Ihre Rolle in der Pathogenese und Prognose der Blutungskomplikationen bleibt ungeklärt. Eine Normalisierung der Gerinnungswerte unter gleichzeitiger Gabe von niedrigdosiertem Heparin bildet die Voraussetzung jeder Therapieform intrakranieller Blutungen. Überraschenderweise wurden sowohl in unserem Kollektiv [1] als auch in der Literatur keine resultierenden thromboembolischen Komplikationen beobachtet. Eine intensive konservative Therapie mit Kortikoiden und Osmotherapeutika bildet die Grundlage einer erfolgreichen Behandlung, scheint die insgesamt schlechte Gesamtprognose mit einer Letalität über 50% aber nicht entscheidend beeinflussen zu können [1].

Die besten Behandlungsergebnisse findet man in der Gruppe der operierten Patienten mit einer Gesamtletalität um 30% (Tabelle 2). In diesem Ergebnis schlägt sich offensichtlich die hohe Zahl der chirurgisch leicht angehbaren und somit prognostisch günstigeren meist chronischen Subduralhämatome nieder, die etwa 3/4 (72%) der Operationsindikationen bilden [7, 8, 9]. In unserem Gesamtkollektiv aller erfaßten Patienten beträgt der Anteil der Subduralhämatome jedoch lediglich 25% (11 von 44) [1], so daß bei der Bewertung der Operationsergebnisse von einer Selektion bezüglich Blutungslokalisation ausgegangen werden muß. Dies erlaubt keinen direkten Vergleich zwischen dem Kollektiv der Operierten und dem der Nicht-Operierten. Patienten mit intrazerebralen Blutungen haben offensichtlich auch nach einer Operation schlechte Erfolgsaussichten. So verstarben in der Untersuchung von Levy et al. [4] 6 von 7 Patienten mit intrazerebralen Hämatomen im Vergleich zu 2 von 14 Patienten mit Subduralhämatomen. In unserer Gruppe überlebten im Gegensatz dazu alle 3 Patienten mit Marklagerhämatomen, wobei die geringe Fallzahl jeweils nur beschränkte Schlußfolgerungen gestattet.

Stammganglienblutungen bilden aufgrund ihrer geringen Raumforderung in der Regel keine Operationsindikation oder werden aufgrund schwerster neurologischer Defizite nicht überlebt.

Den wichtigsten prognostischen Faktor stellt der neurologische Ausgangsbefund, insbesondere die Bewußtseinslage, dar. Von 8 wachen oder somnolenten Patienten überlebten in der von uns untersuchten Gruppe 7, von 5 komatösen Patienten lediglich 2. Eine analoge Feststellung läßt sich bei der Bewertung des neurologischen Befundes nach dem Yatsu-Score treffen. Diese Behauptung

Tabelle 2. Operationsergebnisse bei Patienten mit intrakraniellen Blutungen unter Marcumar

Autor	*Jahr*	*n*	*davon SDH*	*Letalität*	
Kase et al.	1985	5	–	2/5	(40%)
Krone et al.	1988	13	9	4/13	(30%)
Lévy et al.	1971	21	14	8/21	(38%)
Snyder et al.	1977	6	5	0/6	(0%)
Sreerama et al.	1973	10	10	1/10	(10%)
Wiener et al.	1962	6	6	3/6	(50%)
Gesamt		61	44 (72%)	18/61	(30%)

wird durch andere Arbeiten gestützt [1, 4, 5]. Es kann davon ausgegangen werden, daß 80% und mehr aller Patienten nach Eintritt eines Komas versterben [1, 5]. Daran scheinen auch operative Maßnahmen kaum etwas ändern zu können [4]. Umgekehrt bedeutet ein guter neurologischer Aufnahmebefund nicht zwangsläufig eine gute Prognose. Von diesen Patienten verstarben nach rein konservativer Behandlung immer noch 40% [1], während nach operativer Behandlung mit einer Ausnahme alle Patienten überlebten (88%).

Die insgesamt höhere Letalität von intrakraniellen Blutungen unter Antikoagulanzien (50–65%), verglichen mit anderen intrakraniellen Spontanblutungen (15–50%), wird mit der Ruptur kleinerer Gefäße als bei den hypertensiven Blutungen erklärt, die aufgrund der langsameren Hämatomakkumulation zu insgesamt größeren Hämatomvolumina führen soll [3]. Dieser Befund korreliert gut mit dem häufig protrahierten klinischen Verlauf und dem Vorliegen bereits oft großer Hämatome bei noch relativ geringfügigen klinischen Symptomen.

Trotz der geringen Fallzahlen lassen sich aus den vorliegenden Darstellungen tendenziell folgende Schlußfolgerungen ziehen:

1. Die Prognose intrakranieller Blutungen unter Marcumar ist mit einer Gesamtletalität zwischen 50 und 65% schlecht. Wesentlichen Anteil daran haben unbeeinflußbare Faktoren wie das hohe Durchschnittsalter der Betroffenen und vorbestehende Gefäßerkrankungen.
2. Operative Maßnahmen können die Letalität auf 30% absenken, wobei das Kollektiv operierter Patienten eine Selektion bezüglich der aufgrund ihrer Lokalisation leicht erreichbaren und prognostisch günstigeren oft chronischen Subduralhämatome darstellt.
3. Den wichtigsten prognostischen Faktor bildet der neurologische Ausgangsbefund. Komatöse Patienten versterben zu über 80%. Daran scheinen operative Maßnahmen wenig ändern zu können.
4. Da von den Patienten mit gutem neurologischen Ausgangsstatus nach rein konservativer Therapie immer noch 40% versterben, sollte eine operative Ausräumung erreichbarer Hämatome spätestens dann erfolgen, wenn eine Verschlechterung der Bewußtseinslage eintritt. Auch größere Marklagerhämatome sind durchaus mit Erfolg operabel.
5. Es gibt keine Hinweise für eine nach entsprechender Vorbehandlung erhöhte Nachblutungsbereitschaft oder gehäuftes Auftreten thromboembolischer Komplikationen.
6. Präventive Maßnahmen sind wirkungsvoller als therapeutische. Bei bis zu 80% antikoagulierter Patienten bestehe keine strenge Indikation für diese komplikationsträchtige Therapie [2, 6]. Besonders gefährdete Patienten sind Hypertoniker und Männer über 65 Jahre.

Literatur

1. Bogdahn U, Hahn G, Krone A, Martin R, Schuknecht B (1989) Prognostische Aspekte zerebraler Marcumar-Blutungen. (Im vorliegenden Band, S. 129–138)
2. Iizuka J (1972) Intracranial and intraspinal haematomas associated with anticoagulant therapy. Neurochirurgia (Stuttg) 1:15–25

3. Kase CS, Robinson RK, Stein RW et al (1985) Anticoagulant-related intracerebral hemorrhage. Neurology 35:943–948
4. Levy A, Stula D (1971) Neurochirurgische Aspekte bei Antikoagulantienblutungen im Zentralnervensystem. Dtsch Med Wochenschr 96:1043–1048
5. Moskopp D, Brassel F, Ries F (1987) Intrakranielle und intraspinale Blutungen unter Behandlung mit Cumarinderivaten. Klin Wochenschr 65:781–790
6. Reinhardt H, Huber E (1983) Intracranial hemorrhage associated with anticoagulation therapy. Adv Neurosurg 11:142
7. Snyder M, Renaudin J (1977) Intracranial hemorrhage associated with anticoagulation therapy. Surg Neurol 7:31–34
8. Sreerama V, Ivan LP, Dennery JM, Richard MT (1973) Neurosurgical complications of anticoagulant therapy. Canad Med Assoc J 108:305–307
9. Wiener LM, Nathanson M (1962) The relationship of subdural hematoma to anticoagulant therapy. Arch Neurol 6:282–286
10. Wintzen AR, de Jonge J, Loeliger EA, Bots GTAM (1984) The risk of intracerebral hemorrhage during oral anticoagulant treatment: A population study. Ann Neurol 16:553–558
11. Wintzen AR, Tijssen JGP (1982) Subdural hematoma and oral anticoagulant therapy. Arch Neurol 39:69–72

D. *Sinusthrombose/Trauma*

Venöse zerebrale Durchblutungsstörungen –
Diagnostik, therapeutische Möglichkeiten und Verlauf

U. Bogdahn, L. Mulfinger, W. Hassel, M. Ratzka und *H. G. Mertens*

Einleitung

Venöse zerebrale Durchblutungsstörungen werden immer durch Thrombosen der zerebralen Sinus, großen inneren Venen und/oder Brückenvenen verursacht. Anders als bei den Hirnarterien bilden die Hirnvenen (mit Ausnahme der Sinus) ein ausgiebiges, individuell sehr verschiedenes Kollateralsystem, so daß isolierte Thrombosen nicht unbedingt zu einer klinischen Symptomatik führen müssen. Klinisch imponieren meist subakut bis akut aufgetretene Kopfschmerzen, fokale oder meist sekundär generalisierte Krampfanfälle, sowie nach Lokalisation der Thrombose häufig multifokale neurologische Ausfälle. Das Krankheitsbild entwickelt sich langsam progredient oder in einer zweiten Gruppe von Patienten perakut.

Unkompensierte Störungen der zerebralen venösen Drainage führen zu einem lokalen Hirnödem, das wiederum den Druck auf die Venenwand erhöht und somit die Abflußstörung verstärkt. Zunächst fokale, später meist sekundär generalisierte zerebrale Krampfanfälle sind die nahezu regelmäßige Folge – auch hierunter erfolgt eine Verstärkung des Hirnödems. Hinzu kommt eine rasch einsetzende Störung der Liquorreabsorption im Bereich des Sinus sagittalis superior mit konsekutiver Erhöhung des interstitiellen Gewebsdruckes und Liquordruckes. Im weiteren Krankheitsverlauf entwickelt sich dann ein generalisiertes Hirnödem, häufig mit venösen Stauungsblutungen im Bereich des Mark-Rinden-Bandes, zunehmend größeren Hämorrhagien und blutigem Liquor. Wird der venöse Abfluß nicht spontan oder medikamentös rekanalisiert, kommt es zur zerebralen Herniation durch Hirnödem und – meist multiple – Hämorrhagien.

Da restriktive Therapiemaßnahmen – angesichts einer angeblich günstigen Prognose – bzw. eine operative Entlastung (Trepanation) nur zu unbefriedigenden Therapieergebnissen führten [17, 25], waren zumindest die aggressive Behandlung des Hirnödems (Hyperventilation, Osmotherapeutika) sowie die konsequente Antikonvulsion rasch als effektive Maßnahmen akzeptiert [21, 24]. Eine ganze Reihe von Autoren trat für die zusätzliche Anwendung von Heparin im Frühstadium der Erkrankung ein [6, 10, 12, 15, 18, 27], um eine weitere Thrombosierung zu verhindern. Andere Autoren rieten jedoch unter dem Eindruck häufiger zerebraler Blutungen zu Beginn der Erkrankung von einer Antikoagulation ab [26].

Die Anwendung thrombolytischer Substanzen schien attraktiv, um die Rekanalisierung des zerebralen Venensystems zu fördern, die Gefahr sekundärer Einblutungen wurde hoch eingeschätzt. Da die Verläufe bei rasch progredientem klinischem Bild unter alleiniger Heparinisierung häufig enttäuschend waren, entschlossen wir uns hierbei zum Einsatz einer zusätzlichen thrombolytischen Therapie [8]. Mit der vorliegenden Arbeit sollte insbesondere den Fragen nachgegangen werden:

1. Können thrombolytische Substanzen sicher bei zerebralen Venenthrombosen eingesetzt werden?
2. Gibt es ein Patientenkollektiv, das von einer zusätzlichen thrombolytischen Therapie profitiert – kann deren Prognose verbessert werden?
3. Gibt es Kriterien, die die Indikation zu einer differenzierten Therapie erleichtern? Hierzu wurden zusätzlich zu den eigenen Ergebnissen 167 gut dokumentierte Fälle der Literatur analysiert.

Patienten

Unser Patientenkollektiv bestand aus 4 Männern und 23 Frauen mit einem mittleren Alter von 35,7 (± 12,8) Jahren. Die klinische Symptomatik war durch Krampfanfälle, Kopfschmerzen, Bewußtseinstrübung, Halbseitensymptomatik, Zeichen der intrakraniellen Drucksteigerung und Meningismus gekennzeichnet. Das klinische Bild wurde mittels einer modifizierten Hunt-Hess-Skala erfaßt (s. Tabelle 5).

Methodik

Neuroradiologie

Bei 23 Patienten wurde eine zerebrale Angiographie durchgeführt (Seldinger-Technik, frühere Patienten mit retrograder Brachialisfüllung): als direkter Nachweis eines thrombosierten Sinus galt die Nichtdarstellung des betroffenen Sinus bzw. der Brückenvenen. Indirekt wiesen verlangsamter Kontrasmittelfluß, Zeichen der Raumforderung, venöse Stauung, Umkehr der venösen Drainage (Wasserscheide), atypische Kollateralen, Spiralvenen, sowie eine transmedulläre intraextrakranielle Drainage, auf die Thrombose hin. Bei 3 Patienten mit Kavernosussyndrom konnte die orbitale Phlebographie die Diagnose bestätigen. Bei 23 Patienten konnte die kraniale Computertomographie (CCT) eingesetzt werden (Nativ und nach KM-Gabe). Typische Zeichen der Sinusthrombose waren „dense triangle sign", „empty triangle sign", thrombosierte zentrale oder kortikale Venen; als indirekte Zeichen wurden lokales (häufig multifokales) kortikales Ödem, subkortikale Hämorrhagien, gyrale Hyperämie, „tentorial hypervascularity" gewertet. Als CCT-Nachweis wurde lediglich ein abnorm dichter Sinus (> 80 HU, nativ) anerkannt, bei Verschwinden dann aber auch als Wiedereröffnung eingestuft). Bei insgesamt 3 Patienten genügte die Verlaufsbeobachtung des CCT nicht, um eine Rekanalisierung der Sinus zu dokumentieren, so daß ein Reangiogramm notwendig wurde. Die Behandlungsergebnisse wurden klinisch („outcome score") und mittels CCT und EEG dokumentiert.

Laborchemie

Es wurden Thrombinzeit, partielle Thromboplastinzeit, Thrombozyten, nicht regelmäßig das Thrombelastogramm erfaßt. Seit 1986 wurden Antithrombin III und Protein C bestimmt.

Behandlungsregime

Alle Patienten erhielten eine antikonvulsive (Hydantoine oder Carbamazepin und antiödematöse (Osmotherapie, z. T. Hyperventilation und Beatmung) Therapie sowie symptomatische Behandlung unter Intensivpflegebedingungen. 19 Patienten wurden zusätzlich für 14–28 Tage heparinisiert (15000–40000 I.E./24 h, 2,5–3mal TZ); 7 Patienten erhielten initial für 1–3 Tage eine thrombolytische Therapie mit Strepto- bzw. Urokinase (SK initial 250000 I.E. über 15 min, dann 100000 I.E./h bis zu 72 h, UK initial 4400 I.E./kg über 10 min, dann wie SK). Der Therapieverlauf unter Lyse wurde mittels Thrombinzeit und Fibrinogenbestimmung überwacht (nicht < 50 mg/dl). Nach Lysetherapie wurde eine Heparinisierung (s. oben) angeschlossen sowie das Ergebnis der Thrombolysetherapie dokumentiert. Die Auswahl der Patienten für eine zusätzliche Lysetherapie wurde entsprechend der Tabelle 6 getroffen, wenn die Symptomatik nicht länger als 48 h bestand. Die Nachbehandlung aller Patienten erfolgte bei 8 mittels Thrombozytenaggregationshemmern und bei 13 Patienten mit Cumarinen (heute eher die Ausnahme).

Ergebnisse

Neuroradiologie

Die Ergebnisse der CCT-Untersuchungen werden in Tabelle 1 wiedergegeben; differentialdiagnostische Schwierigkeiten ergaben sich gegenüber der Subarachnoidalblutung, arterieller Ischämie sowie hämorrhagischen Infarkten. Selbst bei Kenntnis des Angiographiebefundes ließ sich in 4 von 23 CCT der thrombosierte Sinus nicht nachweisen. Bei weiteren 11 Patienten konnte die Diagnose mittels CCT und klinischer Symptomatik gestellt werden. Angiographisch ließ sich die Thrombose bei 21 Patienten in den Sinus sagittalis superior (91%), den Sinus transversus (n = 16, 70%), den Sinus rectus (n = 8, 35%), den Sinus cavernosus (n = 3, 13%) und den Sinus sagittalis inferior (n = 3, 13%) lokalisieren. Nur bei 1 Patienten fand sich lediglich nur 1 thrombosiertes Gefäß.

150   U. Bogdahn et al.

Tabelle 1. Computertomographische Befunde bei Sinusthrombose (n = 23)

Ödem (partiell multifokal) mit Einblutungen	n = 13
Hyperdenser Sinus sagittalis superior	n = 12
Hyperdenser Confluens sinuum, Sinus transversus	n = 11
Lokales Ödem ohne Einblutungen	n = 8
Generalisiertes Hirnödem	n = 8
„empty triangle" sign	n = 6

Kombinierte CT-Befunde

Hyperdenser Sinus + Hirnödem	n = 10
Hyperdenser Sinus sagittalis superior/Sinus transversus	n = 8
Ödem mit und ohne Einblutungen	n = 7

CT ohne diagnostische Relevanz	n = 4

Modifizierte Hunt-Hess-Skala für die zerebrale Sinusthrombose

Da es bisher für die differenzierte Therapie der Sinusthrombose keine Hilfsmittel zur Indikationsstellung gibt, haben wir die Hunt-Hess-Skala [21] modifiziert. In einer retrospektiven Untersuchung korrelierten die Skalenwerte von 19 Patienten bezüglich der Hunt-Hess-Skala gut mit den angiographischen Befunden (lineare Regression, r = 0,69), wenn die Angiographiebefunde mit einem Angio-Score ausgewertet wurden.

Therapie

Bei 19 primär mit Heparin behandelten Patienten gab es 5 Todesfälle (Tabelle 2): 2 Patienten verstarben an der Thrombose (Hunt-Hess Gr. V), 2 an der Grunderkrankung, 1 weiterer Patient verstarb an der Thrombose (Hunt-Hess Gr. V), ohne jedoch ein Minimum Heparin in 12 h erhalten zu haben.

Tabelle 2. Ergebnisse der Heparintherapie bei Sinusthrombose (n = 19)

Komplette Restitution	10/19
Therapiebedingte Blutung	1/19
Exitus (Thrombose n = 2, Grunderkrankung n = 2)	4/19
verstorben, nicht evaluierbar	1/19
Thromboserezidiv	2/19
Inkomplette Restitutio	7/19
kleine Restparese	5/7
mnestische Störungen	2/7
Krampfanfälle	1/7
neuroophthalmologische Symptome	1/7
Ataxie	1/7

Einmal kam es im Verlauf der Heparintherapie zu einer Zunahme einer bereits bestehenden intrazerebralen Blutung ohne klinisches Korrelat; bei 12 Patienten bestanden vor Therapiebeginn mehr oder minder starke Einblutungen, die sich bei 11 Patienten resorbierten. Es gab bei einer Wochenbettpatientin unter Heparin 2mal ein Rezidiv – leider konnte zum damaligen Zeitpunkt AT III noch nicht bestimmt werden (anschließende Thrombolyse). Bei 10 Patienten ergab sich unter Heparin eine komplette, bei 7 eine inkomplette Rekonstitution.

Thrombolytische Therapie

Bei 7 primär oder nach Rezidiv mit Thrombolytika behandelten Patienten (Tabelle 3) gab es nur 1mal eine lysebedingte Einblutung, die eine über ein 1/2 Jahr bestehende Tetraspastik hinterließ; hier wurde irrtümlich initial an eine Subarachnoidalblutung gedacht und mit Epsilon-Aminocapronsäure behandelt. Präexistente Blutungen wurden immer als Kontraindikation für eine Lysetherapie betrachtet. Im übrigen kam es zu 5 vollständigen und 1 inkompletten Rekonstitution.

Tabelle 3. Ergebnisse der thrombolytischen Therapie bei Sinusthrombose (n = 7)

Komplette Restitution	5/7
Therapiebedingte intrakranielle Blutung	1/7
Restitution inkomplett	2/7
tetraspastisch (für 1/2 Jahr)	1/2
Augenmotilitätsstörung	1/2

Vergleich der Therapieergebnisse

Die beiden Behandlungsformen wurden nochmals anhand verschiedener Parameter verglichen, da es sich um eine retrospektive Untersuchung handelt. Beide Gruppen waren hinsichtlich des Hunt-Hess-Grades und des Angiographiebefundes vergleichbar, wobei die Lysegruppe eher noch etwas schlechter abschnitt. Die Therapieergebnisse lassen sich mittels „outcome score" auswerten, wobei hier deutliche Vorteile der Lysegruppe zu erkennen sind (nicht signifikant), obwohl diese im Ausgangs-Patientengut eher prognostisch ungünstiger zusammengesetzt ist. Lysierte Patienten hatten ein besseres Langzeitergebnis und die geringere Mortalität. Dies galt besonders für Patienten mit Hunt-Hess-Grad IV und V.

Literaturübersicht

Um bei dem seltenen und heterogenen Krankheitsbild der Sinusthrombose eine größere Sicherheit in der therapeutischen Entscheidung zu erlangen, wurden abschließend die Literaturdaten gemeinsam mit den eigenen analysiert.

Tabelle 4. Übersicht der Behandlungsergebnisse bei Sinusthrombosen – Literatur (n = 194)

Behandlung	n	Exitus	Residual-symptome	Komplette Restitutio	Referenz
Supportiv	64	40 (62,5%)	?	24? (37,5%)	[1, 24, 25, 30]
Chir. Dekomp.	32	14 (43,8%)	18 (56,2%)	–	[25]
Symptomatisch	41	13 (31,7%)	11 (26,8%)	17 (41,5%)	[18, 23, 25]
Zus. Heparin	32	5 (15,6%)	10 (30,3%)	17 (53,1%)	[6, 10, 12, 15, 18, 20, 27]
Thrombolyt. Therapie	25	–	8 (32,0%)	17 (68,0%)	[1, 6, 11, 16, 27, 30]

Um einmal den spontanen Verlauf des Krankheitsbildes klarzustellen, wurden auch Literaturstudien zur rein supportiven Therapie [1, 24, 25, 30] erfaßt, obwohl einzelne Daten hierzu schon etwas überaltert scheinen. Nur 37,5% der Patienten überlebten, wobei über die neurologische Restsymptomatik keine Angaben vorliegen. Die chirurgische Therapie ist heute ebenso verlassen, von 43,8% überlebenden Patienten hatten nur wenige eine vollständige neurologische Restitutio [25]. Unter symptomatischer Therapie kam es zu einem ersten therapeutischen Durchbruch mit 68,3% Überlebenden (41,5% vollständige Remission) [18, 23, 25]. Die nun zusätzliche Gabe von Heparin [5, 6, 10, 12, 15, 18, 20] erbrachte 84,3% Überlebende und schließlich die weiterhin zusätzliche Anwendung einer initialen thrombolytischen Therapie [1, 5, 6, 11, 16, 27, 30] keine Restmortalität (Tabelle 4).

Diskussion

Die Diagnostik der zerebralen Sinusthrombose wird durch eine Reihe klinischer Eigenheiten der Erkrankung sowie der Interpretation technischer Befunde erschwert. Die Entwicklung des typischen klinischen Syndroms kann durch eine langsame Progression und z. T. spontane Remissionen charakterisiert sein; dies liegt im wesentlichen an der großen individuellen Variationsbreite des zerebralen venösen Systems und seiner möglichen Kollateralen, sowie an spontanen thrombolytischen Ereignissen. Daher sollte bei der klinischen Konstellation [9, 24] aus oligo-/polytoper neurologischer Symptomatik, Veränderung der Bewußtseinslage, Krampfanfällen und heftigen Kopfschmerzen an die Sinusthrombose gedacht werden.

Aus der CCT lassen sich direkte und indirekte Hinweise [32] für eine Sinusthrombose ableiten; obwohl wir mit deren Anwendung in allen unseren letzten Fällen die Diagnose frühzeitig stellen konnten, gibt es immer wieder normale CCT-Befunde [8, 26, 29], auch bei retrospektiver Analyse unter Kenntnis des Angiographiebefundes. Das CCT kann daher die Angiographie nicht ersetzen, was von der Kernspintomographie nicht ohne weiteres gesagt werden kann – hier sind allerdings die Erfahrungen noch sehr gering. Das CCT

Tabelle 5. Modifizierte Hunt-Hess-Skala für die prognostische Einschätzung der Sinusthrombose

Grad	Beschreibung
0	Zufallsbefund (Angiographie) geringe Kopfschmerzen
1	einmaliger Krampfanfall und/oder geringe Kopfschmerzen, Symptome 2+ Wochen, keine neurol. Ausfälle, Papillenödem (< 2 dpt)
2	2+ Anfälle und/oder mäßige/heftige Kopfschmerzen, keine fixierten neurologischen Ausfälle, Papillenödem (> 2 dpt)
3	somnolent, verwirrt, Anfälle, Kopfschmerzen, fokale neurologische Ausfälle, Symptome gewöhnlich < 2 Wochen
4	Stupor und/oder gravierende neurologische Ausfälle (Hemiplegie, Aphasie), sonst wie Gr. III; oder Status epilepticus und sonst wie Gr. II oder III
5	Koma, respiratorische Insuffizienz, Dezerebrationszeichen

kann jedoch bestens zur Verlaufsbeobachtung und Dokumentation der Rekanalisierung [5, 6] sowie in der Differentialdiagnose [7, 20, 30] eingesetzt werden. Zur Angiographie hat sich uns die arterielle DSA (Seldinger-Technik) am besten bewährt; die intravenöse DSA wird von einigen Autoren favorisiert [2], erschien uns jedoch nicht ausreichend zuverlässig.

Da es in der Indikationsstellung zu den möglichen therapeutischen Maßnahmen bei der Sinusthrombose erhebliche Meinungsverschiedenheiten gibt, die bisher mit größeren Therapiestudien nicht ausgeräumt werden konnten, und da es sich um eine vorwiegend kortikale bzw. zentrobasale Erkrankung handelt (ähnlich der Subarachnoidalblutung), haben wir ein modifiziertes Hunt-Hess-Grading-System vorgeschlagen (Tabelle 5) [22]. Dies scheint jedoch einigen prognostischen Wert zu haben: Immerhin konnten wir bei den relativ kleinen Patientenzahlen eine gute Korrelation des Hunt-Hess-Grades mit dem Angiographiebefund feststellen; da es keine unbehandelten Patienten mehr gibt, ist eine Korrelation mit dem klinischen Endergebnis schwierig – allerdings sind Patienten mit Hunt-Hess-Grad IV oder V doch sehr häufig mit einer schlechten Prognose behaftet.

Von den Kritikern einer aggressiven Therapie der Sinusthrombose wird immer wieder der angeblich so gute Spontanverlauf zitiert; in unserer Zusammenstellung läßt sich ein solcher benigner Verlauf bei supportiver Therapie nicht bestätigen (Tabelle 4). Der große therapeutische Erfolg einer rein symptomatischen Therapie (Antikonvulsiva, antiödematöse Behandlung mit Mannit/Sorbit/Glyzerin) spricht für dieses therapeutische Konzept auch dann, wenn es im Einzelfall vielleicht noch nicht zu Krampfanfällen gekommen ist. Eine chirurgische Dekompression in Extremfällen wird immer wieder diskutiert, hat aber sicherlich heute keine Berechtigung mehr [17], ganz im Gegensatz zur antibiotischen Therapie bei septischer Thrombose, die völlig unangefochten ist.

Aus unserer eigenen Erfahrung [5, 6] erbrachte die zusätzliche Anwendung von Heparin keine erhöhte Morbidität und Mortalität; letztere betrug bei uns unter Heparin rund 10%, in der Literatur 15,6% [10, 12, 20, 27], was einer weiteren Halbierung der Mortalität unter rein symptomatischer Therapie gleichkommt. Eine kürzlich durchgeführte placebokontrollierte Studie mußte abgebrochen werden, da die Heparin-behandelte Gruppe eine signifikante Überlegenheit zeigte [13]. Wesentliche Argumente gegen eine Anwendung von Heparin waren das mögliche Auftreten zerebraler Blutungen sowie die Verstärkung bereits vorbestehender Hämorrhagien. In unserer eigenen Serie fanden sich immerhin bei 12 Patienten vor Therapie intraparenchymatöse Blutungen, die sich jedoch unter Heparintherapie vollständig resorbierten, ähnlich den Befunden von Halpern et al. [20]; bei einem Patienten kam es zu einer temporären, klinisch nichtrelevanten Vergrößerung, ebenso letztendlich mit Resorption. Auch das Vorliegen einer „septischen" Thrombose spricht nicht gegen die Anwendung von Heparin [5, 6, 30].

Mögliche Blutungskomplikationen sind das Hauptargument gegen den Einsatz von thrombolytischen Substanzen bei der Sinusthrombose; unsere eigenen Erfahrungen und die der Literatur [5, 6, 11, 16, 27, 30] sprechen zunächst einmal für die Sicherheit dieser Behandlung, insbesondere wenn auch die Kontraindikationen (insbesondere ZNS-Blutungen, vorausgehende ZNS-Pathologie) streng beachtet wurden. Da es sich jedoch immer um Einzelfallbeschreibungen handelt, ist eine klare Richtlinie hinsichtlich Substanz, Dosis und Applikationsdauer nicht möglich. Allerdings scheint – analog dem Vorgehen bei peripheren venösen Thrombosen – die Anwendung über einen längeren Zeitraum (1–3 Tage) und mit niedrigerer Dosis als in der arteriellen Therapie sinnvoll. Insbesondere jüngste Erfahrungen mit rekombinantem TPA (unveröffentlicht) scheinen diesen Eindruck zu bestätigen. Obwohl es im Einzelfall schwierig sein kann, den Beginn der Erkrankung festzulegen, sollten desweiteren nur Patienten, bei denen der akute Beginn nicht länger als 48 h zurückliegt, thrombolytisch behandelt werden. In der Festlegung des Erkrankungsbeginnes kann die NMR-Tomografie helfen.

Da wir keine kontrollierte Studie vorlegen konnten, waren wir naturgemäß an einem Vergleich der Heparin- bzw. thrombolytisch behandelten Patienten interessiert. Es zeigte sich hierbei, daß beide Gruppen sowohl hinsichtlich klinischem Befund, als auch angiographisch dokumentierter Ausdehnung der Thrombose relativ gut vergleichbar waren. Im Endergebnis schnitten jedoch die thrombolytisch behandelten Patienten besser ab, dies galt insbesondere für Patienten mit Hunt-Hess-Graden IV und V. Dies bestätigt die in Tabelle 4 zusammengestellten Literaturdaten, und läßt in Zusammenschau mit letzteren zumindest zwei Feststellungen zu:

1. Die korrekt durchgeführte thrombolytische Therapie ist mindestens so sicher wie eine Heparinbehandlung;
2. insbesondere in prognostisch ungünstigen Fällen scheint die thrombolytische Therapie effektiver zu sein und mit einer deutlich niedrigeren Mortalität belastet zu sein.

Um nun eine Indikationsstellung für die Heparin- bzw. Thrombolysetherapie zu erarbeiten, müssen prognostische Kriterien berücksichtigt werden. In Übereinstimmung mit Gates u. Barnett [17] scheinen eine sich rasch entwickelnde Symptomatik sowie frühe Bewußtseinsstörungen [10, 11, 19, 28] mit einer

Tabelle 6. Vorschläge zur Indikationsstellung der vasoaktiven Therapie bei Sinusthrombose

Nur Heparin	Thrombolytische Therapie
– Hunt/Hess 0, I, II	– Hunt/Hess (III), IV–V ausgedehnte Thrombose in der Angiographie bei Gr. II
– Kontraindikationen für Lyse Therapie – Bell e. a. (incl. CNS Tumoren, Enzephalitis, ZNS-Blutungen)	– drohender Visusverlust bei Kavernousthrombose
– Postpartum Sinusthrombose (in Kooperation mit Gynäkologen)	– Thromboserezidiv oder Progression unter Heparin

schlechten Prognose behaftet zu sein. Gleiches gilt für den rasch auftretenden Visusverlust bei Kavernosusthrombosen [5]. Völlig unklar ist die prognostische Einschätzung der postpartalen Sinusthrombosen, wobei wir eher den Eindruck einer ernsten Prognose haben. Wenn unter diesen Bedingungen weitere Kontraindikationen [4] und computertomographisch sekundäre Einblutungen ausgeschlossen sind, die Symptomatik nicht länger als 48 h besteht und es sich um ein Hunt-Hess-Grad (III) IV–V handelt, würden wir daher zu einer Lysetherapie neigen. Andernfalls sollte man sich für die therapeutische Heparinisierung entscheiden (Tabelle 6).

Zusammenfassend kann somit festgestellt werden, daß sowohl die Heparinisierung, als auch die thrombolytische Therapie der Sinusthrombose effektive und sichere Therapien darstellen, die die Prognose der Erkrankung entscheidend verbessert haben. Zur prognostischen Einschätzung hat sich uns hierbei insbesondere eine modifizierte Hunt-Hess-Skala bewährt. Der Stellenwert einzelner thrombolytischer Substanzen ist noch unklar, insbesondere auch der der neuen fibrinspezifischen Substanzen, ebenso wie Dosis und Applikationsdauer. Hier können in Zukunft bei der Seltenheit der Erkrankung nur multizentrische Untersuchungen eine einheitliche Therapieempfehlung ermöglichen.

Zusammenfassung

Wir berichten über eigene Erfahrungen mit 27 Patienten, bei denen eine zerebrale Sinusthrombose nachgewiesen werden konnte. Die Diagnostik erfolgte über die kraniale Computertomographie (CCT) und zerebrale Angiographie (DSA), wobei der Sinus sagittalis superior am häufigsten betroffen war (n = 20). In der Mehrzahl der Fälle (Männer:Frauen ≈ 1:10) konnte die Erkrankung auf die Gravidität, das Wochenbett oder die Einnahme von Kontrazeptiva zurückgeführt werden. 7 Patienten wurden initial thrombolytisch (Streptokinase bzw. Urokinase) behandelt, 20 Patienten erhielten lediglich eine Heparintherapie. Sowohl hinsichtlich des klinischen Befundes (mittlerer Hunt-Hess-Score 3,85 versus 3,78) als auch das angiographischen Befundes (mittlerer Angio-Score 4,57 versus 4,1) hatte die thrombolytisch behandelte

Gruppe geringfügig schlechtere Ausgangsbedingungen; im klinischen Endergebnis (Glasgow-Outcome-Score 0,57 versus 1,85) und der erkrankungsbedingten Mortalität (0/7 versus 3/20) war die thrombolytisch behandelte Gruppe jedoch überlegen. Gemeinsam mit den eigenen Fällen wurden 167 angiographisch gesicherte Fälle der Weltliteratur hinsichtlich der Therapieergebnisse analysiert: supportive Therapiemaßnahmen erbrachten eine Mortalität von 62,5%, eine symptomatische Therapie (Antikonvulsiva, Behandlung des Hirnödems) führte zu 31,7%; die zusätzliche Gabe von Heparin erniedrigte die Mortalität auf 15,6%, unter korrekt durchgeführter thrombolytischer Behandlung ergab sich keine erkrankungsbedingte Mortalität. Behandlungsbedingte intrazerebrale Hämatome spielten bei beiden Therapiegruppen keine wesentliche Rolle – vorbestehende Hämatome waren für die Thrombolyse eine Kontraindikation bzw. wurden unter Heparin resorbiert. Basierend auf diesen Ergebnissen schlagen wir vor, blande verlaufende zerebrale Venenthrombosen (Hunt-Hess-Score 1–2) und solche mit Kontraindikationen für eine Thrombolyse neben der symptomatischen Therapie zu heparinisieren; Patienten mit einem schwer verlaufenden Krankheitsbild (Hunt-Hess-Score 3–5), einer Dauer der klinischen Symptomatik nicht wesentlich länger als 48 h und fehlenden Kontraindikationen (insbesondere ZNS-Blutungen) sollten initial eine thrombolytische Therapie erhalten, um dann ebenfalls für mindestens 14 Tage heparinisiert zu werden. Weitere Erfahrungen müssen zeigen, ob die neuen thrombusspezifischen Thrombolytika hier eine besondere Indikation haben.

Literatur

1. Atkinson EA, Fairburn B, Heathfield KWG (1970) Intracranial venous thrombosis as complication of oral contraception. Lancet I:914–918
2. Barnes BD, Brant-Zawatzki M, Mentzer W (1983) Digital subtraction angiography in the diagnosis of superior sagittal sinus thrombosis. Neurology 33:508–512
3. Barnett HJM, Hyland HH (1953) Non-infective intracranial venous thrombosis. Brain 76:36–48
4. Bell WR (1979) Guidelines for the use of thrombolytic agents. N Engl J Med 301:1266–1270
5. Bogdahn U, Fuhrmeister U, Dommasch D, Rohkamm R, Wodarz R, Eilles C (1981) Intracranial venous sinus thrombosis: Treatment with heparin or thrombolytic agents. In: Trübestein G (ed) Urokinase therapy. Schattauer. Stuttgart, pp 151–161
6. Bogdahn U, Fuhrmeister U, Dommasch D (1983) Treatment of cerebral venous thrombosis. In: Trübestein G (ed) Fibrinolytic Therapy. Schattauer. Stuttgart pp 299–303
7. Brant-Zawadzki M, Chang ZY, McCarty GE (1982) Computed tomography in dural sinus thrombosis. Arch Neurol 39:446–452
8. Brismar J (1980) Computer tomography in superior sagittal sinus thrombosis. Acta Radiol Diagn 21:321
9. Burkhardt S, Regli F (1964) EEG-Veränderungen bei 27 Fällen von zerebraler Thrombophlebitis. Schweiz Arch Neurol Psychiat 94:1–14
10. Castaigne P, Laplane D, Bousser MG (1977) Superior sagittal sinus thrombosis. Letter to the editor. Arch Neurol 34:788–789
11. DiRocco C, Iannell A, Leone G, Moschini M, Valori VM (1981) Heparin-urokinase treatment in aseptic dural sinus thrombosis. Arch Neurol 38:431–435
12. Dörstelmann D, Dobiasch H, Mattes W, Reuther R (1981) Hirnvenen- und Sinusthrombose. Ein Beitrag zur Antikoagulantienbehandlung. Nervenarzt 52:243–246
13. Einhäupl EB (unpublished results)

14. Evans RW, Patten BM (1982) Trichinosis associated with superior sagittal sinus thrombosis. Ann Neurol 11 (2):216–217
15. Fairburn B (1973) Intracranial venous thrombosis complicating oral contraception: Treatment by anticoagulant drugs. Br Med J 2:647
16. Fletcher AP, Alkjaersig N (1977) Use of urokinase therapy in cerebrovascular disease. In: Paoletti R, Sherry S (eds) Thrombosis and urokinase. Academic Press, London, pp 203–215
17. Gates PC, Barnett HJM (1977) Venous disease: Cortical veins and sinuses. In: Barnett HJM et al (eds) Stroke. Churchill Livingstone, pp 731–743
18. Gettelfinger DM, Kokmen E (1977) Superior sagittal sinus thrombosis. Arch Neurol 34:2–6
19. Girard DE, Reuler JB, Mayer BS, Nardone DA, Jendrzejewski J (1980) Cerebral venous sinus thrombosis due to indwelling transvenous pacemaker catheter. Arch Neurol 37:113–118
20. Halpern JP, Morris JGL, Driscoll GL (1984) Anticoagulant and cerebral venous thrombosis. Aust NZ J Med 14:643–648
21. Huhn A, Gänshirt H (1972) Klinik der venösen Abflußstörungen des Gehirns. In: Gänshirt H (Hrsg) Der Hirnkreislauf. Thieme, Stuttgart, S 651–679
22. Hunt WE, Hess RM (1968) Surgical risk as related to time of intervention in the repair of intracranial aneurysms. J Neurosurg 28:14
23. Imai WK, Everhart FR, Sanders JM (1982) Cerebral venous sinus thrombosis: Report of a case and review of the literature. Pediatrics 70:965–970
24. Krayenbühl HA (1967) Cerebral venous and sinus thrombosis. Clin Neurosurg 14:1–24
25. Napgal RD (1983) Dural sinus and cerebral venous thrombosis. Neurosurg Rev 6:155–160
26. Rao KCVG, Knipp HC, Wagner EJ (1981) Computed tomographic findings in cerebral sinus and venous thrombosis. Raiology 140:391
27. Rousseaux P, Bernard MH, Scherpereel B, Morel M, Guyot JF (1977) Thrombose des sinus veineux intra-crâniens après prise d'estro-progestatifs. Nouv Presse Med 6:2049–2054
28. Shiozawa Z, Yamada H, Mabuchi C (1982) Superior sagittal sinus thrombosis associated with androgen therapy for hypoplastic anemia. Ann Neurol 12:578–583
29. Sigsbee B, Rottenberg DA (1978) Sagittal sinus thrombosis as a complication of regional enteritis. Ann Neurol 3:450
30. Vines FS, Davis DO (1971) Clinical-radiological correlation in cerebral venous occlusive disease. Radiology 98:9–22
31. Wendling LR (1978) Intracranial venous sinus thrombosis: Diagnosis suggested by computed tomography. AJR 130:978–982
32. Wodarz R, Ratzka M, Nadjmi M (1982) Zur Sicherheit der CT-Diagnose bei zerebralen Sinusthrombosen. Radiologe 22:383–388

Computertomographische Befunde und klinischer Verlauf bei infratentoriellen Traumen

B. Eppinger und *M. Schumacher*

Einleitung

In seinen experimentellen Untersuchungen über gedeckte Schädel-Hirn-Traumen konnte Unterharnscheidt [7, 9] die bereits früher von Spatz [8] autoptisch beschriebenen traumatischen Prädilektionsorte der fronto-orbitalen und temporo-polaren Hirnrinde bestätigen. Er fand jedoch auch bei primär supratentoriellen Traumen in Abhängigkeit von der Stoßrichtung und der Gewaltstärke Läsionen an Kleinhirn und Hirnstamm. Erst routinemäßige CT-Untersuchungen Schädel-Hirn-Verletzter zeigten die Vielfalt möglicher Schädigungsmuster des Gehirns [1, 4, 5], vereinfachten die Indikationsstellung zu neurochirurgischen Interventionen wesentlich und machten prognostische Aussagen möglich. Nur wenige Untersuchungen liegen über infratentorielle Verletzungen vor. Häufigkeitsangaben über infratentorielle Traumen reichen von nur kursorischen Erwähnungen [3] bis zu 30% [2, 6, 10]. Dies mag zum einen an der durch Artefakteinstrahlung begrenzten Aussagekraft des CT im Bereich der hinteren Schädelgrube liegen. Zum anderen scheinen primäre strukturelle Schädigungen an Kleinhirn und Hirnstamm durch die besonderen anatomischen Bedingungen der hinteren Schädelgrube seltener zu sein als supratentorielle Verletzungen.

Patientenauswahl und Methode

436 im Zeitraum von 2 1/4 Jahren in der Chirurgischen Universitätsklinik Freiburg aufgenommene Patienten mit frischen Hirntraumen wurden computertomographisch untersucht.

Unter den 436 Patienten fanden sich 32 (7,2%) mit infratentoriellen Verletzungen. Berücksichtigt wurden nur primäre, nicht sekundär durch Hirnödem und transtentorielle Herniation bei supratentoriellen Verletzungen entstandene Kleinhirn- und Hirnstammläsionen. In keinem der Fälle lagen enggeführte Vergrößerungsschichten durch die hintere Schädelgrube vor, sondern ausschließlich 8-mm-Schichten. Klinischer Aufnahmestatus, Verlauf und die Spätergebnisse nach Entlassung wurden aufgrund neurologischer Konsiliarbefunde im Rahmen der stationären Behandlung und ambulanten Nachbetreuung erhoben.

Ergebnisse

Es konnten fünf unterschiedliche Schädigungstypen differenziert werden. Am häufigsten lagen traumatische Subarachnoidalblutungen vor (n = 9) (Abb. 1). Okzipitale Epiduralhämatome (Abb. 2) und Kontusionsherde von Kleinhirn und Hirnstamm (Abb. 3) fanden sich in jeweils 8 Fällen. 5mal beobachteten wir Tamponaden des IV. Ventrikels und 2mal subependymale Rhexisblutungen in Wand und Plexus des IV. Ventrikels.

Neben der Art der Traumafolgen wurden auch der Ort der primären Gewalteinwirkung und knöcherne Begleitverletzungen berücksichtigt. Als Hinweis auf

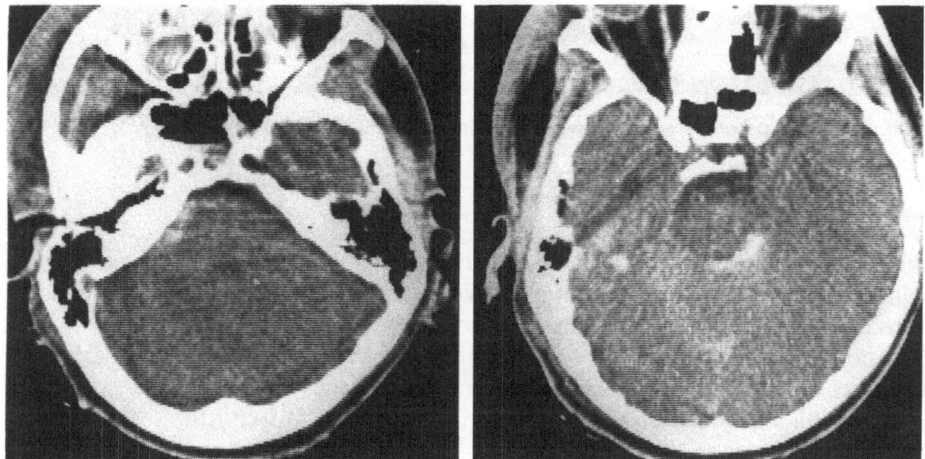

Abb. 1. Traumatische Subarachnoidalblutung der infratentoriellen und peripedunkulären Zisternen

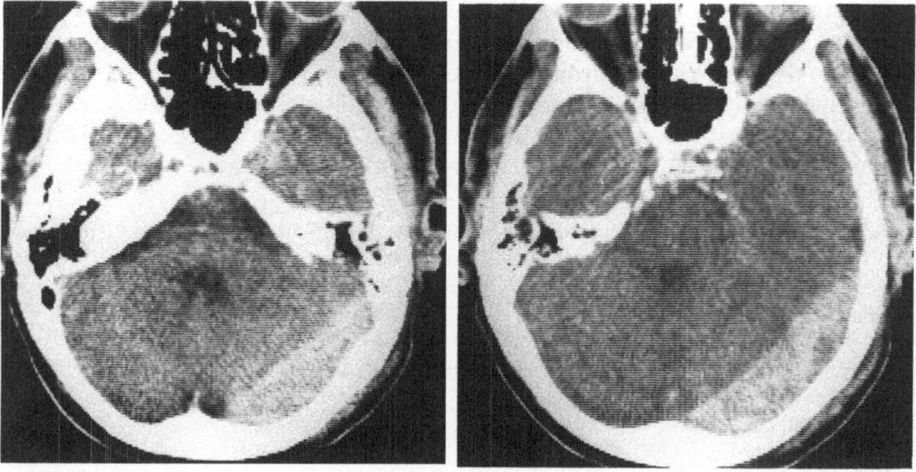

Abb. 2. Ausgedehntes, kombiniert supra- und infratentorielles Epiduralhämatom ohne begleitende Schädelfraktur

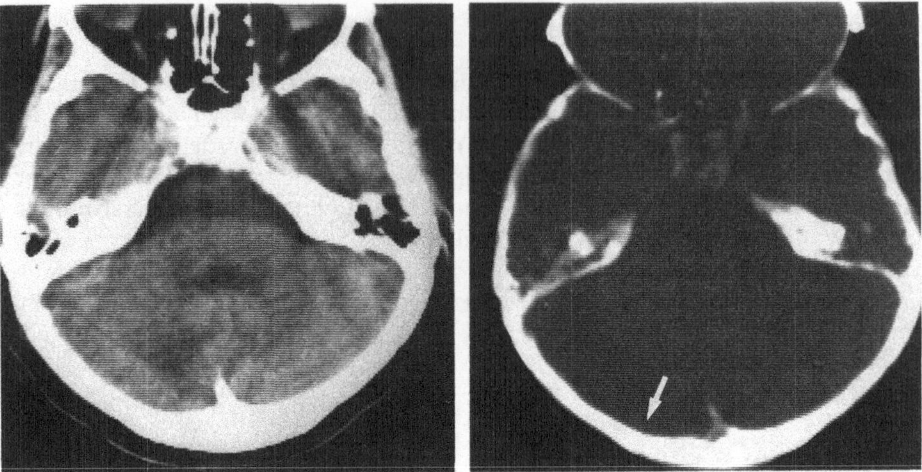

Abb. 3. Kleinhirnkontusionsherd bei okzipitaler Schädelfraktur rechts

die Richtung der Gewalteinwirkung wurden begleitende extrakranielle Verletzungen wie subgaleale Hämatome, Weichteilschwellungen, Gesichtsschädelverletzungen und Kalottenfrakturen verwertet.

Einen Überblick über die Schädigungsarten in Abhängigkeit von der Richtung der auf den Schädel einwirkenden Gewalt zeigt Tabelle 1.

Eine isolierte Schädigung der infratentoriellen Strukturen trat nur in 6 Fällen auf (vier Kontusionsherde und zwei Epiduralhämatome). Am häufigsten lagen zusätzlich generalisierte Großhirnödeme und frontale „Contre-coup"-Herde bei Gewalteinwirkung von hinten sowie begleitende temporale oder parietale Epi- oder Subduralhämatome vor.

Die Beurteilung des Langzeitverlaufs erfolgt in Anlehnung an das Karnofsky-Schema nach sozialmedizinischen Gesichtspunkten. Gesundung wurde definiert als das Wiedereintreten in den Arbeitsprozeß mit keiner oder nur geringfügiger, auf das Schädeltrauma zu beziehender Störung. Mäßige Reststörung bedeutete fortbestehende Arbeitsunfähigkeit, aber nur geringe Hilfsbedürftigkeit. Schwere Reststörung bestand in voller Pflegebedürftigkeit bzw.

Tabelle 1. Art der Schädigung in Abhängigkeit der Richtung der Gewalteinwirkung (*f–o* fronto-okzipital, *o–f* okzipito-frontal, *t–t* temporo-temporal)

Art der Schädigung	n	Richtung der Gewalteinwirkung		
		f–o	o–f	t–t
Kontusionen	8	1	7	–
Subarachnoidalblutungen	9	6	1	2
Tamponaden des IV. Ventrikels	5	5	–	–
Subependymale Rhexisblutungen	2	2	–	–
Epiduralhämatome	8	–	8	–

Tabelle 2. Langzeitverlauf in Abhängigkeit der Schädigung

Art der Schädigung	n	Gesundung	mäßige Reststörung	Schwere Reststörung	Tod
Kontusionen von Hirnstamm, Brücke und Kleinhirn	8	4	2	1	1
Subarachnoidalblutungen	9	2	2	2	3
Tamponade des IV. Ventrikels	5		2		3
Subependymale Rhexisblutungen	2		1	1	
Epiduralhämatome	8	4	2	2	

noch bestehender stationärer Rehabilitationsbedürftigkeit. Der weitere Verlauf und die Beobachtung über einen Zeitraum von durchschnittlich einem Jahr ergab die in Tabelle 2 zusammengefaßten Ergebnisse.

Diskussion

Nur bei 7,2% der von uns untersuchten 436 Patienten mit frischen Schädel-Hirn-Traumen ließ sich eine Verletzung der infratentoriellen Strukturen computertomographisch nachweisen. Angesichts tierexperimenteller Ergebnisse, der sog. „Verhämmerungsversuche" [7, 9] und klinischer Befunde sind strukturelle Läsionen der Hirnstamm- und Kleinhirnstrukturen im Rahmen von Schädel-Hirn-Traumen jedoch häufiger zu erwarten. Diese Diskrepanz begründet sich vermutlich in der begrenzten Abbildungsqualität dieser Strukturen im CT.

Aus den computertomographisch nachweisbaren traumatischen Schäden der hinteren Schädelgrube lassen sich hinsichtlich Art, Entstehungsmechanismus und klinischer Prognose folgende Schlüsse ziehen:

In Abhängigkeit von Stoßrichtung und Ort der primären Gewalteinwirkung am Schädel können unterschiedliche Schädigungsmuster an den infratentoriellen Hirnstrukturen differenziert werden.

Okzipitale Gewalteinwirkung mit okzipito-frontaler Stoßrichtung kann zu infratentoriellen Epiduralhämatomen führen. Eine die großen venösen Blutleiter kreuzende Fraktur kommt dabei gehäuft vor, ist jedoch nicht Voraussetzung für eine epidurale Einblutung.

Auch kontusionelle Läsionen der infratentoriellen Strukturen kommen eher bei okzipitaler Gewalteinwirkung vor und nur selten als „Contre-coup"-Verletzung bei Stoßrichtung von frontal. Der Grund hierfür liegt in der Schutzwirkung des Tentoriums, das auch bei temporo-temporaler und kranio-kaudaler Gewalteinwirkung die auf das Großhirn einwirkenden Beschleunigungskräfte abbremst, so daß sie nicht in vollem Umfang an den infratentoriellen Raum weitergegeben werden.

Bei Gewalteinwirkung von vorne in fronto-okzipitaler Stoßrichtung sahen wir hingegen besonders häufig traumatische Subarachnoidalblutungen der hinteren Schädelgrube sowie umschriebene Rhexisblutungen und Tamponaden des IV. Ventrikels. Der Entstehungsmechanismus für Subarachnoidalblutungen könnte in der Abscherung pialer Gefäße an der Tentoriumsinzisur bestehen, die im Rahmen der Massenbewegung von Großhirn und Mittelhirn entsteht, zumal der Schwerpunkt der Subarachnoidalblutungen häufig im Bereich der parapontinen Zisternenräume liegt.

Rein infratentorielle Traumen waren, bezogen auf die Gesamtstichprobe sehr selten (in 1,1% der Fälle) computertomographisch nachweisbar. Der Verlauf dieser Fälle war günstig. Die infratentoriellen Zisternen scheinen selbst bei rasch progredienten und ausgedehnten Epiduralhämatomen Reserveräume darzustellen, die die lebenswichtigen Hirnstammstrukturen vor Druckschädigung, z. B. durch transforaminelle Herniation, schützen. Voraussetzung für die gute Prognose der Epiduralhämatome war die operative Entlastung, die in allen Fällen ohne Zeitverzögerung nach Diagnosestellung gelang.

Der häufige letale Ausgang bei infratentoriellen Subarachnoidalblutungen und Tamponaden des IV. Ventrikels ist vermutlich nicht nur Folge der lokalen Gefäßreizung durch die Subarachnoidalblutung. Vielmehr ist die infratentorielle Subarachnoidalblutung Ausdruck der besonderen Schwere der Gewalteinwirkung, erkenntlich auch an den fast in allen Fällen vorhandenen erheblichen supratentoriellen Begleitverletzungen.

Eine Analyse der Gründe für schwere Reststörung und Tod (zusammen 13 Fälle = 40,6%) ergab, daß die supratentoriellen Begleitverletzungen wie generalisiertes Hirnödem oder Typ-III-Kontusion den ausschlaggebenden Faktor bildeten.

Literatur

1. Huk W, Schiefer W (1976) Computerized axial tomography in craniocerebral trauma. In: Lanksch W, Katzner E (eds) Cranial computerized tomography. Springer, Berlin Heidelberg New York
2. Karimi-Nejad A, Hamel E, Frowein RA (1979) Verlauf der traumatischen intracerebralen Hämatome. Nervenarzt 50:432–435
3. Kretschmer H (1979) Traumatische intracerebrale Hämatome. Analyse von 88 operativ behandelten Fällen. Neurochirurgia (Stuttg) 22:35–41
4. Lanksch W, Meese W, Katzner E (1976) CT findings in closed head injuries with special reference to contusions. In: Lanksch W, Katzner E (eds) Cranial computerized tomography. Springer, Berlin Heidelberg New York
5. Nadjmi M, Piepgras N, Vogelsang H (1981) Kranielle Computertomographie. Thieme, Stuttgart
6. Schneider RC, Lemmen LJ, Bagchi BK (1955) The syndrome of traumatic intracerebellar hematoma with contre coup supratentoriel complications. J Neurosurg 10:122–127
7. Seltier K, Unterharnscheidt F (1963) Mechanik und Pathomorphologie der Hirnschäden nach stumpfer Gewalteinwirkung auf den Schädel. In: Hefte zur Unfallheilkunde, Bd 76. Springer, Berlin Göttingen Heidelberg
8. Spatz H (1937) Über die Bedeutung der basalen Rinde aufgrund von Beobachtungen bei der Pick'schen Krankheit und bei gedeckten Hirnverletzungen. Z Neurol Psychiat 158:208–232
9. Unterharnscheidt F (1963) Die gedeckten Schäden des Gehirns. In: Müller M, Spatz H, Vogel P (Hrsg) Monographien aus dem Gesamtgebiet der Neurologie und Psychiatrie, Bd 103. Springer, Berlin Göttingen Heidelberg
10. Wright RL (1966) Hematomas of the posterior cranial fossa. J Neurosurg 25:402–409

Zur Prognose des Durchgangssyndroms nach Schädel-Hirn-Trauma – Die pathogenetische Bedeutung epileptischer Ereignisse

R. Mewe

Einleitung

Das Durchgangssyndrom ist eine häufige Erscheinung bei neurochirurgischen Patienten. Es tritt gewöhnlich nach schweren Schädel-Hirn-Traumen auf sowie, wenn auch seltener, nach neurochirurgischen Eingriffen. Als typische Zeichen sind Störungen des Bewußtseins, des Denkens, von Antrieb und Affekt bekannt (Tabelle 1). Diese Patienten sind meistens desorientiert und wach. Eine sichere Beziehung zwischen den Symptomen eines Durchgangssyndroms und dem zugrunde liegenden Ereignis ist nicht immer gegeben. Die eher unspezifische Symptomatik, welche sowohl bei sog. Dämmerzuständen als auch bei anderen psychiatrischen Krankheitsbildern, z. B. des Delirs oder der traumatischen Psychose, gefunden werden, läßt somit eine breite differentialdiagnostische Bewertung zu.

Wie schon an anderer Stelle berichtet [7], können ursächlich für diese Symptomatik nichtkonvulsive epileptische Staten sein, welche als seltene Ereignisse gelten. In der Regel finden sich in der Literatur nur Einzelfallbeschreibungen [3, 4]. Wir beobachteten Phänomene dieser Art auch bei Zuständen nach Operation eines Aneurysmas, eines Hirnabszesses sowie eines medialen Keilbeinflügelmeningeoms.

Unter einem nichtkonvulsiven Status versteht man einen Zustand des Patienten, bei dem eindeutige EEG-Veränderungen ein epileptisches Ereignis vermuten lassen, der Patient aber nicht die für epileptische Abläufe typischen motorischen Entäußerungen zeigt, sondern eher uncharakteristische psychische Deviationen. Die Dauer derartiger Phänomene kann Stunden bis zu Jahren anhalten [1, 2].

Tabelle 1. Klinische Zeichen des Durchgangssyndroms und des psychomotorischen Status epilepticus

– Störungen von Motivation und Antrieb
– Affektinstabilität
– Amnesie
– formale wie inhaltliche Denkstörungen
– evtl. psychotische Zeichen wie Halluzinationen, Wahnideen usw.

Es werden Petit-mal-Staten von Staten des Temporal- und des Frontallappens unterschieden. Die EEG-Veränderungen bei Petit-mal-Staten sind eher charakteristisch (kontinuierliche Spike-wave-Abläufe); diejenigen bei Staten des Temporal- und Frontallappens sind weniger charakteristisch, so daß die Diagnose meistens nicht gestellt wird und eine therapeutische Intervention unterbleibt. Eine zusätzliche Schwierigkeit besteht durch läsionsbedingte EEG-Veränderungen bei Patienten nach neurochirurgischen Eingriffen. Die hier vorgestellten 15 Patienten mit Zustand nach Schädel-Hirn-Trauma zeigten die Symptomatik des Durchgangssyndroms, welche jeweils einem epileptischen Geschehen zugeordnet werden mußte, wie weiter dargelegt wird.

Patientenkollektiv

In einem Zeitraum von 4 Jahren wurden 15 Patienten mit einem nichtkonvulsiven Status untersucht und behandelt – innerhalb einer Gruppe von 300 Schädel-Hirn-Traumen. Die Spezifizierung nach gedeckten und offenen bzw. unterschiedlich graduierten Schädel-Hirn-Traumen zeigt Tabelle 2. Das Alter der Patienten lag zwischen 18 und 68 Jahren.

Bei allen Patienten wurde am Tag der Aufnahme bzw. bis zum 5. Tag nach stationärer Aufnahme ein EEG entweder im elektrophysiologischen Labor oder auf der Intensivstation abgeleitet – bei deutlichen Zeichen des Durchgangssyndroms. Selbst bei Erstableitung am Tag der stationären Aufnahme wurde dann innerhalb von 5 Tagen noch eine Kontrolle durchgeführt, falls das EEG keine eindeutigen Statusäquivalente zeigte. Bei 5 Patienten fand sich dann innerhalb des 4. und 5. Tages nach stationärer Aufnahme ein nichtkonvulsiver Status im EEG. Bei allen Patienten wurde ein Antikonvulsivum (Diazepam bzw. Clonazepam) z. T. während der Ableitung i.v. appliziert und eine Phenytoin-Aufsättigung innerhalb der ersten Stunden durchgeführt.

Tabelle 2. Spezifizierung nach gedeckten und offenen Schädel-Hirn-Traumen

Patient	Epilepsie-Anamnese	Alter/Geschlecht		Art der Hirnläsion
1	negativ	42	m	SHT III, epidurales Hämatom
2	negativ	53	m	SHT II
3	negativ	18	m	SHT II
4	negativ	45	m	SHT II, subdurales Hämatom
5	negativ	68	w	SHT III, intrazerebrales Hämatom
6	negativ	34	w	SHT II
7	negativ	23	w	SHT II, epidurales Hämatom
8	negativ	29	m	SHT II, epidurales Hämatom
9	negativ	36	w	SHT III, intrazerebrales Hämatom
10	negativ	47	m	SHT II, subdurales Hämatom
11	negativ	59	w	SHT II
12	negaiv	56	w	SHT II, epidurales Hämatom
13	negativ	41	w	SHT III, epidurales Hämatom
14	negativ	33	m	SHT II
15	negativ	37	m	SHT II, subdurales Hämatom

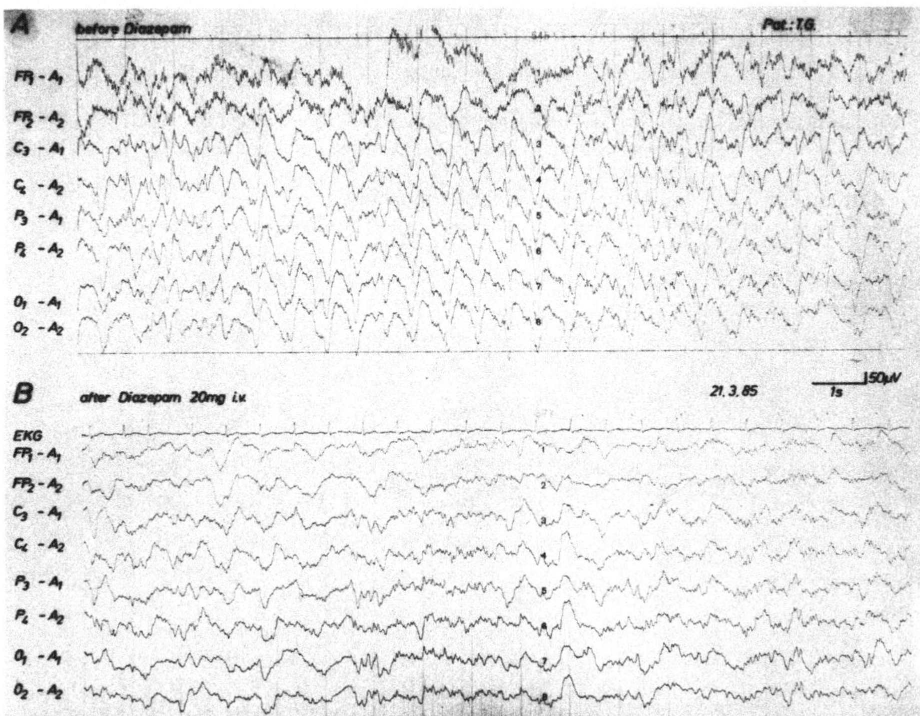

Abb. 1. EEG-Ableitung von Patient Nr. 5

Die Abb. 1 zeigt die EEG-Ableitung bei Patient Nr. 5 vor und nach Applikation von Diazepam. Es fand sich hier ein eher charakteristisches Muster von hochgespannter Delta-Aktivität bzw. irregulären steilen Wellen. Die Abb. 2 a und b zeigen das Hirnpotentialbild des Patienten Nr. 3 in eher untypischer Ausprägung vor und nach Phenytoin-Therapie.

Zusammenfassung und Diskussion

Insgesamt zeigen unsere Erfahrungen bei 15 Patienten mit Zustand nach Schädel-Hirn-Trauma, daß der Reaktion von Patient und EEG auf die intravenöse Applikation des Antikonvulsivums entscheidende diagnostische Bedeutung zukommt. Die eher unspezifische Symptomatik (Tabelle 2) sowie der einfache und klare diagnostische wie therapeutische Ablauf (Tabelle 3) zeigen, daß eine einmalige Applikation genügt, um den Status zu durchbrechen. Die anschließende Aufsättigung mit Phenytoin wurde als orale Gabe über 4 Wochen fortgeführt, danach wurde das Antikonvulsivum ausschleichend verabreicht. Ein erneutes Anfallsäquivalent ist bei allen Nachuntersuchungen bei keinem Patienten aufgetreten.

Tabelle 3. Diagnose und Therapie des psychomotorischen Status epilepticus

1. Befund der klinisch-neurologischen Untersuchung
2. EEG
3. Infusionstherapie mit Diazepam oder Clonazepam
                  und/oder
                  Phenytoin
4. Kontrolle von EEG und klinisch-neurologischem Befund

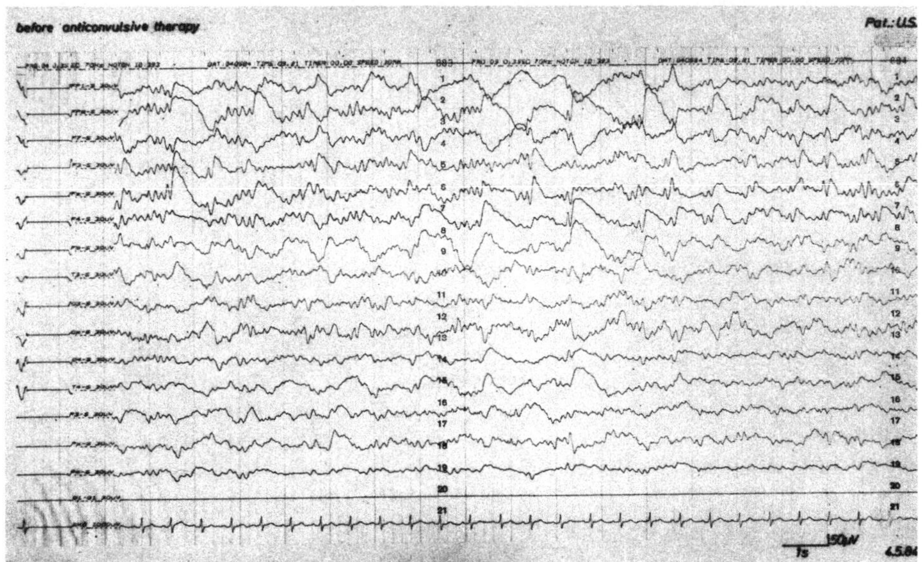

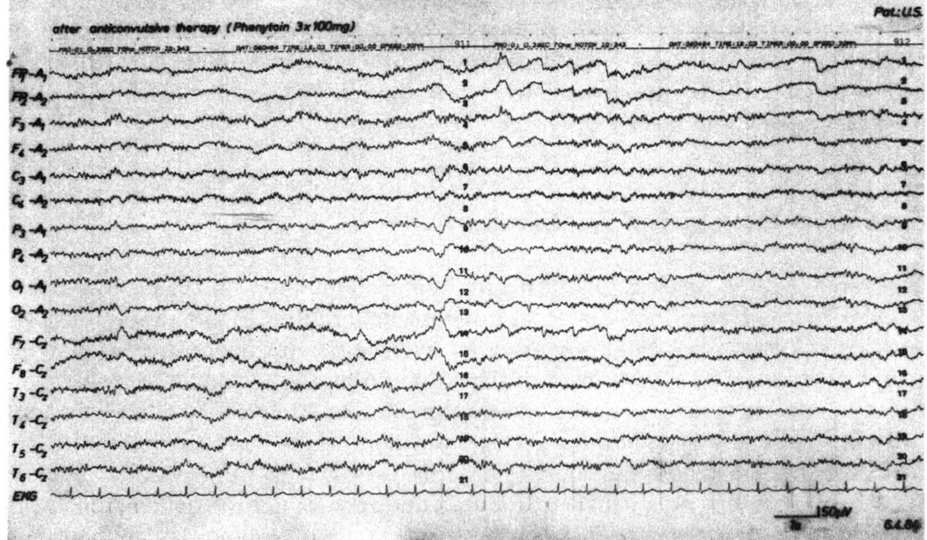

Abb. 2a, b. Hirnpotentialbild von Patient Nr. 3

Kurlemann [5] sowie McBridge et al. [6] weisen auf ein weiteres diagnostisches Kriterium hin: den Nachweis des Anstiegs von Prolaktin zur Differentialdiagnose des psychomotorischen Geschehens vom hysterischen.

Literatur

1. Drake M, Coffey CE (1983) Complex partial status epilepticus simulating psychogenic unresponsiveness. Am J Psychiatry 140/6:800–801
2. Gökygit A, Apak S, Caliskan A (1986) Electrical status epilepticus lasting for 17 months without behavioural changes. Electroencephalogr Clin Neurophysiol 63:32–34
3. Hendrikson GF (1973) Status epilepticus partialis with fear as clinical expression. Epilepsia 14:39–46
4. Hofmann WE, Przuntek H (1986) Status partieller Anfälle mit komplexer Symptomatologie. Nervenarzt 57:61–63
5. Kurlemann G (1987) Prolaktin – Ein diagnostisches Hilfsmittel bei cerebralen Krampfanfällen. Klin Pädiatr 199:95–97
6. McBridge MC et al (1981) Complex partial status epilepticus in young children. Ann Neurol 9/6:526–530
7. Mewe R et al (1987) Zur Bedeutung epileptischer Ereignisse bei der Pathogenese des Durchgangssyndroms. Vortrag 38. Jahrestagung der Deutschen Gesellschaft für Neurochirurgie, Münster, 03.05.–06.05.1987

E. Enzephalitis, Meningitis,
Guillain-Barré-Syndrom

Prognose viraler Enzephalitiden

H. W. Prange

Vorbemerkungen

Zur Prognose der Virusenzephalitis findet man im Schrifttum sehr divergierende Mitteilungen, ebenso wie die Häufigkeitsangaben für die einzelnen Krankheiten stark voneinander abweichen. Die für unseren Bereich Mitteleuropa publizierten Prozentzahlen über Letalität, Defektheilung oder Restitutio ad integrum stützen sich auf zu kleine Patientenkollektive. Die Ermittlung repräsentativer Werte für Häufigkeit und Prognose scheitert bei uns aus drei Gründen:

1. Eine zur Datenakkumulation autorisierte zentrale Einrichtung – etwa ein Center for Disease Control – existiert bei uns nicht.
2. Die Aufklärung des verursachenden Agens ist mit 20–25% [7, 11] zu selten, so daß eine ätiologische Zuordnung leichterer oder schwererer Verläufe zumeist unmöglich ist.
3. Eine längere poststationäre „Follow-up"-Beobachtung ist in vielen Fällen ausgesprochen schwierig. Erfahrungsgemäß sind gerade jüngere Patienten und Kinder nach gutartigen Krankheitsverläufen infolge von Arbeitsstellen- bzw. Wohnortwechsel später für Nachuntersuchungen kaum noch auffindbar.

Für die Langzeitprognose, namentlich die soziale und berufliche Wiedereingliederung, sind z. T. individuelle verhaltensneurologische Leistungsbereiche entscheidend, die mit den üblichen klinisch-neuropsychologischen Untersuchungstechniken nur begrenzt erfaßt werden können. So bleiben nach schwereren Virusenzephalitiden gehäuft leichtere Störungen der visuell-räumlichen Informationsverarbeitung, kombiniert mit etwas beeinträchtigtem Frischgedächtnis und reduzierter mentaler Flexibilität, zurück [16]. Bei einem ansonsten scheinbar defektfreien Patienten wirkt sich eine solche hirnorganisch bedingte Leistungsminderung viel ungünstiger auf die Rehabilitation aus als persistierende Paresen oder ein residuäres Anfallsleiden. Dementsprechend sind die Graduierungen der Defektsyndrome, wie sie in den großen Therapiestudien angegeben wurden, keinesfalls unproblematisch. Die nachfolgend zitierten sowie in den Tabellen 1 und 2 aufgeführten Zahlen zu Verlauf und Prognose sollten mit diesen Einschränkungen verstanden werden.

Tabelle 1. Verlauf und Prognose verschiedener Virusenzephalitiden

Erreger	Häufigkeit	Verlauf	Defekte	Letalität	Autor
Enteroviren (Picorna)	2–40% aller Enzephalitisfälle	gutartig	selten (Paresen, Ataxie, Parkinson-Syndrom)	selten (neonatal gehäuft)	Johnson (1984) Jubelt (1984) PHLS (1985)
Echoviren	bei hereditärer Hypogammaglobulinämie (x-chrom.)	schwer (zerebellar, spinal)	häufig (w.o.)	50–80%	Erlendsson (1985) Hadfield (1985) Ho (1985)
Mumpsvirus	2–20% aller Enzephalitisfälle	zumeist leichter	bis 50% (Ataxie, Hydrozephalus, kortik. Blindheit)	2% (parainfektiös häufiger?)	Jubelt (1984) Julkunen (1985)
Adenovirus	sehr selten (Kinder, Militär)	schwer (+ Pneumonie)	?	ca. 25%	Johnson (1984)
LCM-Virus	selten als Enzephalitis	gutartig	selten (Hydrozephalus)	Einzelfälle	Johnson (1984) Brown (1985)
FSME-Virus (Flavi)	0,5–7/Mio. in Endemiegebieten	gutartig (ungünstiger bei Älteren)	7–70% (Paresen u. psychoorganische Störungen)	1–2%	Ackermann (1986) Zoulek (1986)
Japanische B-Enzephalitis	20 000/Jahr (1/100 000)	rasch und schwer	40–70% (alle ZNS-Störungen möglich)	20–30% (insbes. Kinder)	Bu'Lock (1986) Johnson (1987)
HSV Typ 1	5/Mio.	rasch/ foudroyant	50% (Aphasien, Epilepsie, Amnesie)	70–100% (spontan)	Whitley (1981) Sköldenberg (1984)
HSV Typ 2	1–5/10 000 Graviditäten	rasch (neonatal)	über 50% (Entwicklungsstörungen)	50–80%	Nahmias (1981) Ho (1985)
Varizella-Zoster-Virus	0,1% bei HZ (ca. 2/Mio.)	rasch oder weniger rasant	ca. 10% (Neuralgie, Paresen)	5–25% (Lymphom-Pat. – 50%)	Jemsek (1983) Portenoy (1986)

Klinische Beobachtungen – statistische Daten

Die gutartigen Enzephalitisformen sind bei uns auch die häufigsten. Dies trifft sowohl für die Mumpsenzephalitis als auch für die *Enzephalitiden durch Enteroviren* zu. Subgruppen der vorgenannten Erregergruppe sind Polio-, Coxsakkie-, Echo- und Enteroviren (im engeren Sinne). Die ZNS-Syndrome durch diese Viren zeigen erhebliche Variationen mit spinalen, zerebralen und meningealen Krankheitsbildern. Poliomyelitis-Neuerkrankungen wurden ausgesprochen selten. Krankheitsresiduen sind nach Enzephalitiden durch Enteroviren ungewöhnlich, mit Ausnahme der Neugeborenenperiode und der Fälle mit x-

Tabelle 2. Verlauf und Prognose bei parainfektiösen Enzephalomyelitiden

Krankheit	Häufigkeit	Verlauf	Defekte	Letalität	Autor
Masern	1/1000 Masern- fälle	abrupt (4./5. Tag)	ca. 50% (Retardierung etc.)	20–30%	Johnson (1984) Johnson (1987)
Varizellen	0,5–1 pro 1000 Windpockenfälle	akut (50% zerebellar)	10% (Ataxie, Epilep- sie)	5 (– 10)% (Reye- Syndrom?)	Brown (1985) Weller (1983)
Rubella	0,5–1/10 000 Rötelnfälle	abrupt rasch	selten	20% (Reye- Syndrom?)	Margolis (1943) Johnson (1984)
Influenza	unbekannt (selten verifiziert)	abrupt	? (Parkinsonismus?)	? (1957: 10%) Reye-Syndrom	Schorre (1979)

chromosomaler Hypogammaglobulinämie. Bei Personen mit einem derartigen primären Immundefekt verlaufen insbesondere Echovirusinfektionen als schwerste enzephalitische Krankheitsbilder. Die systemische oder intrathekale Verabreichung von Immunglobulinen hat in solchen Fällen eine therapeutische Berechtigung [5, 6].

Etwa jeder 400ste Fall einer manifesten *Mumpserkrankung* geht mit einer ZNS-Symptomatik einher; oft fehlt dabei die Parotitis [11, 29]. Die unkomplizierte Meningitis ist viel häufiger als die Enzephalitis. Es werden hemiplegische, extrapyramidale, zerebellare und myelitische Syndrome angetroffen. Kortikale Blindheit und akuter Hörverlust sind eher Folge einer Vaskulitis als einer direkten Erregerinvasion in parenchymatöse ZNS-Strukturen. Selbst schwere Krankheitsbilder klingen meistens ohne oder mit nur leichtem Defekt ab. Zu einem letalen Ausgang kommt es in 1–2% der Fälle, bei denen vorzugsweise die parainfektiöse Verlaufsform vorliegen soll. Nach allgemeiner Auffassung kann es nach Mumpsinfektionen sowohl zu einem direkten ZNS-Befall als auch zu einer autoaggressiv verursachten parainfektiösen Entmarkungsenzephalitis kommen. Eine klinische Unterscheidung zwischen diesen beiden ZNS-Komplikationen ist nicht möglich, deshalb sind ihre relativen Häufigkeiten unbekannt [9, 12].

Adenoviruserkrankungen spielen sich vorwiegend im Bereich der Atemwege und der Bindehäute ab. Sie treten epidemieartig in Internaten, Lagern und Kasernen auf. ZNS-Komplikationen sind jenseits des Kindesalters selten. Zumeist entwickeln sie sich im Rahmen schwerer Pneumonien, aber auch bei Lymphom- und Leukämiekranken. Die Adenovirus-Enzephalitis wird in der Regel durch das Typ-7-Virus verursacht. Das Krankheitsbild verläuft mit einer hohen Letalität, für die es nur geschätzte Zahlen gibt. Die Häufigkeit bleibender Defekte ist unbekannt [9].

Die *lymphozytäre Choriomeningitis* wird vorzugsweise in den Wintermonaten angetroffen, wenn ihre Überträger, die Feldmäuse, verstärkt in Wohnhäuser eindringen. Der Erreger gehört der Gruppe der Arenaviren an. Humane

Infektionen mit dem LCM-Virus führen zu einem grippeähnlichen Bild oder zur lymphozytären Meningitis. Eine enzephalitische Symptomatik ist selten und ihr Verlauf unkompliziert, auch wenn vereinzelte Todesfälle beschrieben wurden. Krankheitsresiduen sind ungewöhnlich. Hydrozephalusfälle bei Neugeborenen von Müttern, die in der Schwangerschaft infiziert wurden, sollen häufiger vorkommen [3, 9].

Die *Frühsommer-Meningoenzephalitis (FSME)* tritt im norddeutschen Raum in der Regel nur bei Personen auf, die sich zuvor in den südlicheren Endemiegebieten infizierten. Das verursachende Agens ist ein Flavivirus aus der Gruppe der Togaviren. Überträger und Virusreservoir ist die Schildzecke. Die Naturherde beschränken sich auf Süddeutschland – ab Maintal. Auch in Österreich, Schweiz und Tschechoslowakei sind solche Regionen bekannt. Folgt man den Angaben aus dem Schrifttum [14, 15, 22], so tritt die Krankheit in Österreich und in der DDR mit 5–7 Erkrankten/Mio. Einwohner etwa 10mal häufiger auf als bei uns. Ungünstige enzephalitische oder spinalparalytische Verläufe mit persistierenden Funktionseinbußen im extrapyramidalen und zerebellaren System, aber auch mit Paresen und psychoorganischen Defektsyndromen, werden vor allem bei Patienten jenseits des 5. Lebensjahrzehntes angetroffen. Die Letalität ist mit 1–2% niedrig [1, 32].

Die ebenfalls durch ein Flavivirus hervorgerufene *japanische B-Enzephalitis* wird bei uns zukünftig aufgrund ansteigender Zahlen im Südostasientourismus eine zunehmende Rolle spielen. Ganz vereinzelte Fälle wurden im Bundesgebiet bereits beobachtet. Sie waren offensichtlich eingeschleppt. Diese wohl weltweit häufigste Enzephalitisform wird von Reisfeldmoskitos übertragen und befällt insbesondere Personen, die nicht vorimmunisiert sind. Bevorzugt erkranken Kinder. Defektzustände persistieren bei mehr als der Hälfte der Patienten. Ein Viertel der Betroffenen verstirbt [4, 10].

Ebenfalls schwerverlaufend sind die Enzephalitiden durch Herpesviren. Am besten erforscht ist die bereits 1941 erstmalig beschriebene *Herpes-simplex-Enzephalitis,* die jenseits des Neugeborenenalters, durch HSV-Typ 1 hervorgerufen, als primär limbische Herdenzephalitis in Erscheinung tritt. Entsprechend ihrer primären Lokalisation sind die häufigen Residualsyndrome auf temporale Läsionen zurückzuführen. Erwähnt seien Wernicke-Aphasie, Anfallsleiden und amnestische Syndrome. Letztere scheinen sich mit Abnahme der Letalität zu häufen. Therapeutisch konnte durch die Entwicklung und Einführung gutwirksamer antiherpetischer Substanzen mit Nukleosidstruktur (Aciclovir, Ganciclovir, BVDU) ein wesentlicher Fortschritt erzielt werden. Gegenwärtig sterben 20–30% der Erkrankten. Ohne Behandlung ist die Quoad-vitam-Prognose des Leidens mit einer Letalität von 70–100% wesentlich ungünstiger [26, 31]. Im Schrifttum wurden immer wieder rezidivierende Krankheitsverläufe mitgeteilt, bei denen es sich entweder um eine Reaktivierung des im ZNS persistierenden Virus oder um den Übergang in eine postinfektiöse Entmarkungsenzephalitis handeln soll [2].

Die zumeist durch Erreger-Typ 2 verursachte Herpes-simplex-Enzephalitis des Neugeborenen verläuft mit einem diffusen Krankheitsbild ohne eine überwiegend temporale Lokalisation. Sie wird perinatal von der Mutter übertragen und tritt in einer Häufigkeit von 1–5 pro 10000 Graviditäten auf. Man unterscheidet zwei prognostisch etwas unterschiedliche Verlaufsvarianten: Die früher manifeste „disseminierte" Form erfaßt Haut und verschiedene Organe, darunter das ZNS. Die Letalität liegt über 80%. Bei der etwas später manifesten „lokalisierten" Verlaufsform ist nur das ZNS ohne Beteiligung anderer Organe befallen. Auch hier wird die Letalität als hoch (über 50%) angegeben [7, 27]. Die Verlaufsdynamik beider Varianten dieser Neugeborenenerkrankung ist vergleichbar mit jener der HSV-1-Enzephalitis der älteren Kinder und Erwachsenen; die schweren Residualsyndrome sind aber bei Erstgenannter variabler. Entscheidend für die Prognose sind bei den Enzephalitiden durch HSV das schnelle Erkennen und der frühzeitige Therapiebeginn. Das Risiko einer HSV-2-Enzephalitis kann bei Neugeborenen durch bestimmte prophylaktische Maßnahmen in der Schwangerschaftsüberwachung von Frauen mit rezidivierendem Herpes genitalis vermindert werden.

Eine *Varizella-zoster-Enzephalitis* tritt in der Regel nur im Zusammenhang mit einem Herpes zoster auf. Die jährliche Zoster-Häufigkeit einer Population wird mit 2–4 pro 1000 angegeben. In etwa 0,1% dieser Fälle entwickelt sich, zumeist neben oder nach der Generalisierung, eine Enzephalitis [30]. Besonders betroffen sind ältere Patienten und solche mit malignen Lymphomleiden. Bei letzteren soll u. a. ein Defekt im Interferonsystem vorliegen [13]. Die Zoster-Enzephalitis hat Verlaufsähnlichkeiten mit der Herpes-simplex-Enzephalitis, ist aber nicht so rasch in ihrer Progredienz. Ausgeprägte Defektsyndrome sind seltener. Die Letalität liegt bei 5–25%. Die frühe Verabreichung von Aciclovir verbessert die Prognose [8, 20]. Tödliche Verläufe treten vorzugsweise bei Lymphompatienten auf. Bei ihnen scheint die Interferontherapie eine rationale und empirische Basis zu haben.

Das *Cytomegalievirus (CMV)* ist jenseits der Prä- und Perinatalperiode nur als opportunistischer Erreger bedeutsam. Die Prognose der CMV-Enzephalitis wird durch das Grundleiden bestimmt. Als Therapeutika stehen Hyperimmunseren und das Nukleosidanalogum Ganciclovir (DHPG) zur Verfügung [21].

Bei den vorgenannten Erkrankungen handelte es sich um akute Virusenzephalitiden, deren Pathogenese durch den unmittelbaren Erregerbefall des ZNS bestimmt wird. Der Krankheitsprozeß spielt sich vorwiegend in der grauen Substanz ab, charakterisiert durch perivaskuläre und parenchymatöse Infiltrationen von Entzündungszellen sowie Neuronophagie. Pathogenetisch abweichend hiervon sind die sog. *post- oder parainfektiösen Enzephalomyelitiden,* denen eine gestörte Immunregulation zugrunde liegt. Bei ihnen herrscht ein Befall der weißen Substanz mit perivenöser Entzündungsreaktion und Entmarkung vor. Als klinische Besonderheit dieser Enzephalitisformen hat zu gelten, daß die ZNS-Symptomatik abrupt und monophasisch abläuft und sich auf eine schon manifeste Infektionskrankheit aufpfropft. Typische Grundleiden hierfür sind Masern, Windpocken und Mumps, seltener auch Röteln und Grippe. Die Letalität dieser Krankheitsgruppe ist hoch; für die parainfektiöse Masernenzephalitis werden Zahlen zwischen 10 und 40% angegeben. Auch Defektsyndrome sind nach letztgenanntem Leiden häufig. Sie treten bei anderer Erregergenese allerdings wesentlich seltener auf. Todesfälle nach Windpocken-, Röteln- und Grippe-Enzephalitis folgen wohl eher einer toxischen Enzephalopathie als dem entzündlichen Entmarkungsprozeß. Hierbei wird das ZNS von inkompletten Viruspartikeln bzw. -proteinen regelrecht überflutet [9]. Beim *Reye-Syndrom* kommt es auf diese Weise zu einer „toxischen", nicht-immun-reaktiven Mitochondrienschädigung in Gehirn und Leber mit Hyperpyrexie, Hyperamonämie und Hirnödem.

Die Bedeutung der postinfektiösen Influenza-Enzephalitis ist ziemlich unge-klärt. Möglicherweise ist sie bei Grippe-Pandemien (wie 1957) öfter anzutref-fen [23]. Das Reye-Snydrom soll bei Influenza B-Infektionen gehäuft auftreten [9].

Eigene Ergebnisse

In einer noch nicht abgeschlossenen retrospektiven Studie, die wir in Gemein-schaft mit mehreren Kliniken durchführen, haben wir die Therapieergebnisse schwerer enzephalitischer Krankheitsbilder untersucht. Bei allen der bisher erfaßten 56 Fälle wurde initial an das Vorliegen einer HSV-Enzephalitis gedacht und eine antivirale Therapie durchgeführt. Die Behandlungsergebnisse sind in Abb. 1 demonstriert. Die Zuordnung der Defektzustände erfolgte in Anlehnung an die in der Sköldenberg-Studie verwendete Einteilung. Eine besonders schlechte Prognose ergab sich für die Älteren (schraffiert) mit einer Letalität von 39%. Die Sterblichkeitszahl war für alle zusammengenommen mit 20% ebenfalls noch ungewöhnlich hoch. Signifikant waren die Differenzen zwischen Jüngeren (bis 35 Jahre) und den über 35jährigen. Nur gut die Hälfte der Erkrankten überstand das Leiden ohne wesentliche Defekte. Dieses aus

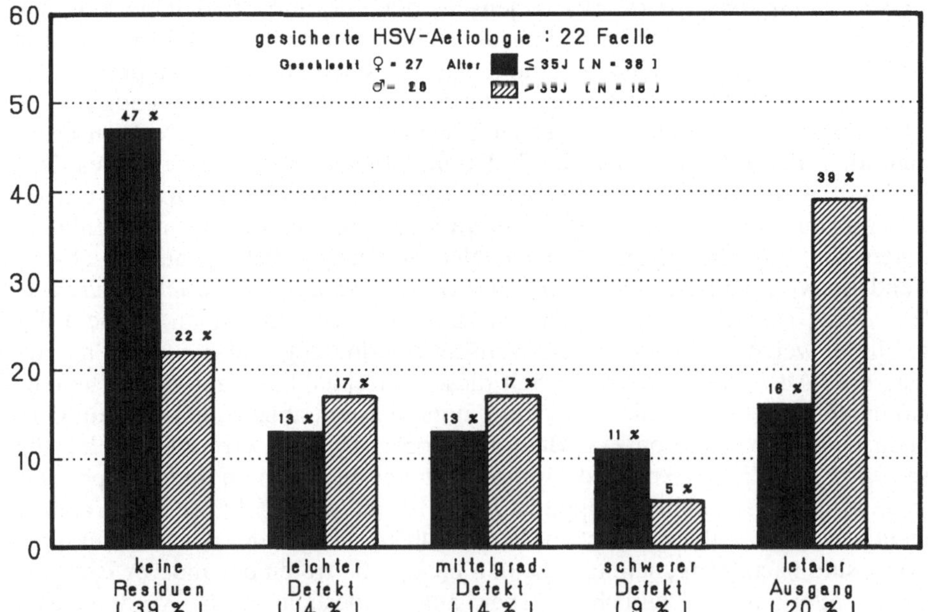

Abb. 1. Therapieergebnis bei 56 Patienten mit schwerverlaufender Virusenzephalitis; alle Fälle wurden antiviral behandelt

Herpes- und Non-Herpes-Enzephalitiden bestehende Krankengut ist zweifelsfrei eine selektierte Negativauswahl.

Für die Gesamtheit aller Fälle mit Virusenzephalitis – ungeachtet des kausa-
len Agens – kann man von einer Letalität zwischen 5 und 10% und von
postenzephalitischen Defektsyndromen in ca. 20% ausgehen [25].

Schlußbemerkungen

Schwere Virusenzephalitiden stellen noch immer ein ungelöstes Problem der
neurologischen Intensivmedizin dar. Sie sind oft schwierig zu diagnostizieren,
zumal die für die aufschlußreiche Liquordiagnostik erforderliche Lumbalpunktion mitunter das Risiko eines intrakraniellen Herniationssyndroms in sich
trägt.

Die Kernspintomographie brachte Fortschritte in der Früherkennung [24,
28]; sie ist aber in vielen behandelnden Einrichtungen noch nicht verfügbar.
Die Entwicklung spezifischer und weniger toxischer Präparate mit antiherpetischer Wirkung verbesserte die Prognose der durch Herpesviren verursachten
Enzephalitiden. Erkrankungen durch andere neurotrope Viren werden davon
jedoch nicht beeinflußt. Ihr Verlauf ist bis heute weitgehend schicksalhaft. Die
Anwendung von Immuntherapeutika bei parainfektiösen Enzephalitiden ent-
behrt eines rationalen Konzeptes, denn die zugrunde liegenden immunologischen Störungen erscheinen widersprüchlich und sind bislang weitgehend
unverstanden.

Zur Verbesserung unserer klinisch-epidemiologischen Kenntnisse ist zukünftig für den Bereich Mitteleuropa eine engere Zusammenarbeit der einzelnen
Kliniken mit verbessertem Informationsaustausch untereinander wünschenswert. Auf diesem Wege wäre vielleicht auch eine weitere Steigerung der Effektivität unserer Behandlungsmaßnahmen zu erreichen.

Literatur

1. Ackermann R, Krüger K, Roggendorf M, Rehse-Küpper B, Mörtter M, Schneider M,
   Vukadinovic I (1986) Die Verbreitung der Frühsommer-Meningoenzephalitis in der
   Bundesrepublik Deutschland. Dtsch Med Wochenschr 111:927–933
2. Barthez MA, Billard C, Santini JJ, Ruchoux MM, Grangeponte MC (1987) Relapse of
   herpes simplex encephalitis. Neuropediatrics 18:3–7
3. Brown P (1985) Acute viral encephalitis. In: Conn RB (ed) Current diagnosis. Saunders,
   Philadelphia, pp 918–923
4. Bu'Lock FA (1982) Japanese B virus encephalitis in India – a growing problem. Q J
   Med (New Series) 60:825–836
5. Erlendsson K, Swartz T, Dwyer JM (1985) Successful reversal of echovirus encephalitis
   in x-linked hypogammaglobulinemia by intraventricular administration of immunglobu-
   lin. N Engl J Med 312:351–353
6. Hadfield MG, Seidlin M, Houff SA, Adair CF, Markowitz SM, Straus SE (1985) Echovirus meningomyeloencephalitis with administration of intrathecal immunoglobulin. J Neuropathol Exp Neurol 44:520–529
7. Ho DD, Hirsch MS (1985) Acute viral encephalitis. Med Clin North Am 69:415–429

8. Jemsek J, Greenberg SB, Taber L, Harvey D, Gershon A, Couch RB (1983) Herpes zoster-associated encephalitis: Clinicopathologic report of 12 cases and review of literature. Medicine (Baltimore) 62:81–97
9. Johnson RT (1984) Viral infections of the nervous system. Raven Press, New York
10. Johnson RT (1987) The pathogenesis of acute viral encephalitis and postinfectious encephalomyelitis. J Infect Dis 155:359–364
11. Jubelt B (1984) Enterovirus and mumps virus infections of the nervous system. Neurol Clin 2:187–213
12. Julkunen I, Koskiniemi M, Lektokoski-Lektiniemi E, Sanio K, Vaheri A (1985) Chronic mumps virus encephalitis. J Neuroimmunol 8:167–175
13. Kirchner H (1987) persönliche Mitteilung
14. Körting HJ, Heidrich R, Siegmund R, Wenk G (1981) Wie häufig ist die Zeckenenzephalitis? Z Ärztl Fortbild 75:856–857
15. Kunz CH (1983) Die Schutzimpfung gegen die Frühsommer-Meningoenzephalitis (FSME). Ther Umsch 40:236–238
16. Magner JR, Kirzinger SS, Spector J (1986) Viral encephalitis: Neuropsychological assessment in differential diagnosis and evaluation of sequelae. Int J Clin Neuropsychol 8:127–132
17. Margolis FJ et al (1943) Postrubella encephalomyelitis. J Pediat 23:158
18. Nahmias AJ, Dowdle WR, Schinazi RF (1981) The human herpesviruses. Elsevier, New York
19. PHLS (1985) Virus meningitis and encephalitis 1978–82. Br Med J 290:921–922
20. Portenoy RK, Duma C, Foley KM (1986) Acute herpetic and post herpetic neuralgia: Clinical review and current management. Ann Neurol 26:651–664
21. Prange H (1988) Entzündliche Erkrankungen des Nervensystems. In: Riecker (Hrsg) Therapie innerer Krankheiten, 6. Aufl. Springer, Berlin Heidelberg New York Tokyo, S 715–747
22. Roggendorf M, Goldhofer E, Heinz FX, Epp C, Deinhardt F (1981) Frühsommer-Meningoenzephalitis in Süddeutschland. MMW 123:1407–1411
23. Schorre W (1979) Die Infektionskrankheiten des Nervensystems. Urban & Schwarzenberg, München
24. Schroth G, Kretzschmar K, Gawehn J, Voigt K (1987) Advantage of magnetic resonance imaging in the diagnosis of cerebral infections. Neurodialogy 29:120–126
25. Schuchard V, Buchner H (1987) Non-herpes simplex encephalitis. Is early exclusion of herpes simplex etiology possible? Eur Arch Psychiatr Neurol Sci 236:372–378
26. Sköldenberg B, Forsgren M, Alestig K et al (1984) Acyclovir versus vidarabin in herpes simplex encephalitis. Lancet II:707–711
27. Staudt F, Forster J, Neumann-Haefelin D (1985) Herpes simplex-Enzephalitis beim Neugeborenen – Eine Übersicht. Monatsschr Kinderheilkd 133:704–708
28. Tarr RW, Edwards KM, Kessler RM, Kulkarni MV (1987) MRI of mumps encephalitis: Comparison with CT evaluation. Pediatr Radiol 17:59–62
29. Weiner LP, Fleming JO (1984) Viral infections of nervous system. J Neurosurg 61:207–224
30. Weller TH (1983) Varicella and herpes zoster. Changing concept of the natural history, control, an importance of a not-so-benign virus. N Engl J Med 309:1362–1367
31. Whitley RJ, Soong S-J, Hirsch MS et al (1981) Herpes simplex encephalitis. Vidarabin therapy and diagnostic problems. N Engl J Med 304:313–318
32. Zoulek G, Roggendorf M (1985) Immunprophylaxe der Frühsommer-Meningoenzephalitis. Dtsch Ärztebl 82:2813–2817

Langzeitverläufe der Herpes-simplex-Virus-Enzephalitiden – Gibt es Rezidive?

R. Heitmann und *L. Brodesser*

In den letzten Jahren haben sich unsere Kenntnisse über unterschiedliche Verlaufsformen bei der Herpes-simplex-Virus-Enzephalitis (HSVE) beträchtlich erweitert. Zum einen hat sich seit Einführung wirksamer Virustatika in die Therapie die Überlebensrate gebessert, so daß Langzeitverläufe häufiger beobachtet werden [1, 15]. Völlige Heilungen bilden dabei eher die Ausnahme, in der Mehrzahl der Fälle bleiben neurologische Ausfälle, meist in Form von Aphasien oder Hemiparesen, sowie psychischen Defekten zurück [16]. Besonders die psychischen Auffälligkeiten in Form einer ausgeprägten organischen Wesensänderung, eines Korsakow-Syndroms, schwerster Verhaltensstörungen oder eines schweren Abbausyndroms haben einige Autoren zu der Frage geführt, ob die Senkung der Letalität mit einer ähnlich hohen Anzahl von schweren Defektzuständen erkauft wurde [15].

Die verbesserte Treffsicherheit, vor allem der Liquordiagnostik, hat auf der anderen Seite gelehrt, daß milde Formen der HSVE keineswegs singuläre Ausnahmen darstellen. In der Literatur sind mittlerweile eine ganze Reihe von Kasuistiken mitgeteilt worden, nach denen Kranke eine serologisch einwandfrei gesicherte HSVE ohne jegliche virustatische Therapie und ohne bleibende Folgen durchmachten [2, 6, 8]. Auch bei den schwerer verlaufenden Fällen, die bei typischer neurologischer Symptomatik und vor Eintritt eines Komas frühzeitig eine Behandlung mit Aciclovir erhielten, ist man häufig überrascht, wie schnell diese Kranken sich erholen und schon nach 2–3 Wochen wieder völlig hergestellt sind. Die Frage drängt sich auf, ob tatsächlich nur der frühzeitige Einsatz von Aciclovir diesen Erfolg brachte, oder ob es sich nicht um eine milde, benigne Verlaufsform der HSVE gehandelt hat.

Um so bedrückender sind die eben angesprochenen Langzeitverläufe mit schweren Ausfallserscheinungen, bei denen sich die Frage stellt, ob nicht Rezidive im Verlauf der HSVE vorkommen, oder ob nach dem Abklingen der akuten Entzündungsphase nur das Ausmaß der Zerstörungen im Hirnparenchym die so zögernd und unvollkommen verlaufende Besserung und die Schwere des Defektsyndroms bestimmt.

Unter den 6 Patienten mit einer serologisch gesicherten HSVE, die wir auf unserer Abteilung in den letzten Jahren beobachteten, zeigten 3 Patienten einen Langzeitverlauf.

Die erste Patientin, eine 33jährige Frau, litt seit 8 Jahren an einer in Schüben verlaufenden Encephalomyelitis disseminata, die zweimal mit Kortikoiden und eine Zeitlang mit Azathioprin behandelt wurde und jeweils voll remittierte. Nach einem Urlaub in Bulgarien mit reichlicher Sonnenbräunung erkrankte sie Ende August 1986 an einer Schwäche im linken Bein. Unter der Annahme eines erneuten Schubes wurden vom Hausarzt wieder Kortikoide in Form einer oralen Urbasontherapie eingesetzt. Einen Tag vor der Aufnahme am 30. 8. 1986 traten heftige Kopfschmerzen auf. Wir fanden die Patientin mit 39,6° C fiebernd. Neurologisch wies die bewußtseinsklare Frau eine mittelgradige spastische Hemiparese links und eine geringe Aphasie auf. Der Liquor enthielt 13/3 Zellen, Lymphozyten. Innerhalb von 2 Tagen kam es zu einer raschen Verschlechterung, die Patientin wurde verwirrt, trübte dann ein. Die Aphasie verstärkte sich und die Hemiparese nahm zu. Der Liquor enthielt am 1. 9. 1986 37/3 Zellen, das EEG war am gleichen Tage links stärker als rechts diffus dysrhythmisch, im CT zeigte sich kein eindeutig pathologischer Befund. Zu diesem Zeitpunkt, 2 1/2 Tage nach der Aufnahme, begannen wir mit der Aciclovirtherapie. Die später tief bewußtseinsgetrübte Patientin mußte in der Folgezeit beatmet werden. Der neurologische Status zeigte eine Tetraspastik. Im Liquor stieg die Zellzahl auf 105/3 an. Das CT ließ links und rechts fleckige hypodense Zonen mit geringer Anreicherung nach Kontrastmittelgabe erkennen. Wenige Tage später kam es links temporal zu einer umschriebenen Einblutung. Das EEG blieb über viele Tage diffus dysrhythmisch verändert mit einer kontinuierlichen, hochgespannten, steilen Delta-Aktivität beidseits über der vorderen Schädelhälfte. Nach 3 Wochen trat langsam eine klinische Besserung ein, die Zellzahl im Liquor war rückläufig, die Beatmung konnte beendet werden, am 1. 10. 1986 erfolgte die Extubation. Auf der Normalstation besserte sich die Patientin in ihrem Allgemeinzustand, die Tetraspastik war nach einigen Wochen geschwunden. Unverändert blieben zunächst eine totale Aphasie, eine völlige Schlucklähmung und ein aspontanes Durchgangssyndrom, fast mit dem Ausmaß eines Stupors. Das EEG zeigte in wenigen Wochen eine relativ rasche Normalisierung, nach einem Stadium der mittelschweren Allgemeinveränderung wurde bereits Mitte Dezember 1986 ein unauffälliges Alpha-EEG abgeleitet. Das CT ließ unverändert, links stärker als rechts, erhebliche Hirnparenchymschäden erkennen. Der weitere Verlauf war über die folgenden 12 Monate gekennzeichnet durch ein Andauern der schweren psychischen Auffälligkeiten. Die bewußtseinsklare Patientin spricht nur einzelne Worte, ohne daß zwingend auf eine gewichtige Aphasie zu schließen wäre. Der neurologische Befund ist bis auf die komplette Schlucklähmung normal. Der Speichel kann nicht im Mund gehalten werden, die Ernährung ist nur über die Magensonde möglich. Die Kranke wirkt kleinkindhaft eingeengt, versorgt sich in den täglichen Verrichtungen selbst, bleibt jedoch inkontinent. Sie kann andererseits Schach- und Klavierspielen. Das EEG ist weiterhin unauffällig, im CT stellen sich die Seitenventrikel erweitert dar, fronto-temporal zeigen sich, links stärker als rechts, ausgedehnte hypodense Zonen.

Der zweite Patient, ein 41jähriger Polizeibeamter, soll in den letzten Jahren kräftig dem Alkohol zugesprochen haben. Andernorts erfolgt von Oktober bis Dezember 1982 eine stationäre Behandlung wegen einer Pankreatitis. Ende Dezember 1982 erkrankte der Patient mit Kopfschmerzen. Am 24. Januar 1983 erfolgte ein erster generalisierter Krampfanfall. Bei der Aufnahme am folgenden Tage bot der Kranke eine gemischte Aphasie, im EEG eine schwere herdförmige periodische Abänderung links temporal, während im CT noch kein pathologischer Befund vorlag. Der Liquor enthielt 624/3 Zellen, überwiegend Lymphozyten. Der Kranke entwickelte in den nächsten Tagen bei hohem Fieber eine Nackensteife und eine rechtsbetonte Tetraspastik. Am 4. Krankheitstag, nach Einsetzen einer Bewußtseinstrübung, begannen wir die Behandlung mit Vidarabin. Der Patient mußte später intubiert und beatmet werden und erhielt zusätzlich zu den Antikonvulsiva Dexamethason. Am 17. Krankheitstag wurde die klinische Besserung deutlich, der Patient konnte extubiert werden. Jetzt lagen geringe aphasische Störungen und eine leichte Tetraspastik vor, die Zellzahl war von vorher 1300/3 Zellen auf 176/3 abgefallen. Das EEG ließ eine Ausbreitung der Dysrhythmie auf das Mittelhaupt beiderseits erkennen. Im CT hatten sich hypodense Bezirke ausgedehnt, mit Einengung des linken Seitenventrikels.

Vom 2. bis 4. Krankheitsmonat blieben die leichte Tetraspastik und die Aphasie unverändert, der Liquor normalisierte sich und enthielt zuletzt 2/3 Zellen. Das EEG bot einen Normalbefund, im CT stellte sich die Hypodensität kleiner dar, eine Raumforderung lag nicht mehr vor. Im 5. Krankheitsmonat und später im 12. Monat nach Beginn der Erkrankung kam es krisenhaft zu Verschlechterungen. Der Patient klagte über starke Kopfschmerzen, über erhebliche Angstzustände und über eine Verschlechterung seines Sprechvermögens. Da bei der ersten dieser beiden Episoden ein leichter Anstieg der Zellzahl im Liquor auf 47/3 vorlag, entschlossen wir uns Ende Mai 1983 zu einer zweiten virustatischen Behandlung, diesmal mit Aciclovir. Eine Besserung der Beschwerden und der neurologischen Ausfälle trat danach nicht ein, auch blieb das CT unverändert. Völlig gleichartig war der klinische Ablauf im 12. Krankheitsmonat, allerdings war diesmal keine Erhöhung der Zellzahl im Liquor festzustellen. Der Kranke blieb in der Folgezeit hochgradig psychisch auffällig mit einer ausgeprägten Aphasie, schweren mnestischen und Konzentrationsstörungen, mit deutlichen Verhaltensauffälligkeiten, wie Umtriebigkeit, Sprunghaftigkeit und affektiven Entgleisungen und einem intellektuellen Abbau. Die Wiedereingliederung in die Familie gelang nicht. Der Patient unternahm später einen Selbstmordversuch mit Alkylphosphaten. Bei der weiteren ambulanten Betreuung blieben die Aphasie, die ängstlich-depressive Verstimmung, die mnestischen Störungen und der intellektuelle Abbau unverändert auffällig.

Noch langwieriger gestaltete sich der Krankheitsverlauf bei dem dritten Patienten, einem 20jährigen Abiturienten, der im August 1980 erkrankte und zunächst in der Göttinger Klinik behandelt wurde. Bei ihm waren nach einer vorangegangenen Tonsillitis Kopfschmerzen, Erbrechen, Fieber und ein Verwirrtheitszustand aufgetreten. Am 5. Krankheitstag betrug die Zellzahl im Liquor 479/3, das EEG war diffus verlangsamt, das CT bot noch keinen sicher pathologischen Befund. Nach weiterer Zunahme der neurologischen Auffälligkeiten und Einsetzen einer Bewußtseinstrübung wurde ab dem 9. Krankheitstag für 14 Tage Vidarabin gegeben. Am 10. Tag erschien im CT eine kleinfleckige Hypodensität im linken Temporallappen. Wegen der nur sehr zögernd verlaufenden Rückbildung des neurologischen Befundes mit einer Tetraspastik und einem rechtsbetonten Rigor erfolgte ab dem 68. Krankheitstag eine zweite Kur mit Vidarabin über 10 Tage, jetzt in Kombination mit Interferon. Im Liquor betrug die Zellzahl zu diesem Zeitpunkt 37/3 Zellen. Der Kranke bot bei einer nur langsam einsetzenden Besserung mit Rückgang von Tetraspastik und Rigor über die folgenden Monate ein schweres Frontalhirnsyndrom und mußte in der Psychiatrischen Klinik verwahrt werden. Erst 6 Monate nach Krankheitsbeginn besserte sich sein Zustand so weit, daß ein Rehabilitationsverfahren im Rehabilitationszentrum Godeshöhe eingeleitet werden konnte. Von dort gelangte der Patient im April 1981 nach einem generalisierten Krampfanfall auf unsere Intensivstation. Hier zeigte der Kranke nach Abklingen der Anfallsfolgen in den nächsten Tagen wiederum eine linksbetonte Tetraspastik und psychisch eine ausgeprägte motorische Unruhe und Umtriebigkeit. Der Liquor enthielt zunächst 85/3, später 36/3 Zellen, im EEG lag eine schwere Dysrhythmie frontozentral und temporal beiderseits vor. Im CT erschienen die Dichteminderungen ausgeprägter als in den Vorbefunden, auch fielen erneut hyperdense Randzonen auf, die sich nach Kontrastmittelgabe anreicherten. Unter dem Eindruck der Befundverschlechterung im CT führten wir im Mai 1981, also im 10. Krankheitsmonat, die dritte Kur mit Vidarabin durch. Weder die psychopathologischen Ausfälle noch der CT-Befund ließen in den folgenden Wochen und Monaten eine Besserung erkennen, nur im Liquor sank die Zellzahl ab. 13 Monate nach Krankheitsbeginn zeigte sich der Patient wieder zeitlich und örtlich orientiert, ab dem 20. Monat wurden die hypodensen Areale im CT kleiner. Ein erneuter Versuch einer Rehabilitationsbehandlung im Mai 1982, dem 22. Monat nach Krankheitsbeginn, scheiterte, da der Kranke erneut unter fokalen Anfällen litt und im EEG paroxysmale Elemente mit einem Fokus temporo-parietal links auftraten. Erst nach weiteren Monaten der Behandlung auf der Psychiatrischen Abteilung unserer Klinik und einem erneuten Rehabilitationsverfahren in Köln konnte der Patient 3 Jahre nach Krankheitsbeginn in eine Werkstatt für Behinderte vermittelt werden. Die schweren psychischen Auffälligkeiten bestanden weitgehend unverändert.

Bei allen 3 Patienten lag ohne Zweifel eine HSVE vor, da in allen Fällen während der akuten Phase im Liquor spezifisches IgM und eine intrathekale Produktion von IgG-Antikörpern nachgewiesen wurden. Die virustatische Behandlung hatte 2 1/2, 4 und 9 Tage nach Beginn der neurologischen Symptomatik eingesetzt, in allen drei Fällen vor Eintritt eines Komas. Allen drei

Krankheitsverläufen war gemeinsam, daß sich Liquor und EEG, wenn auch erst nach langen Zeiträumen, normalisierten, während die neurologischen Ausfälle, besonders die Aphasien, und vor allem die psychopathologischen Befunde und parallel hierzu die Veränderungen im CT über Monate und Jahre überdauerten, ein Ablauf, wie er auch von anderen Autoren beobachtet wurde [7, 10].

Bei der ersten Patientin blieben der neurologische und der psychopathologische Befund während des Langzeitverlaufes nahezu stationär oder ließen eine nur sehr langsam fortschreitende Besserung erkennen. Bei dem zweiten und dritten Patienten kam es jeweils 5 und 12 bzw. 10 Monate nach Krankheitsbeginn zu einer krisenhaft eintretenden Verschlechterung im klinischen Befund, die zwar von einer erhöhten Zellzahl im Liqour, nicht aber von durchgreifenden Änderungen im EEG-Befund oder im CT begleitet wurden. Auch die Titerbewegungen im Liquor zeigten nur bei dem dritten Patienten einen vorübergehenden Anstieg von 1:8 auf 1:32 in der KBR.

Von mehreren Autoren wurden Rezidive einer HSVE nach Wochen oder Monaten beschrieben, die teilweise anders als bei unseren Patienten, schärfer abgesetzt nach einer weitgehenden Wiederherstellung der Patienten sich manifestierten [3, 4, 9, 12]. Durch die Hirnbiopsie konnte z. T. Monate nach Krankheitsbeginn erneut HSV-Virus isoliert werden. Die Wirksamkeit einer erneuten virustatischen Behandlung wird unterschiedlich dargestellt, in der Mehrzahl der Fälle war kein durchgreifender Erfolg zu verzeichnen [9, 12].

Wenig Zweifel besteht, daß die HSVE wohl in allen Fällen eine chronische Erkrankung darstellt, da sich häufig ein chronisch-entzündlicher Liquorbefund und bei allen Überlebenden eine über Jahre fortdauernde intrathekale IgG-Produktion nachweisen läßt [1, 10, 11, 14]. Ursachen und Bedeutung dieser IgG-Synthese sind bisher unklar. Handelt es sich nur um ein Persistieren von B-Zell-Klonen oder bleibt das Virus oder ein Teil von ihm als Antigen wirksam? Völlig offen bleibt auch die Antwort auf die Frage, warum es im Einzelfall trotz frühzeitiger virustatischer Therapie nicht zu einer klinischen Besserung, sondern zu einem Langzeitverlauf der HSVE kommt, der über Monate und Jahre gewissermaßen fortschwelt.

Unsere Beobachtungen möchten wir dahingehend zusammenfassen, daß die HSVE eine chronische Erkrankung des ZNS darstellt, und daß unter der Behandlung mit Aciclovir möglicherweise in einem höheren Anteil schwere Verläufe mit ausgeprägten Defektzuständen, vor allem in Form von Aphasien und psychopathologischen Ausfällen, zur Beobachtung kommen. Diese Langzeitverläufe lassen z. T. krisenhaft eintretende Verschlechterungen erkennen, bei denen es sich eher um ein Wiederaufflackern des Prozesses als um klar abgegrenzte Rezidive handelt. Ein sicherer Nutzen einer erneuten virustatischen Therapie ist bisher nicht belegt, doch wegen der wiederholt beschriebenen erneuten Virusisolierung ACV-sensibler Monate nach Krankheitsbeginn, theoretisch nicht von der Hand zu weisen [13]. Man wird im Einzelfall das Für und Wider abwägen müssen. Die Persistenz der intrathekalen IgG-Produktion bei allen Kranken nach einer HSVE weist auf die Bedeutung der immunologischen Prozesse in der Auseinandersetzung mit dem Virus hin. Wir können unterstellen, daß derartige immunologische Prozesse für die Manifestation und den Verlauf der Enzephalitis entscheidend sind, doch sind uns diese Prozesse, wie auch bei anderen Krankheiten, weitgehend unbekannt. Dabei sei abschließend angemerkt, daß wir bei Kranken mit Nicht-Herpes-Enzephalitiden spiegelbildlich völlig gleichartige Verläufe beobachten. Nach einem schweren Akutstadium mit Bewußtseinstrübung oder Koma, Anfällen und neurologischen Ausfällen mit Spastik und Rigor kommt es teilweise in überraschend kurzer Zeit zu einer völligen Wiederherstellung der Patienten ohne jegliches Defizit, andererseits entwickeln sich Langzeitverläufe, die in schwere Defektzustände übergehen.

Zusammenfassung

Seit Einführung wirksamer Virustatika in die Therapie der Herpes-simplex-Virus-Enzephalitis (HSVE) hat sich die Überlebensrate durchgreifend gebessert, so daß Langzeitverläufe häufiger beobachtet werden. Völlige Heilungen sind allerdings eher Ausnahmen, in der Mehrzahl der Fälle bleiben neurologische und psychische Defizite zurück.

Anhand von Fallbeispielen werden zwei Möglichkeiten des weiteren Krankheitsverlaufs nach der akuten Entzündungsphase dargestellt. Die häufigere Verlaufsvariante dürfte ein über Monate und Jahre langsam fortschreitender Besserungsprozeß sein, bis zu einem Defektzustand. Hierbei normalisiert sich nach unseren Erfahrungen das EEG früher als das CT, welches noch in der Besserungsphase zunehmend Veränderungen zeigen kann. Selten scheinen Verläufe mit Rezidiven zu sein, wobei diese klinisch weniger typisch für eine HSVE verlaufen dürften. Möglicherweise sind diese Rezidive nicht durch das HSV selbst ausgelöst, sondern immunologisch bedingt. Deshalb ist die erneute virustatische Behandlung von fraglichem Wert.

Literatur

1. Baas H, Fischer P-A, Ruß M, Japp G (1987) Herpes simplex-Enzephalitis – Therapie und Verlauf. Verh Dtsch Ges Neurol 4:558–560
2. Booss J, Esiri MM (1986) Viral encephalitis. Pathology, diagnosis and management. Blackwell, Oxford
3. Davis LE, McLaren LC (1983) Relapsing herpes simplex encephalitis following antiviral therapy. Ann Neurol 13:192–195
4. Dix RD, Baringer JR, Panitch HS, Rosenberg SH, Hagedorn J, Whaley J (1982) Recurrent herpes simplex encephalitis: Recovery of virus after Ara-A treatment. Ann Neurol 13:196–200
5. Felgenhauer K, Ackermann R, Schliep G (1980) The process dynamics of viral and bacterial disease of the central nervous system. J Neurol Sci 47:21–34
6. Finke E, Ackermann R, Felgenhauer K (1982) Symptomarme Herpes-simplex-Enzephalitis. Dtsch Med Wochenschr 107:1020–1023
7. Geréby G (1981) Elektroenzephalographische Befunde bei nekrotisierender Herpesenzephalitis. Z EEG EMG 12:205–211
8. Klapper PE, Cleaton GM, Longson M (1984) Mild forms of herpes encephalitis. J Neurol Neurosurg Psychiatry 47:1247–1250

9. Koenig H, Rabinowitz SG, Day E, Miller V (1979) Post-infections encephalomyelitis after successful treatment of herpes-simplex-encephalitis with adenine arabinoside. Ultrastructural observations. N Engl J Med 300:1089–1093
10. Koskiniemi M, Ketonen L (1981) Herpes simplex virus encephalitis: Progression of lesion shown by CT. J Neurol 225:9–13
11. Koskiniemi M, Vaheri A, Taskinen E (1984) Cerebrospinal fluid alterations in herpes simplex virus encephalitis. Rev Infect Dis 6:608–618
12. Sage JI, Weinstein MP, Miller DC (1985) Chronic encephalitis possibly due to herpes simplex virus: Two cases. J Neurol 35:1470–1477
13. Schneweis K-E (1988) Persönliche Mitteilung
14. Vandvik B, Sköldenberg B et al (1985) Long-term persistence of intrathecal virus-specific antibody responses after herpes simplex virus encephalitis. J Neurol 231:307–312
15. Whitley RJ, Alford CA, Hirsch MS et al (1986) Vidarabine versus acyclovir therapy in herpes simplex encephalitis. N Engl J Med 314:144–149
16. Williams BB, Lerner AM (1978) Some previously unrecognized features of herpes simplex virus encephalitis. Neurology 28:1193–1196

Katamnese und prognostische Kriterien bei 148 Patienten mit bakterieller Meningitis

H. Krüger und *E. Köhler*

Einleitung

Obwohl die Letalität der bakteriellen Meningitis seit Einführung der Antibiotikatherapie drastisch gesenkt werden konnte [8], stellt sie weiterhin eine ernstzunehmende Erkrankung dar, die eine frühzeitige Diagnosestellung und die sofortige Einleitung einer adäquaten antibiotischen Therapie erfordert. Diese ist in den vergangenen Jahren abhängig vom Patientenalter und Erreger weiterhin modifiziert und verbessert worden. Dagegen finden sich in der Literatur nur wenige Untersuchungen, die einen Einfluß von prognostischen Faktoren auf den Verlauf der Erkrankung, Komplikationen und Residuen berücksichtigen.

Ziel dieser Arbeit ist deshalb eine Darstellung dieser Zusammenhänge sowie eine Betrachtung besonders kritischer Komplikationen und therapeutischer Schwierigkeiten, die heute noch eine Letalität der bakteriellen Meningitis von 20–30% [4] verursachen.

Patienten und Methodik

In einer retrospektiven Studie wurden 148 Patienten mit bakterieller Meningitis erfaßt, die im Zeitraum zwischen 1975 und 1986 in der Neurologischen Klinik der Universität Würzburg behandelt wurden.

Die Erkrankungen zeigen folgendes Erregerspektrum (Tabelle 1):

Das Durchschnittsalter der 79 männlichen und 69 weiblichen Patienten beträgt 37 Jahre (4–80 J).

Für die Auswertung der Residuen erfolgte eine Gruppierung nach dem Schweregrad in:

leichte Residuen: Kopfschmerz, leichte Hörminderung, leichte (incl. Augenmuskel-)Paresen, hyperästhetisch-emotionales Syndrom, Schwindel, Konzentrationsstörung, Ruhetremor, Augenflimmern;

schwere Residuen: Ertaubung, Ataxie, Psychosyndrom, Anfälle (fokal und generalisiert), spastische Paresen, Hydrocephalus internus bei Liquorresorptionsstörung;

apallisches Syndrom.

Tabelle 1. Verteilung der Patienten, Rezidive und Verstorbenen auf die unterschiedlichen Erreger

Erreger	Patienten	Rezidive	Verstorben
Meningokokken	24	0	0
Pneumokokken	35	1	8
Staphylokokken	11	3	5
Streptokokken	6	0	0
Haemophilus influenzae	5	0	0
Gram(–)	7	0	0
?	60	1	6
Gesamt	148	5	19

Ergebnisse

Patientenalter und Prognose

Die Patienten (n = 148) wurden nach Alter und Erreger geordnet. Letale Infektionen ohne Erregernachweis betreffen eher den jüngeren, tödliche Pneumokokkeninfektionen den älteren Patienten. Die Todesfälle durch Staphylokokken verteilen sich weitgehend gleichmäßig über die unterschiedlichen Altersstufen (Tabelle 2).

Der Chi-Quadrat-Test ergab eine signifikante Häufung tödlicher Pneumokokkeninfektionen bei älteren Patienten > 40 Jahre (p < 0,05).

Zur Antibiotikatherapie

Der Nachweis des Erregers dient der spezifischen Therapie. In unserem Kollektiv ergab sich ein signifikant (p < 0,001) seltenerer Erregernachweis bei antibiotisch vorbehandelten Patienten, jedoch keine Abhängigkeit zum Outcome (Abb. 1a, b).

Tabelle 2. Abhängigkeit der Prognose vom Patientenalter und Erreger

Patienten/davon verstorben

Alter:	0–20 J.	–30 J.	–40 J.	–50 J.	–60 J.	–70 J.	–80 J.
Meningok.	13/–	4/–	–/–	2/–	2/–	1/–	2/–
Pneumok.	8/–	3/–	4/1	7/1	5/2	6/3	2/1
Staphylok.	3/–	2/1	2/1	1/1	1/–	1/1	1/1
Streptok.	1/–	–/–	3/–	–/–	1/–	1/–	–/–
Haem. infl.	3/–	–/–	–/–	–/–	1/–	1/–	–/–
Gram(–)	3/–	2/–	1/–	1/–	–/–	–/–	–/–
?	13/3	16/1	4/–	6/2	9/–	12/–	–/–
Gesamt	44/3	27/2	14/2	17/4	19/2	22/4	5/2

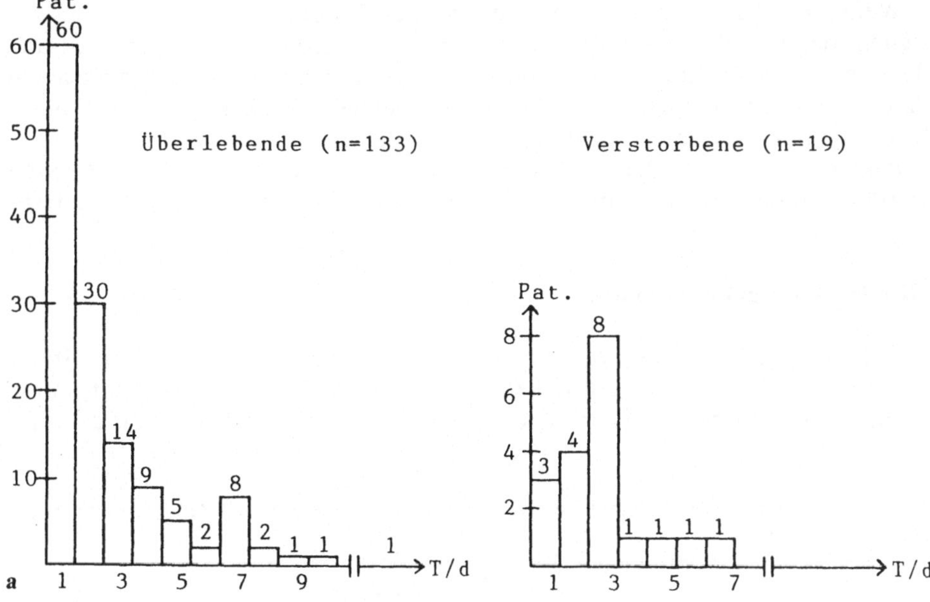

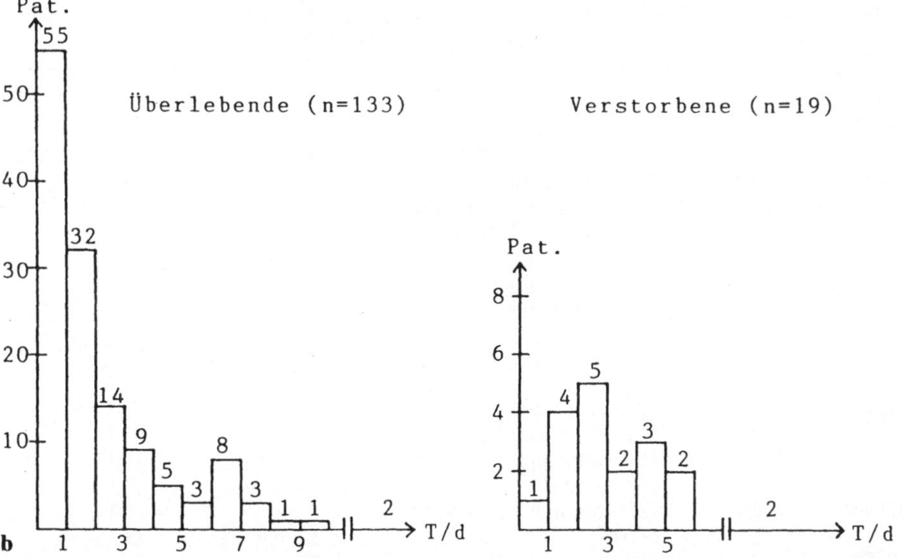

Abb. 1a, b. Therapieverzögerung und Outcome bei 147 Patienten (ein Patient konnte diesbezüglich nicht erfaßt werden, Rezidive wurden berücksichtigt). **a** Zeit zwischen ersten Symptomen und erster Antibiotikatherapie in Tagen (*d*). **b** Zeit zwischen ersten Symptomen und erster *wirksamer* Antibiotikatherapie in Tagen (*d*)

Wenn man die Diagramme der überlebenden Patienten betrachtet, ist festzustellen, daß sich die Zeit zwischen dem ersten Auftreten von Symptomen und der ersten Antibiotikatherapie von dem Zeitraum bis zur ersten wirksamen Antibiotikatherapie nicht wesentlich unterscheidet, die Therapie folglich meist frühzeitig mit wirksamen Antibiotika eingeleitet wurde.

Anders sieht es bei den Patienten mit letalem Ausgang aus: Die Patienten wurden vergleichsweise später mit einem wirksamen Antibiotikum therapiert.

Hirndruck – Lumbalpunktion

Alle Patienten (n = 148) wurden mindestens einmal lumbalpunktiert. 70 der 148 Patienten, also 47%, entwickelten während des Krankheitsverlaufes eine Hirndrucksymptomatik. Es erfolgte ein Vergleich zwischen Patienten, die wäh-

Tabelle 3. Outcome in Abhängigkeit von der Lumbalpunktion bei Patienten mit Hirndrucksymptomatik

	LP innerhalb letzter 48 h	keine LP innerhalb letzter 48 h
an Hirndruck verstorbene Patienten	9	2
überlebende Patienten	10	49

Tabelle 4. Verstorbene, gegliedert nach Tagen zwischen letzter Lumbalpunktion und Tod, mit Angabe von Todesursache, Erreger und Alter der Patienten

Letzte LP vor dem Tod	Pat.	Todesursache	Erreger	Alter
0–1 Tage	9	Hirnstammeinklemmung	Pneumok.	55 J.
		Hirnstammeinklemmung	Pneumok.	63 J.
		Hirnstammeinklemmung	Pneumok.	55 J.
		Hirnstammeinklemmung	Pneumok.	39 J.
		Hirnstammeinklemmung	?	47 J.
		Hirnstammeinklemmung	?	19 J.
		Herz-Kreislauf-Versagen	Pneumok.	47 J.
		Herz-Kreislauf-Versagen	?	25 J.
		Sepsis	Staphylok.	26 J.
2 Tage	4	Hirnstammeinklemmung	Pneumok.	67 J.
		Hirnstammeinklemmung	?	16 J.
		Hirnstammeinklemmung	?	43 J.
		Herz-Kreislauf-Versagen	Pneumok.	67 J.
3–4 Tage	2	Hirnstammeinklemmung	?	16 J.
		Sepsis	Staphylok.	73 J.
5–10 Tage	2	Hirnstammeinklemmung	Pneumok.	76 J.
		Sepsis	Staphylok.	65 J.
10 Tage	2	Sepsis	Staphylok.	50 J.
		Sepsis	Staphylok.	40 J.

rend der akuten Hirndrucksymptomatik lumbalpunktiert wurden (n = 19) und Patienten, die während dieser Zeit nicht punktiert (n = 51) (Tabelle 3).

Der Chi-Quadrat-Test ergab eine signifikante Häufung von Todesfällen durch Hirndruck nach Lumbalpunktion (p < 0,001). Von 11 Patienten mit Hirndruck starben 6 innerhalb von 24 h nach einer Lumbalpunktion, 3 im Laufe des 2. Tages. Bei 5 dieser Patienten ist ein Zusammenhang zwischen der weniger als 48 h zuvor erfolgten Lumbalpunktion und der Hirnstammeinklemmung vom klinischen Verlauf her denkbar (Tabelle 4).

Hirndruck und Osmotherapie

Die Osmotherapie ist vor allem bei schwerer Hirndrucksymptomatik oder vor Folgepunktionen angezeigt [1, 5] (Tabelle 5).

In der oberen Gruppe (0–300 ml Sorbit/Tag) sind 19% (n = 11) der Patienten an Hirndruck verstorben, 39% (n = 22) haben Residuen.

Bei der unteren Gruppe mit mehr als 300 ml Sorbit/Tag finden sich nur in 36% (n = 5) Residuen, keine Verstorbenen.

Tabelle 5. Vergleich unterschiedlicher Dosierungen einer Sorbittherapie bei Patienten mit gesicherter Hirndrucksymptomatik in bezug auf das Outcome

Patienten mit gesicherter Hirndrucksymptomatik (n = 70) unter Sorbittherapie

Sorbit: 0–300 ml/Tag

Erreger	Pat.	geheilt	mit Residuen	an Hirndruck verstorben
Meningok.	10	7	3	0
Pneumok.	11	2	3	6
Staphylok.	5	1	4	0
Streptok.	3	2	1	0
Haem. infl.	2	1	1	0
Gram(–)	2	1	1	0
?	23	9	9	5
Gesamt	56	23	22	11

Sorbit: mehr als 300 ml/Tag

Erreger	Pat.	geheilt	mit Residuen	an Hirndruck verstorben
Meningok.	3	2	1	0
Pneumok.	4	3	1	0
Staphylok.	1	0	1	0
Streptok.	1	0	1	0
Haem. infl.	1	1	0	0
Gram(–)	0	0	0	0
?	4	3	1	0
Gesamt	14	9	5	0

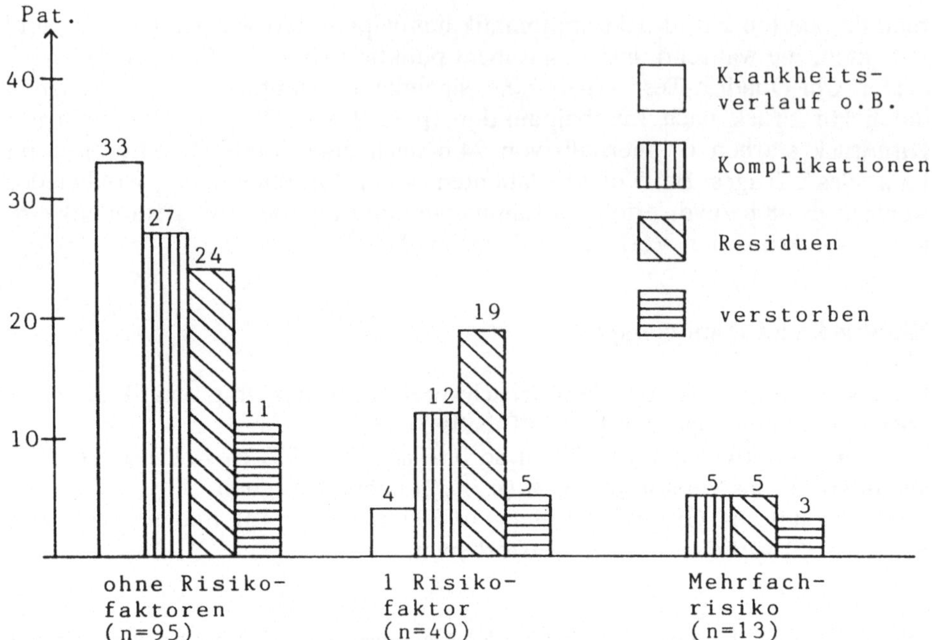

Abb. 2. Korrelation zwischen Risikofaktoren und Outcome bei 148 Patienten mit bakterieller Meningitis

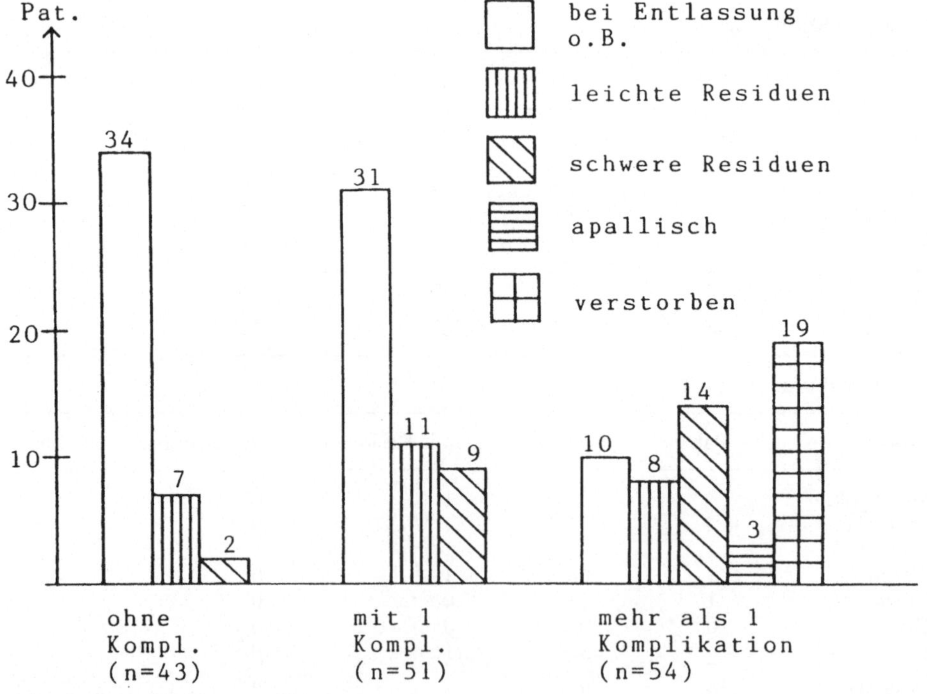

Abb. 3. Komplikationen – Outcome

Komplikationen in Abhängigkeit von Vorerkrankungen und ihre Folgen

Bei 71% der Patienten traten im Krankheitsverlauf Komplikationen auf, 36% aller Patienten hatten bleibende Residuen. In bezug auf das Outcome scheinen Risikofaktoren, vor allem Diabetes mellitus, Medikamenten- und Alkoholabusus eine wichtige Rolle zu spielen (Abb. 2).

Bereits bei Patienten mit einem Risikofaktor ergab der Chi-Quadrat-Test eine signifikante Erhöhung von Komplikationen, Residuen und Todesfällen (p < 0,001).

Mit zunehmender Anzahl von Komplikationen wird das Outcome ungünstiger: Patienten ohne Komplikationen wiesen nur in 5% Residuen auf, dagegen 17% mit einer Komplikation und 31% mit Mehrfachkomplikationen (Abb. 3).

Der Chi-Quadrat-Test ergab eine signifikante Erhöhung von Residuen und Todesfällen bei Patienten mit Mehrfachkomplikationen (p < 0,001).

Die wichtigsten Komplikationen sind in Tabelle 6 zusammengefaßt:

Tabelle 6. Wichtige intrakranielle und extrakranielle Komplikationen der bakteriellen Meningitis

Komplikationen der bakteriellen Meningitis (n = 153, Rezidive sind erfaßt)

Intrakraniell		Extrakraniell	
V. a. Arteriitis	19	Septischer Schock	3
Sinusthrombose	1	Waterhouse-Friderichsen-Syndrom	1
Hörsturz	3	Verbrauchskoagulopathie	2
Hydrozephalus	8	Adult Respiratory Distress Syndrome	2
Hirnblutung	1	Pneumonie	16
Hirnabszeß	5	Bakterielle Endomyokarditis	9
Subdurales Empyem	1	Nierenfunktionsstörung	7
Diabetes insipidus	1		
Krampfanfälle	27		
Delir	4		

Diskussion

Die Letalität der bakteriellen Meningitis konnte auch durch den Einsatz moderner Antibiotika nur auf 20–30% gesenkt werden. Der frühzeitigen Erkennung durch Komplikationen gefährdeter Patienten kommt deshalb entscheidende Bedeutung zu. Für die Prognose der Pneumokokkenmeningitiden spielen Vorerkrankungen wie z. B. Diabetes mellitus, Äthylismus und AVK eine wichtige Rolle [4]. In unserem Kollektiv waren Patienten mit Pneumokokkenmeningitiden zu 49%, daran Verstorbene zu 75% durch Vorerkrankungen belastet.

Auch das Alter ist, vielleicht durch die Kumulation von Vorerkrankungen, sowohl für das Auftreten als auch die Prognose der Pneumokokkenmeningitiden von Bedeutung.

Der Altersmedian betrug für das Gesamtkollektiv (n = 148) 34 Jahre, für Patienten mit Pneumokokkenmeningitiden 43 Jahre. Der Altersmedian an Pneumokokken verstorbener Patienten lag bei 59 Jahren. 7% (n = 11) der Meningitiden wurden durch Staphylokokken verursacht. Die Letalität betrug in dieser Gruppe 45% (n = 5) und wies keine Abhängigkeit von Alter und Vorerkrankungen auf. Die Todesursache der letalen Staphylokokkeninfektionen (n = 5) in unserem Kollektiv (n = 148) war jeweils eine Staphylokokkensepsis mit multiplen Organabszessen, die, zu spät wirksam antibiotisch behandelt, in durchschnittlich 28 Tagen (4–62 Tagen) nach Krankheitsbeginn zum Tode führte. 3 dieser 5 Patienten wurden initial u. a. mit einem Penizillinasefesten Penizillin behandelt, gegen das die Staphylokokken resistent waren. Eine wirksame Antibiotikatherapie wurde bei diesen 5 Patienten somit erst zwischen 4 und 24 Tagen nach Krankheitsbeginn eingeleitet.

Die Verzögerung der antibiotischen Therapie könnte, da Erreger innerhalb von Abszeßhöhlen von Chemotherapeutika nicht mehr erreicht werden können [2], die hohe Letalität dieser Infektion erklären.

Obwohl auch bei uns Staphylokokken zu den selteneren Erregern [2, 10] zählen, machen sie 26% der Todesfälle aus. Bei einer frühzeitigen, langanhaltenden, antibiogrammgerechten Therapie [9] ist eine günstigere Prognose auch der hämatogenen Staphylokokkenmeningitis denkbar.

Komplikationen traten bei 71% aller Patienten im Krankheitsverlauf auf, 47% aller Patienten entwickelten eine Hirndrucksymptomatik.

Pfister [6] weist in diesem Zusammenhang auf die Gefahr der Einklemmung nach Lumbalpunktion hin, sowie auf die Tatsache, daß bei einem Drittel der verstorbenen Patienten ein Hirnödem autoptisch nachweisbar war. In unserem Kollektiv sind 11 von 19 Patienten an einer Hirnstammeinklemmung mit konsekutivem, zentralem Herz-Kreislauf-Versagen gestorben, 9 dieser 11 Patienten innerhalb von 48 h nach einer Lumbalpunktion. Auch wenn nur bei 5 dieser 11 Patienten vom klinischen Verlauf her ein Zusammenhang mit der Lumbalpunktion denkbar ist, stellt sich die Frage nach Indikation und Durchführung einer Lumbalpunktion bei bestehender Hirndrucksymptomatik.

Bei einem schwer erkrankten Patienten mit Verdacht auf bakterielle Meningitis ist eine initiale Punktion unumgänglich. Während auf Alternativen zur Lumbalpunktion, z. B. die subokzipitale Punktion (SOP), in der Literatur kaum eingegangen wird, werden hirndrucksenkende Maßnahmen als Vorbereitung zur Lumbalpunktion, vor allem Folgepunktionen, diskutiert [5].

Während die Wirksamkeit der Hyperventilation zur Hirndrucksenkung umstritten ist [3, 5, 7, 9], wird die günstige Wirkung der Osmotherapie zur Behandlung eines erhöhten Hirndrucks weitgehend anerkannt [5, 7]. Auch als Vorbereitung auf eine Folge-Lumbalpunktion, wird sie von den Autoren in der diesbezüglich nur spärlichen Literatur empfohlen [1, 5, 11].

In unserem Kollektiv (n = 148) fanden sich 70 Patienten mit klinischen Hirndruckzeichen, oft durch CT-Befunde ergänzt. Ein Vergleich zwischen den während der akuten Hirndrucksymptomatik lumbalpunktierten bzw. nichtpunktierten Patienten ergab eine signifikante Häufung von Todesfällen durch Hirndruck nach Lumbalpunktion.

Von den Patienten mit Hirndruck, die kein oder nur wenig Sorbit erhielten (n = 56), sind 19% (n = 11) an Hirndruck verstorben, 39% (n = 22) haben Residuen. Bei den Patienten mit Hirndruck, die mehr als 300 ml Sorbit/Tag erhielten (n = 14), finden sich nur in 36% (n = 5) Residuen, keine Verstorbenen. Das deutlich günstigere Outcome könnte bei ansonsten gleicher Behandlung auf die Osmotherapie zurückgeführt werden.

MacDonald et al. [5] setzten sich 1984 bei Patienten mit Haemophilus-influenzae-Typ-b-Meningitis mit dem Hirndruck auseinander und empfahlen dabei die Osmotherapie. Unseres Erachtens sollte diese auch bei anderen eitrigen Meningitiden, z. B. Pneumokokkenmeningitiden mit schwerer Hirndrucksymptomatik, Anwendung finden.

Die in der Literatur oft beschriebene frühzeitige und antibiogrammgerechte Antibiotikatherapie sollte durch die Anwendung der Osmotherapie in wirksamer Dosierung bei Patienten mit schwerer Hirndrucksymptomatik, insbesondere vor geplanten Folgepunktionen, ergänzt werden.

Mit dem Auftreten von Mehrfachkomplikationen steigt die Anzahl von Residuen und Todesfällen signifikant. Aber auch 5% der Patienten ohne Komplikationen im Krankheitsverlauf entwickelten Residuen. Eine gründliche Nachuntersuchung ist bei jedem Patienten mit bakterieller Meningitis wenige Monate nach Abklingen der Infektion erforderlich.

Zusammenfassung

In einer retrospektiven Studie wurden Daten von 148 Patienten mit bakterieller Meningitis, die zwischen 1975 und 1986 in unserer Klinik behandelt wurden, in bezug auf das Outcome korreliert.

Es ergab sich eine signifikante Häufung von Komplikationen und Residuen bei Patienten mit Vorerkrankungen. Von den 148 Patienten (Durchschnittsalter 37 Jahre, 79 männl. und 69 weibl.) sind 19, also 13% verstorben. Als Todesursache wurde in 5 Fällen eine Staphylokokkensepsis mit multiplen Organabszessen nachgewiesen, die zu spät wirksam antibiotisch behandelt in durchschnittlich 28 Tagen (4–62 Tagen) nach Krankheitsbeginn zum Tode führte.

3 Patienten starben an Herz-Kreislauf-Versagen, 11 an einer Hirndrucksymptomatik. Als Erreger wurden bei letzteren in 6 Fällen Pneumokokken nachgewiesen, in 5 Fällen gelang kein Erregernachweis. Die letalen Pneumokokkenmeningitiden führten über eine Hirndruckerhöhung innerhalb weniger Tage zu einem zentralen Herz-Kreislauf-Versagen.

Bei klinischen Hirndruckzeichen sowie vor einer eventuell notwendigen lumbalen Folgepunktion sollte die Senkung des Hirndrucks, z. B. mit Osmotherapeutika, erfolgen, um eine Hirnstammeinklemmung zu verhindern.

Literatur

1. Bell BA, Kean DM, MacDonald HL et al (1987) Brain water measured by magnetic resonance imaging. Lancet I:66–69

2. Bernasowski A, Kunze M (1986) Akute bakterielle Meningitis der Erwachsenen – ein therapeutisches Problem. Z Ges Inn Med 41/1:16–20
3. Heitmann R, Schuchardt V (1984) Bakterielle Meningitiden. Nervenheilkunde 3:125–131
4. Hündgen R, Korbmacher G (1986) Bakterielle Meningitiden. In: Hacke W (Hrsg) Notfallmedizin, Bd 15: Neurologische Intensivmedizin. Perimed, Erlangen, S 111–116
5. MacDonald NE, Keene DL, Mackenzie AMR, Humphreys P, Jefferies AL, Ivan LP (1984) Fulminating haemophilus influenzae b meningitis. Can J Neurol Sci 11/1:78–81
6. Pfister HW (1988) Bakterielle Infektionen. In: Brandt T, Dichgans J, Diener HC (Hrsg) Therapie und Verlauf neurologischer Erkrankungen. Kohlhammer, Stuttgart
7. Richling B (1987) Der gegenwärtige Stand in der Behandlung des Hirnödems. Anaesthesist 36:191–196
8. Rosenberg DH, Arling PA (1944) Penicillin in the treatment of meningitis. JAMA 125:1011–1017
9. Sayk J, Loebe F, Suchenwirth R, Gottwald W (1988) Therapie neurologischer Krankheiten. VEB Gustav Fischer Verlag, Jena, S 93–115
10. Scheid W, Gibbels E (1980) Lehrbuch der Neurologie. Thieme, Stuttgart, S 502–515
11. Zimmerli W (1983) Meningitis: Erkennung und initiale Behandlung. Ther Umsch 40/6:552–558

Bakterielle Meningitis –
Intensivtherapie und Langzeitverlauf

V. Schuchardt

Einleitung

Die bakteriellen Meningitiden machen auf unserer neurologischen Intensivstation nur 4% aller Aufnahmen aus. Hinsichtlich Akuität und Schwere nehmen sie jedoch eine Sonderstellung ein, und 10% aller Todesfälle auf der Intensivstation sind durch bakterielle Meningitiden bedingt. Die Bedrohlichkeit dieser Krankheitsgruppe einerseits, die grundsätzliche Behandelbarkeit mit antimikrobiell wirksamen Substanzen andererseits rechtfertigen einen hohen diagnostischen und therapeutischen Aufwand. Drei Forderungen sind zu erheben:
– frühestmögliche Erregerdiagnose,
– frühestmögliche gezielte oder alle zu erwägenden Erreger erfassende Antibiotikatherapie,
– Erkennung und adäquate Behandlung von Komplikationen.

Patienten und Erreger

73 Patienten mit bakterieller Meningitis wurden von 1979–1986 auf der Neurologischen Intensivstation der Rheinischen Landesklinik Bonn behandelt. Es handelte sich um 40 Männer und 33 Frauen im Alter von 14 bis 86 Jahren, im Durchschnitt 47 Jahre. Alle Patienten boten Zeichen der Hirnbeteiligung im Sinne eines meningoenzephalitischen Syndroms mit akuten körperlich begründbaren Psychosen oder Durchgangssyndromen (n = 4), Bewußtseinstrübung (n = 33) oder Bewußtlosigkeit (n = 36). Neurologische Ausfallserscheinungen als Halbseitensyndrom, Aphasie, Tetraspastik, Hirnnervenbefunde oder als hirnorganische Anfälle zeigten 44 Kranke. 54 Patienten (60%) mußten beatmet werden, 18 (25%) verstarben. Die Erregerverteilung entspricht anderen, nicht auf Intensivpatienten beschränkten Meningitiskollektiven [5, 6, 7, 9, 10]. Es führen Meningokokken und Pneumokokken vor Tuberkelbakterien. Staphylokokken, Streptokokken und Listerien traten seltener auf, E. coli und Mykoplasmen nur je in einem Fall.

Erregerdiagnose

Die sofortige Erregerdiagnose durch Mikroskopie oder Antigennachweis war bei 31 der 63 nicht durch Tuberkelbakterien hervorgerufenen Meningitiden möglich, so daß innerhalb weniger Stunden eine gezielte Antibiotikatherapie begonnen werden konnte. Bei den tuberkulösen Meningitiden war während der Akutphase in allen 10 Fällen allein auf Verdacht behandelt worden, erst ein positiver Tierversuch, der Nachweis von Tuberkulomen oder ein promptes Ansprechen auf die tuberkulostatische Therapie, sicherten die Diagnose.

Abhängig vom zugrunde liegenden Erreger lassen sich deutliche Unterschiede in der Schwere des Akutverlaufs nachweisen. Meningokokken führen eher zu leichteren Verläufen, die Letalität ist gering, in der eigenen Krankengruppe mußten nur 7 von 17 Patienten beatmet werden, nur eine Meningokokkenmeningitis endete tödlich. Die Patienten aus dieser Gruppe sind jünger, wenn auch der mit 86 Jahren älteste Kranke an einer Meningokokkenmeningitis litt. Vergleichbar verhalten sich die Meningitiden ohne nachgewiesenen Erreger mit nur 5 von 15 beatmungsbedürftigen Fällen und zwei tödlichen Ausgängen. Es kann deshalb vermutet werden, daß ein großer Teil dieser Meningitiden auch durch Meningokokken hervorgerufen wurde. Pneumokokkenmeningitiden und solche durch säurefeste Stäbchen sowie die durch seltene Erreger (Streptokokken, Staphylokokken, Listerien, E. coli, Mykoplasmen) verlaufen in der Regel sehr schwer mit einer hohen Letalität, die 1/3 übersteigt, und einem großen Anteil schwerster und komplikationsreicher Verläufe. Betroffen sind vornehmlich ältere und vorgeschädigte Patienten.

Therapie

Die antibiotische Therapie ist so früh wie möglich – nach der Liquorentnahme – zu beginnen. Bei den schweren Krankheitsfällen, die auf die Intensivstation kommen, sind bis zur Erregeridentifizierung auch seltenere Keime zu berücksichtigen.

Bei initial lichtmikroskopischem Nachweis von Meningokokken, Pneumokokken oder Streptokokken, was in 30 Fällen gelang, ist Penicillin G das Mittel der Wahl. Besteht klinisch der dringende Verdacht auf eine Meningokokkenätiologie, ist eine Kombination von Ampicillin und Gentamycin sinnvoll. Diese Therapie erfaßt vor allem die Listerien mit. Die entscheidenden Lücken liegen bei den Penicillin-resistenten Staphylokokken und den sehr seltenen, hier nicht beobachteten Pseudomonaden. Da weder nach Lebensalter, Prodromalerscheinungen, Vorschäden oder Initialsymptomatik klinisch eine zuverlässige Erregerdiagnose bei negativem lichtmikroskopischen Befund zu stellen ist, empfiehlt sich bei allen schweren und unklaren Verläufen eine breit wirksame Sicherheitstherapie mit Mezlocillin, Fosfomycin und Amikazin.

Ein mangelnder Therapieerfolg, ein eher schleppender Verlauf und Hinweise auf eine basal betonte Meningitis sollten den Verdacht auf eine tuberkulöse Genese lenken. Diese machte immerhin 1/7 unseres Krankenkollektivs aus. Die Therapie der Wahl besteht in einer Kombination von Gluronazid, Ethambutol und Rifampicin oder Protionamid, ggfs. zusätzlich Streptomycin.

Komplikationen

Das Schicksal der Meningitiskranken hängt in erster Linie von der Schwere des ZNS-Befalls ab und den zentralnervösen Komplikationen wie subduralen und Interhemisphärenempyemen, Hirnabszessen, umschriebenen und ausgedehnten Hirnphlegmonen, Sinusthrombosen und Blutungen sowie von den internen Komplikationen [1, 3, 8]. Besondere diagnostische und therapeutische Probleme bieten die ZNS-Komplikationen. Die häufigsten sollen kurz diskutiert werden.

Die *apurulente Meningitis* [4] beginnt in der Regel perakut mit Bewußtlosigkeit, häufig fehlt die Nackensteife. Sie ist geprägt durch Liquorzellzahlen von 1000/3 und weniger, die bakterielle Ätiologie wird erst durch den Nachweis dichter Bakterienrasen im Ausstrichpräparat offenbar. Die Patienten versterben in der Regel an der bakteriellen Panenzephalitis, bevor die antimikrobielle Therapie wirksam werden kann. Von den 5 hier beobachteten, stets tödlichen apurulenten Meningitiden waren 4 durch Pneumokokken und 1 durch Streptokokken hervorgerufen.

Weniger ungünstig scheinen Fälle mit umschriebenen Eiteransammlungen im Sinne von *subduralen oder Interhemisphärenempyemen* zu verlaufen. Das Interhemisphärenempyem einer 15jährigen Patientin wurde unter konservativer Therapie folgenlos überstanden. Subdurale Empyeme sind stets operativ anzugehen [1, 2]. Ihre Letalität dürfte zwischen 25 und 40% liegen. Ein 17jähriger Patient mit einem operierten subduralen Streptokokkenempyem erholte sich folgenlos, ein anderer, bei dem das Empyem zusammen mit einer ausgedehnten Hirnphlegmone auftrat, erlag der schweren Gehirninfektion.

Umschriebene intrazerebrale Entzündungsherde als *Hirnabszeß* oder scharf begrenzte *Phlegmone* können ebenso folgenlos überstanden werden, wie es in 3 von 6 Fällen im eigenen Krankengut der Fall war. Ausgedehnte Hirnphlegmonen führen in der Regel während der Akutphase zum Tode (n = 3) oder zu einem schwersten Defektsyndrom (n = 1).

Während *Hirnblutungen* im Rahmen der Meningitis ebenso wie ein Wiederaufflackern des Entzündungsprozesses im Sinne eines *Meningitisrezidivs* die Prognose nicht entscheidend zu verschlechtern scheinen, führen septische oder während der Heilungsphase auftretende blande *Sinusthrombosen* meist zum Tod. 3 von 5 Kranken mit Sinusthrombosen verstarben in unserer Patientengruppe während der Akutphase.

Prognose

Läßt sich die Prognose eitriger Meningitiden während der Akutphase abschätzen? Das *Erkrankungsalter* hat eine zentrale Bedeutung: Bis zur Krankenhausentlassung erholten sich alle bis 19 Jahre alten Patienten völlig, die bis 39jährigen erholten sich mit einer Ausnahme funktionell. Von den 32 über 50jährigen verstarben 8 Kranke, 7 blieben pflegebedürftig, und nur 8 erholten sich völlig. Prognostische Aussagen lassen sich auch nach der klinischen *Symptomatik beim Erkrankungsbeginn* machen: Kranke, die nur mit einem meningitischen Syndrom zur Aufnahme kamen, boten ganz überwiegend glimpfliche Verläufe. Patienten, die schon initial schwer bewußtseinsgetrübt oder bewußtlos waren, Anfälle oder neurologische Herdzeichen zeigten, litten eher unter schweren Verläufen und boten eine hohe Letalität. Prognostisch entscheidend dürfte die *Ätiologie* sein: Meningitiden durch Meningokokken und ohne nachgewiesenen Erreger gehen in 2/3 der Fälle mit völliger oder weitestgehender Erholung bei geringer Letalität aus. Tuberkulöse Meningitiden und solche durch Pneumokokken und seltene Meningitiserreger verlaufen dagegen meist schwer, die Letalität beträgt etwa ein Drittel und die meisten Überlebenden, 2/3, sind zum Entlassungszeitpunkt schwer beeinträchtigt oder weiterhin pflegebedürftig.

Die *Langzeitprognose* ist parallel zur Schwere des Akutverlaufs und zum Ausmaß des Handicaps bei Entlassung, vom Erkrankungsalter, vorbestehenden Krankheiten und vor allem dem zugrundeliegenden Erreger geprägt (Abb. 1). Von 55 überlebenden erlagen 4 weiterhin pflegebedürftige Patienten innerhalb der nächsten Monate im Pflegeheim internen Komplikationen.

12–89 Monate nach Erkrankungsbeginn wurden 48 der 50 bis dahin überlebenden Patienten ambulant nachuntersucht oder ausnahmsweise brieflich oder telefonisch befragt. 27 ehemalige Patienten (37% aller 73 Meningitispatienten) waren bis dahin völlig symptom- und beschwerdefrei, 12 weitere (16%) boten unspezifische Beschwerden oder funktionell unbedeutende Restsymptome. Bei 9 weiteren (12%) fanden sich belangvolle neurologische Ausfallerscheinungen, die in der Regel zur Arbeitsunfähigkeit führten. 3 der Überlebenden (4%) blieben dauernd pflegebedürftig. Insgesamt waren somit bis zum Nachuntersu-

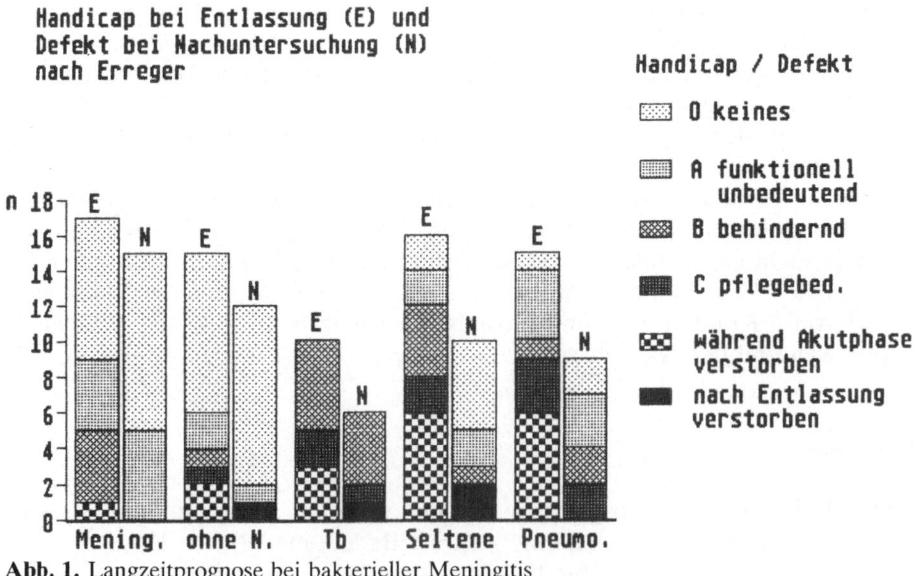

Abb. 1. Langzeitprognose bei bakterieller Meningitis

chungstermin 22 von 73 Patienten (30%) verstorben. Bei den Überlebenden war seit der Krankenhausentlassung bis zum Nachuntersuchungstermin bei einem Teil eine Befundnormalisierung oder eine deutliche Befundbesserung eingetreten. Lediglich in der Gruppe der Patienten mit schwerster Restsymptomatik war es zu den beschriebenen Spättodesfällen gekommen.

Faßt man nach prognostischen Gesichtspunkten die Ergebnisse der vorliegenden Untersuchung zusammen, so gilt: apurulente Meningitiden sind auch bei den heutigen Therapiemöglichkeiten infaust. Alle anderen Meningitisverläufe lassen zwar nach Lebensalter, Initialsymptomatik, zugrunde liegendem Erreger und Schwere des Akutverlaufs prognostische Trends erkennen, im Einzelfall ist jedoch weder die Überlebenswahrscheinlichkeit noch das zu erwartende Defektsyndrom sicher abzuschätzen. Deshalb sollte bei jeder bakteriellen Meningitis auch unter ungünstig erscheinenden Bedingungen eine Maximaltherapie durchgeführt werden.

Zusammenfassung

Auf der Intensivstation behandelte Meningitiden stellen eine Auswahl schwerer und schwerster Verläufe dar. Es liegt nach den eigenen Erfahrungen regelmäßig eine Beteiligung des Zentralnervensystems im Sinne einer Meningoenzephalitis vor. Während die Erregerverteilung der intensiv behandelten Patienten bis auf eine Häufung seltener Erreger dem Gesamtkollektiv der Meningitiskranken entsprechen dürfte, findet sich im eigenen Krankengut eine Bevorzugung der Patienten über 40 Jahre. Die auf der Intensivstation behandelten Meningitiskranken bedürfen zum überwiegenden Teil der Beatmung, nach den eigenen Erfahrungen in 60% der Fälle. In 1/10 der Meningitisverläufe wird der Verlauf von multiplen zerebralen und internen Komplikationen bestimmt, einem schweren Krankheitssyndrom des gesamten Organismus, welches Weiss [11] treffend als „total body burden of disease" bezeichnet. 3/4 der intensiv behandelten Meningitispatienten überleben die Akutphase, auch solche mit schwerster Akutsymptomatik. Somit ist die Letalität in der Gruppe der intensiv behandelten Meningitiskranken nicht wesentlich höher als die in unselektierten Gruppen, in denen sie etwa 20% beträgt. Das Lebensalter, vorbestehende Leiden und der zugrundeliegende Erreger dürften die entscheidenden Faktoren für die Schwere des Akutverlaufs und die Langzeitprognose sein. Im Einzelfall ist jedoch während der Akutphase der Erkrankung die Prognose nicht sicher vorauszusagen. In den Jahren nach der Krankenhausentlassung kommt es bei einem Teil der Überlebenden zu einer völligen Erholung oder doch deutlichen Befundbesserung.

Literatur

1. Alexander M (1982) Bakterielle Meningitiden im Erwachsenenalter. Bundesgesundheitsblatt 25:212–217
2. Alphen HAM van, Dreissen JJ (1976) Brain abscess and subdural empyema: Factors influencing mortality and results of various surgical techniques. J Neurol Neurosurg Psychiatry 39:481–490

3. Bolan G, Barza M (1985) Acute bacterial meningitis in children and adults. Med Clin North Am 69:231–241
4. Felgenhauer K, Kober D (1985) Apurulent bacterial meningitis. J Neurol 232:157–161
5. Heitmann R (1982) Differentialdiagnose und Therapie entzündlicher Erkrankungen des Zentralnervensystems. Therapiewoche 32:1467–1477
6. Marget W, Belohradsky BH, Roos R (1982) Bakterielle Meningitiden im Kindesalter. Bundesgesundheitsblatt 25:205–212
7. McCabe WR (1983) Empiric therapy for bacterial meningitis. Rev Infect Dis 5 (Suppl):74–83
8. Pfister HW (1988) Bakterielle Infektionen. In: Brandt T, Dichgans J, Diener HC (Hrsg) Therapie und Verlauf neurologischer Erkrankungen. Kohlhammer, Stuttgart
9. Trautmann M, Brumby C, Bertschat FL, Brückner O (1985) Bakterielle Meningitis: Mikrobiologische Diagnostik und Prognose bei 58 Patienten. Intensivmedizin 22:322–326
10. Underman AE, Overturf GD, Leedom JM (1978) Bacterial meningitis. D M 24:1–63
11. Weiss W, Figueroa W, Shapiro WH, Flippin HF (1967) Prognostic factors in pneumococcal meningitis. Arch Intern Med 120:517–524

Die Entstehung zerebraler Tuberkulome unter der Behandlung einer tuberkulösen Meningitis

B. Eppinger

Einleitung

Zerebrale Tuberkulome stellten noch zu Anfang dieses Jahrhunderts ein Drittel aller autoptisch untersuchten Hirntumoren dar [20]. Nur in Endemiegebieten, wie z. B. in Indien, ist heute noch eine so hohe Inzidenz mit 20% aller zerebralen Raumforderungen Erwachsener [11] und 47% aller kindlicher Hirntumoren [9] anzutreffen. In Westeuropa bilden sie in neurochirurgischen Statistiken heute eine Rarität. Asiatische Auswanderer in England haben dort in den letzten beiden Jahrzehnten jedoch zu einem merklichen Anstieg zerebraler Tuberkulome geführt mit einer Häufigkeit von ca. 0,15% aller Hirntumoren [1, 18].

Tuberkulome des ZNS entstehen meist mit einer Latenz von Monaten und Jahren „primär" aus tuberkulösen Granulomen, die sich im Rahmen der hämatogenen Streuung von Mykobakterien an Hirn, Gefäßwänden und Meningen absiedeln [20].

Seltener – unter 201 Tuberkulompatienten nur in 3% der Fälle [2] – entstehen zerebrale Tuberkulome „sekundär" als Folge einer akuten oder chronischen tuberkulösen Meningoenzephalitis (TbM).

Die Seltenheit der Neurotuberkulose in unseren Breiten rechtfertigt die Darstellung eines Krankheitsverlaufes vom Prodromalstadium einer akuten TbM bis zur Regression sekundär entstandener zerebraler Tuberkulome.

Fallbericht

Die 18jährige, aus Indien stammende Patientin lebt seit dem 3. Lebensjahr in der Bundesrepublik. Eine Tuberkulose war bei ihr bisher nicht bekannt, insbesondere war und blieb der pulmonale Röntgenbefund unauffällig. Aus völliger Gesundheit erkrankte sie mit Fieber, Erbrechen, Durchfall und Kopfschmerzen. Während dieses Prodromalstadiums waren neurologischer Befund, Liquor und Schädel-CT unauffällig. Unter Verschlechterung des Allgemeinzustandes entwickelten sich nach 3 Wochen rasch Meningismus, Somnolenz, Augenmuskellähmungen sowie eine schlaffe Tetraparese. Die Lumbalpunktion ergab jetzt eine lymphogranulozytäre Pleozytose mit Eiweißerhöhung und Zuckererniedrigung. Im CT fand sich ein allgemeines Hirnödem mit Schrankenstörung. Unter tuberkulostatischer Behandlung (INH, RMP, EMP, SM) und Cortison besserte sich das klinische Bild, bei zunächst weiterem Anstieg von Liquorzellzahl und -eiweiß. In der Folgezeit stellte sich als Ursache persistierender Kopfschmerzen eine Liquorzirkulationsstörung (Abb. 1) dar[1], die durch regelmäßige Lumbalpunktionen behandelt wurde. Sie war Folge der bis auf 2 g/l erhöhten Liquoreiweißwerte und der „Verschwartung" der basalen Zisternen durch die granulomatöse Arachnoiditis der basalen Zisternen. 6 Wochen nach Behandlungsbeginn war die Diagnose durch positiven Liquor-Kulturbefund gesichert. Das Antibiogramm sprach für die Wirksamkeit der eingesetzten Tuberkulostatika. 4 Monate nach Therapiebeginn fanden sich bei deutlich gebesserter Klinik und rückläufigen Entzündungsparametern im Liquor erstmals kleine, kontrastaufnehmende Ringstrukturen in der Cisterna chiasmatis, den Sylvischen Fissuren und im frontalen Unterhemisphärenspalt, die sich in der Folgezeit zu typischen Tuberkulomen vergrößerten (Abb. 2).[1] Noch ein halbes Jahr nach Krankheitsbeginn entwickelte sich

---

[1] Für die Überlassung der CT-Bilder danken wir Herrn Dr. Rooschüz, PLK Winnenden, 7057 Winnenden

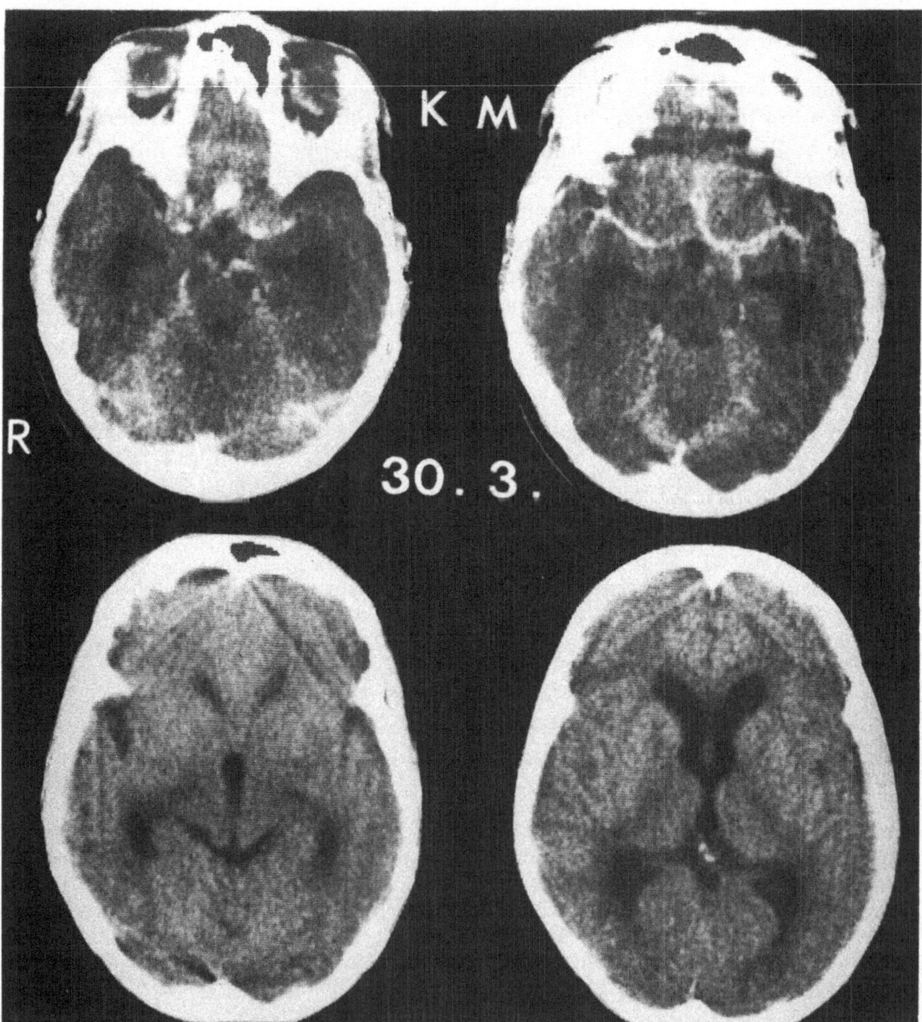

Abb. 1. Hydrocephalus internus durch Liquoreiweißerhöhung und zisternalen Block („meningitisches" Enhancement der basalen Zisternen)

ein zusätzliches Tuberkulom rechts präzentral, während die traubenförmig angeordneten basalen Raumforderungen zunehmend zentral verkästen. In der bislang letzten Kontrolluntersuchung mit Kernspintomographie bestanden die ausgedehnten perituberkulomatösen Ödemzonen fort. Zu diesem Zeitpunkt bestanden klinisch eine leichte Abduzensschwäche, Klagen über verminderte Konzentrationsfähigkeit, eine Übergewichtigkeit, sowie eine sekundäre Amenorrhoe. Die Patientin wird weiterhin mit einer Dreifachkombination behandelt und befindet sich z. Z. in einer beruflichen Rehabilitationseinrichtung.

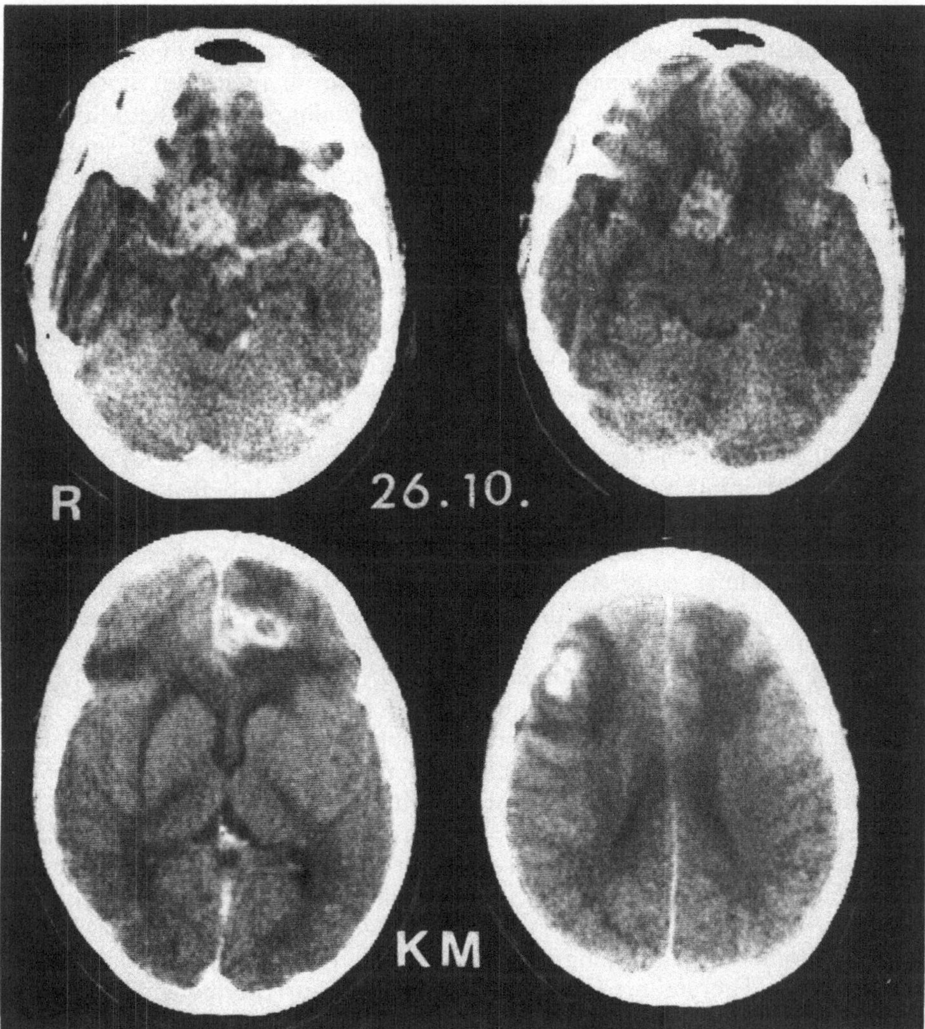

Abb. 2. Tuberkulome im linken Gyrus rectus und der präzentralen Rinde rechts sowie traubenförmig angeordnet in den suprasellären Zisternen

Diskussion

Über die Entstehung zerebraler Tuberkulome unter der Behandlung einer akuten TbM wurde mehrfach berichtet [4, 6, 17, 24]. In Übereinstimmung mit diesen Berichten kam es auch in unserem Fall nach klinischer Besserung und weitgehender Normalisierung der Entzündungsparameter im Liquor unter tuberkulostatischer Behandlung zur Entstehung multipler zerebraler Tuberkulome. An der Effektivität der medikamentösen Behandlung war nach antiobiotischer Resistenztestung und rascher klinischer Besserung nicht zu zweifeln. Der zu Beginn der Behandlung beobachtete vorübergehende, nochmalige Anstieg der Liquorzellzahl spiegelt eine Herxheimer-artige Reaktion des Abwehrsystems auf freiwerdendes Tuberkuloprotein aus zugrundegehenden Mykobakterien wider und sollte als Zeichen des Ansprechens der Medikamente gewertet werden und nicht Anlaß zu Zweifeln an der Richtigkeit der Diagnose sein.

Über Auswahl und Kombination der Chemotherapeutika besteht heute weitgehend Einigkeit [3, 7, 15, 17, 19]. Als Basismedikamente sollten Isoniacid (INH), Rifampicin (RMP), Ethambutol (EMB) und Streptomycin (SM) eingesetzt werden. Nachgewiesene Erregerresistenz oder Unverträglichkeit zwingen mitunter zum Rückgriff auf die Reservemittel Pyrazinamid (PZA), Prothionamid (PTH), Cycloserin (CS) und Terizidon (TZ), wobei PZA aufgrund guter Liquorgängigkeit auch bei nichtentzündeten Meningen [17] vorzuziehen ist. Daß der Entstehung zerebraler Tuberkulome eine Besonderheit der Immunitätslage des Wirtsorganismus zugrunde liegt, wird seit langem vermutet [6, 8, 10, 17, 20, 26]. Beobachtungen, daß sich regionale Lymphknoten unter adäquater Behandlung einer Lymphknotentuberkulose vergrößern können [5], legten den Schluß nahe, daß die Entstehung zerebraler Tuberkulome unter tuberkulostatischer Behandlung ähnlichen pathogenetischen Prinzipien folgt und eine überschießende Immunreaktion des Wirtsorganismus darstellt. Der in der Behandlung der Lymphknotentuberkulose nachgewiesene Nutzen der Steroidbehandlung ließ sich bei zerebralen Tuberkulomen jedoch bislang nicht sichern, da kontrollierte Untersuchungen hierzu noch ausstehen. Der Einsatz von Cortison ist deshalb nach wie vor umstritten.

Zerebrale Tuberkulome weisen nicht das lokal destruierende Wachstum maligner Hirntumoren auf. Wie in unserem Fall bleiben sie klinisch stumm oder die klinischen Zeichen sind deutlich geringer als von Größe und Lokalisation des Tuberkuloms zu erwarten. So spielt in der Pathogenese neurologischer Herdsymptome das Umgebungsödem die größere Rolle [15, 25] als das Tuberkulom selbst. Hieraus ergibt sich die Indikation zur Steroidmedikation bei symptomatischen Tuberkulomen.

Die Interpretation kontrastaufnehmender Raumforderungen mit zentraler Nekrose, sog. „microrings" [28] als Tuberkulome ist bei vorausgegangener, erwiesener TbM einfach. Zerebrale Tuberkulome entstehen jedoch häufiger primär. Ist der Liquorbefund normal und bestehen wie in 50% der Fälle [11, 22, 27] keine Hinweise für eine extrakranielle Organtuberkulose, wird die computertomographische Differentialdiagnose zu Metastasen und Glioblastomen [9], Meningeomen [12], zerebraler Zystizerkose [3] und zerebralen Granulomen bei Neurosarkoidose [23] schwierig. Auch die Kernspintomographie zeigt keinen tuberkulomspezifischen Befund, so daß allein durch Biopsie eine Klärung herbeigeführt werden kann.

Eine Rückbildung zerebraler Tuberkulome unter medikamentöser Behandlung ist in einem Zeitraum von 6–24 Monaten zu erwarten [1, 3, 6, 13]. Eine fokale Rindenatrophie [13] kann als einziges Residuum im CT verbleiben. Intrazerebrale oder subarachnoidale Verkalkungen sind dagegen eher selten [1, 22]. Unter den sekundär entstandenen Tuberkulomen sind jedoch auch Fälle beschrieben [16], in denen sich über einen Beobachtungszeitraum von 7 Monaten keine Regression der Tuberkulome einstellte und die empfohlene Mindestbehandlungszeit mit einer Dreifachkombination von 9 Monaten verlängert werden mußte.

Literatur

1. Anderson JM, Macmillan JJ (1975) Intracranial tuberculoma – an increasing problem in Britain. J Neurol Neurosurg Psychiatry 38:194–201
2. Arseni C (1958) Two hundred and one cases of intracranial tuberculoma treated surgically. J Neurol Neurosurg Psychiatry 21:308–311
3. Berthier M, Sierra J, Leignarde R (1987) Intraventricular tuberculoma. Neuroradiology 29:163–167
4. Borah NC, Maheshwari MC, Mishra NK, Goulatin RK (1984) Appearance of tuberculoma during course of TB meningitis. J Neurol 231:269–270
5. Campbell JA, Dyson AJ (1977) Lymphnode tuberculosis: A comparison of various methods of treatment. Tuberculosis 58:171–179
6. Chambers ST, Hendrickse WA, Record C, Rudge P, Smith H (1984) Paradoxical expansion of intracranial tuberculomas during chemotherapy. Lancet I:181–183
7. Clark WC, Metclaf JC, Muhlbauer MS, Dohen FC, Robertson JA (1986) Mycobacterium tuberculosis meningitis: A report of twelve cases and a literature review. Neurosurgery 18:604–609
8. Dastur DK, Dave UP (1986) Fine structure of cellular and vascular reaction in brain tuberculomas. Pathol Res Pract 181:721–732
9. Dastur DK, Lalitha VS, Prabhakar V (1968) Pathological analysis of intracranial space occupying lesions in 1000 cases including children. J Neurol Sci 6:575–592
10. Dastur DK, Udani PM (1966) The pathology and pathogenesis of tuberculous encephalopathy. Acta Neuropathol 6:311–326
11. Dastur HM, Desai AD (1965) A comparative study of brain tuberculomas and gliomas based upon 107 case records of each. Brain 88:375–396
12. Elisevich K, Arpin EJ (1982) Tuberculoma masquerading as a meningeoma. J Neurosurg 56:435–438
13. Engelhardt P, Haas J (1978) Diagnose und Therapie der Meningoencephalitis tuberculosa. Nervenarzt 49:664–670
14. Garland HG, Armitage G (1933) Intracranial tuberculoma. J Pathol Bact 37:461–471
15. Harder E, Al-Kawi MT, Carney P (1983) Management of intracranial tuberculoma. Am J Med 74:571–575
16. Kinsley DPE, Hendrickse WA, Kendall BE, Swash M, Singh V (1987) Tuberculous meningitis: Role of CT in management and prognosis. J Neurol Neorosurg Psychiatry 50:30–36
17. Lees AJ, MacLeod AF, Marshall J (1980) Cerebral tuberculomas developing during treatment of tuberculous meningitis. Lancet II:1208–1211
18. Maurice-Williams RS (1972) Tuberculomas of the brain in Britain. Postgrad Med J 48:678–681
19. Peatfield RC, Shawdon HH (1979) Five cases of intracranial tuberculoma followed by serial computerised tomography. J Neurol Neurosurg Psychiatry 42:373–379

20. Peiffer J (1984) Entzündungen der Hüllen des ZNS. In: Gärthner J, Peiffer J, Schaefer HE, Schätzle W, Schröder JM (Hrsg) Pathologie, Bd 4. Springer, Berlin Heidelberg New York Tokyo
21. Ramamurthi B, Varadarajan MG (1961) Diagnosis of tuberculomas of the brain. Clinical and radiological correlation. J Neurosurg 18:1–7
22. Rovira M, Romero F, Torrent O, Ibarra B (1980) Study of tuberculous meningitis by CT. Neuroradiology 19:137–141
23. Schlegel U (1987) Neurosarcoidose: Diagnostik und Therapie. Fortschr Neurol Psychiat 55:1–15
24. Stevens DL, Everett ED (1978) Sequential computerized axial tomography in tuberculous meningitis. JAMA 239:642
25. Sumra RS, Mongia SK, Roy S (1973) Tuberculoma of the brain stem: Control of relapses by steroid therapy. J Neurosurg 39:402–404
26. Suss RA, Resta S, Diehl JT (1987) Persistant cortical enhancement in tuberculous meningitis. AJNR 8:716–720
27. Thrush DC, Barwick DD (1974) Three patients with intracranial tuberculoma with unusual features. J Neurol Neurosurg Psychiatry 37:566–569
28. Wheelan MA, Stern J (1981) Intracranial tuberculoma. Radiology 138:75–81

Spätschäden beim Guillain-Barré-Syndrom

G. Gunreben, E. Hörlin, P. Schubert, R. Martin, W. Hassel und *U. Bogdahn*

Einleitung

Die akute Polyradikulitis Guillain-Barré gilt als gutartige Erkrankung des peripheren Nervensystems [10]. Die motorischen Ausfälle, die bis zur Tetraplegie einschließlich Atemlähmung gehen können, bilden sich nach Angaben der Literatur in den meisten Fällen wieder vollständig zurück. Der Anteil der Patienten, bei denen funktionell behindernde neurologische Ausfälle zurückbleiben, wird zwischen 7 und 22% angegeben [4, 7, 12]. Die Letalität in der Akutphase der Erkrankung ist durch moderne Intensivbehandlung auf 2–7% gesenkt worden [9, 12].

Mehreren Untersuchungen zufolge ist die Prognose der schwer betroffenen Patienten (Tetraplegie, Mitbeteiligung der Atemmuskulatur etc.) bezüglich der Rückbildung der neurologischen Symptomatik besonders ungünstig [8, 11, 12]. Hinzu kommen die Risiken der oft monatelang notwendigen Intensivtherapie mit Beatmung, Tracheotomie, Herzschrittmacher, Verweilkatheter und medikamentöser Therapie.

Ein Kollektiv von 21 besonders schwer betroffenen Guillain-Barré-Patienten wurde zwischen 1 und 10 Jahren nach Beginn der Erkrankung nachuntersucht. Folgende Fragen sollten beantwortet werden:

Wie gestaltet sich der Heilungsverlauf bei dieser Patientengruppe?

Bis zu welchem Zeitpunkt kann noch mit einer Besserung der neurologischen Ausfälle gerechnet werden und unter welchen Umständen ist mit einer Behinderung auf Dauer zu rechnen?

Wodurch sind diese Patienten außer den evtl. bestehenden Paresen noch beeinträchtigt? Gibt es Folgeschäden, die auf unsere therapeutischen Maßnahmen zurückzuführen sind?

Patientenkollektiv und Methoden

Tabelle 1 gibt einen Überblick über das Patientenkollektiv. Die von Ashbury [1] geforderten Kriterien bezüglich Symptomatik und Liquorbefund waren erfüllt.

Sämtliche 21 Patienten der Studie wurden während der Akutphase der Erkrankung auf der Intensivstation betreut. Unmittelbarer Anlaß für die Auf-

Tabelle 1. Nachuntersuchte Patienten (n = 21). 11 männliche, 10 weibliche Patienten, Alter bei Erkrankung: 23–67 Jahre

Tetraparese/–plegie, Areflexie:	21	(100%)
Liquor (Zellen < 50/3, Eiweiß > 50 mg/dl):	21	(100%)
Entwicklungsdauer < 2 Wochen:	21	(100%)
(Beginn der Symptome bis Maximum)		
intensivpflichtig:	21	(100%)
Behandlungsdauer:	6–235 Tage	
(Intensivstation)	(Median: 27 Tage)	

nahme auf die Intensivstation war in allen Fällen das Auftreten kardiopulmonaler Komplikationen (manifeste oder drohende Ateminsuffizienz, Herzrhythmusstörungen).

Die Daten über den Krankheitsverlauf während der Akutphase (Entwicklung und Rückbildung der Symptome, therapeutische Maßnahmen, Komplikationen) wurden retrospektiv aus den Krankenunterlagen unserer Klinik, evtl. vorhandenen Berichten nachbetreuender Ärzte und Kliniken, sowie anamnestisch erhoben. Die Nachuntersuchung fand zwischen 12 und 188 Monate (Median: 27 Monate) nach Krankheitsbeginn statt und umfaßte die in Tabelle 2 gezeigten klinischen und apparativen Untersuchungsmethoden.

Ergebnisse

Heilungsverlauf

Zur Einschätzung der *Folgeschäden* dienten die Scorewerte bezüglich der Behinderung im täglichen Leben und die Ergebnisse der elektrophysiologischen Untersuchungen. Unser Patientenkollektiv läßt sich dahingehend in 2 Gruppen aufteilen:

Gruppe 1 (n = 17) umfaßt alle Patienten, die zum Zeitpunkt der Nachuntersuchung im täglichen Leben nicht mehr oder nurmehr unwesentlich behindert waren. Es findet sich 12mal ein Score von 36 (d. h. ohne jede Behinderung), 3mal ein Score von 35 (Schluckbeschwerden, fehlende Ausdauer) und 2mal ein Score von 34 (diskrete Quadrizeps- bzw. Fußheberparese, Bewegungseinschränkung der kleinen Fingergelenke). Alle diese Patienten sind, soweit sie nicht bereits das Rentenalter erreicht haben, wieder voll in ihrem ehemaligen Beruf tätig.

Im EMG fanden sich bei dieser Gruppe normale Verhältnisse oder chronisch-neurogen umgebaute Willkürpotentiale (hohe Amplituden, vermehrte Polyphasie). Die Nervenleitgeschwindigkeiten lagen im Normbereich.

Gruppe 2 (n = 4) umfaßt diejenigen Patienten, bei denen noch behindernde Ausfälle bestehen. Es findet sich einmal ein Score von 30 (schwere distale Paresen, berufsunfähig), 3mal ein Score von 24–25 (rollstuhlpflichtig, pflegebedürftig).

Tabelle 2. Untersuchungsverlauf (Nachuntersuchung)

Anamnese:
  jetzige Beschwerden
  Besserung subjektiv bis zu welchem Zeitpunkt
  zusätzliche Erkrankungen etc.

Klinische Untersuchung:
  allgemein-internistisch
  neurologischer Befund
  Bewegungseinschränkung der Gelenke

Behinderungsgrad im täglichen Leben:
  Einschränkungen beim Gehen, Anziehen, Essen, Kauen/Schlucken, Sprache und bei der
  Körperpflege
  Score: jeweils 1–6 Punkte
  6 = normal, Summe min. 6, max. 36 Pkt.

Elektrophysiologie:
  EMG: Fußheber, Hypothenar, max. betroffene Muskeln
  Nervenleitgeschwindigkeit: Ulnaris und Tibialis motorisch
  Vibrationsschwelle

Testung des vegetativen Nervensystems:
  Schellong-Test
  Herzfrequenzvariation
  Bulbusdruckversuch

Lungenfunktion (orientierend):
  Vitalkapazität, maximaler exspiratorischer Flow
  Blutgasanalyse

Laborparameter:
  Blutbild, BKS, Leber- und Nierenwerte

Im EMG finden sich hier in den paretischen Muskeln floride Denervationszeichen (Fibrillationspotentiale), die motorischen Nervenleitgeschwindigkeiten sind nicht meßbar oder die Amplituden der Reizantwort sind stark erniedrigt.

Es bestehen keine Unterschiede zwischen den beiden Gruppen hinsichtlich der therapeutischen Maßnahmen (Zeitpunkt und Häufigkeit von Plasmapheresen, keine Cortisontherapie).

Der *Krankheitsverlauf* unterscheidet sich in beiden Gruppen (s. Tabelle 3 und Abb. 1):

In Gruppe 1 entwickelten sich die Symptome im Mittel langsamer als in Gruppe 2, die Rückbildung setzte bei Gruppe 1 im Mittel früher ein. Die Streubreite dieser Daten ist aber in beiden Gruppen relativ groß, es ergeben sich keine signifikanten Unterschiede.

Bei allen Patienten der Gruppe 2 bestand auf dem Höhepunkt der Erkrankung vollständige Tetraplegie (der Extremitätenmuskulatur), in Gruppe 1 war dies nur in 29% der Fall. Alle Patienten, die innerhalb von 5 Tagen noch nicht vollständig tetraplegisch waren, hatten eine gute Prognose.

Beide Gruppen unterscheiden sich nicht in der Häufigkeit einer Beteiligung der Hirnnerven (Gruppe 1: 76%, Gruppe 2: 75%).

Tabelle 3. Verlauf

	Gruppe 1 n = 17	Gruppe 2 n = 4
Entwicklung (Beginn – Maximum)	⌀ 7 Tage (3–14)	⌀ 3 Tage (1–4)
Beginn der Besserung	⌀ nach 12 Tagen (6–22)	⌀ nach 18 Tagen (12–35)
Stehen (am Bett mit Hilfe)	⌀ nach 44 Tagen (15–71)	nach 4–18 Monaten
Besserung bis (subjektiv)	6–24 Monate (nach Krank- heitsbeginn)	bei allen noch Besserung da (12, 17, 46 u. 118 Monate nach Krankheitsbeginn!!)

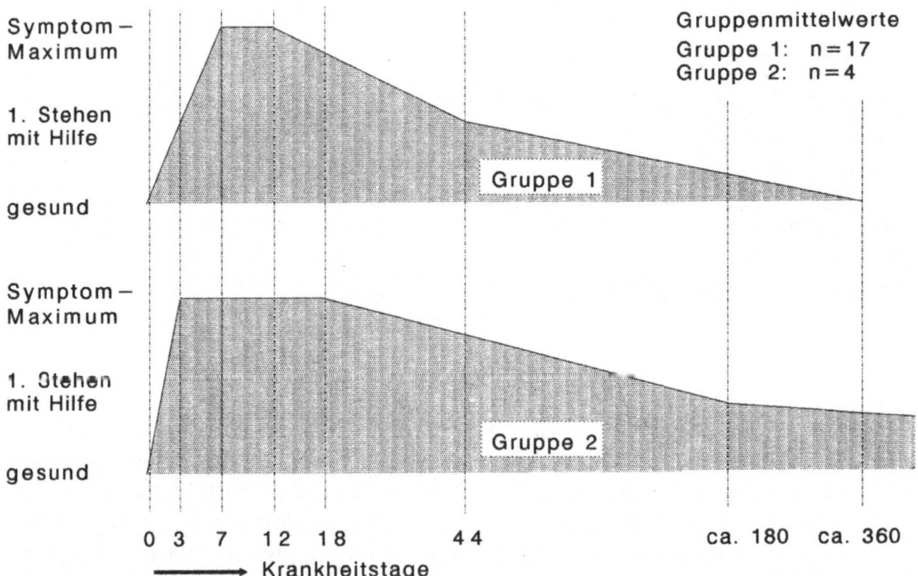

Abb. 1. Klinischer Verlauf der Paresen bei beiden Patienten-Gruppen

    Die Patienten der Gruppe 1 konnten nach spätestens 71 Tagen zum erstenmal mit Hilfe am Bett stehen. Bei den Patienten der Gruppe 2 war dies in allen Fällen erst sehr viel später möglich (frühestens nach 4 Monaten!).

    Alle Patienten der Gruppe 2 berichten über eine nach wie vor bestehende *Besserungstendenz.* Begleitende Angehörige bestätigten dies. (Wir konnten in einem anderen Fall Reinnervationsvorgänge zwischen 6 und 8 Jahren nach Beginn der Erkrankung auch elektromyographisch sichern!)

Tabelle 4. Beschwerden bei Nachuntersuchung

1. Gelenke:	43%
objektiv feststellbare Gelenkversteifungen: 9 Pat.	
Gelenkversteifung behindernd: 4 Pat.	
betroffene Gelenke: kleine Fingergelenke, Sprunggelenk, Handgelenk, Schultergelenk	
2. leichte Reizbarkeit/Streßintoleranz	66%
3. Muskelkrämpfe	43%
4. häufiges Schwitzen	48%
5. Kardiovaskuläre Symptome: 33% leichte Orthostase (Schellong-Test, Bulbusdruck und Herzfrequenzvariation bei allen jetzt normal)	

Beschwerden bei der Nachuntersuchung

Tabelle 4 zeigt Beschwerden, durch die sich die Patienten unabhängig von evtl. bestehenden motorischen Ausfällen beeinträchtigt fühlen. Unterschiede zwischen den beiden Patientengruppen ergaben sich hierbei nicht. In allen Fällen bestehen diese Beschwerden seit der Erkrankung.

Beweglichkeit der Gelenke (Normal-Null-Methode): Objektiv feststellbare Gelenkversteifungen bestanden bei 9 Patienten (4mal funktionell beeinträchtigend, 3 der 4 Fälle in Gruppe 2).

Über verminderte Streßtoleranz und leichte Reizbarkeit klagten zwei Drittel der Patienten. Die seit der Erkrankung bestehende Neigung ohne Anlaß „aus der Haut zu fahren" wurde in fast allen Fällen ohne direktes Befragen spontan und z. T. sehr eindrücklich geschildert.

Weitere häufige Beschwerden waren nächtliche Muskelkrämpfe und verstärkte Schweißneigung.

Kardiale Komplikationen waren in der Akutphase häufig gewesen: Tachy- und Bradykardien (in 16 Fällen), Asystolie nach Vagusreiz (in 3 Fällen), Blutdruckregulationsstörung (in 15 Fällen). Der Bulbusdruckversuch war in 11 von 19 Fällen, die Herzfrequenzvariation in 7 von 12 Fällen pathologisch [5]. Zum Zeitpunkt der Nachuntersuchung waren die Tests der autonomen Regulation bei allen Patienten normal. Jeder dritte Patient berichtete über leichte orthostatische Beschwerden.

Intensivtherapeutische Maßnahmen und deren Folgen

Beatmung (Abb. 2): Insgesamt 12 Patienten mußten während der Akutphase der Erkrankung maschinell beatmet werden.

Der Anteil beatmeter Patienten ist in Gruppe 1 kleiner als in Gruppe 2 (nicht signifikant, s. Abb. 2 oben).

In Gruppe 1 konnte im Mittel bereits nach 6 Tagen (2–14 Tage) mit der Entwöhnung vom Respirator begonnen werden.

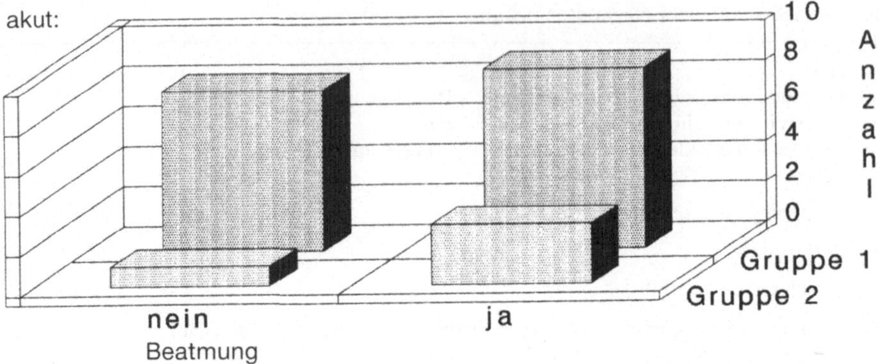

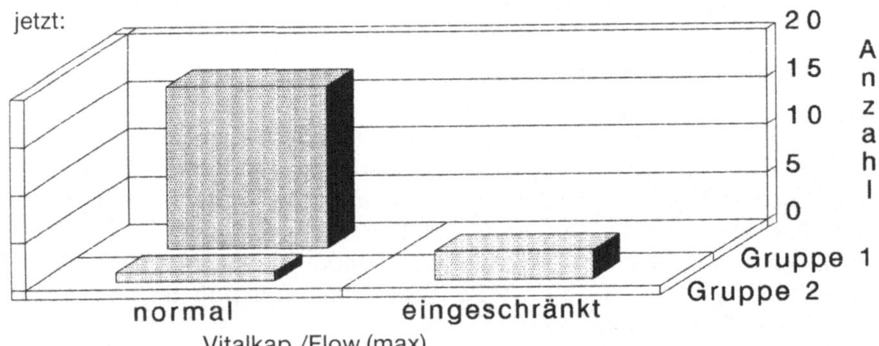

Abb. 2. Beatmung im Akutstadium und Lungenfunktion zum Zeitpunkt der Nachuntersuchung bei beiden Patienten-Gruppen

In Gruppe 2 wurde ein Patient nicht beatmet, die übrigen 7 zwischen 35 bzw. 69 Tagen.

Eine eingeschränkte Lungenfunktion fand sich bei 3 Patienten der Gruppe 1 (Abb. 2 unten). Von diesen 3 Patienten war einer nicht, die beiden anderen 35 bzw. 69 Tage beatmungspflichtig. Bei allen 3 Patienten waren Vitalkapazität und maximaler exspiratorischer Flow gleichsinnig um mehr als 30% gegenüber der Altersnorm erniedrigt.

In Gruppe 2 waren die Lungenfunktionsparameter in allen Fällen normal.

Tracheotomie: 10 Patienten waren tracheotomiert worden (Dauer 9–213 Tage). In einem Fall war es nach dem Décanulement zu Wundheilungsstörungen und vorübergehend zu einer Fistel nach außen gekommen. Jetzt klagten noch 3 Patienten über Schluckbeschwerden (1mal leichte Trachealstruktur).

Schrittmacher: 15 Patienten waren in der Akutphase mit einem passageren Schrittmacher versorgt (Liegedauer 11–75 Tage). Die Schrittmachersonden waren in 4 Fällen Ausgangspunkt von Septikämien, 4mal kam es zu Fehlfunktionen (meist Extrasystolen, einmal fehlendes Anspringen des Schrittmachers).

Diskussion

Unser Patientenkollektiv teilt sich in zwei Gruppen:

Etwa 80% unserer Patienten sind wieder voll rehabilitiert, d. h. sie sind im täglichen Leben nicht nennenswert behindert, es bestehen keine oder nurmehr minimale neurologische Ausfälle.

Bei ca. 20% der Fälle bestehen behindernde Restsymptome. Dieser Anteil ist mit den in der Literatur beschriebenen Kollektiven vergleichbar [4, 7, 12].

In Übereinstimmung mit der Literatur weisen auch in unserem Kollektiv eine schnelle Entwicklung der neurologischen Ausfälle sowie eine lange Plateauphase auf eine ungünstige *Prognose* hin.

Individuelle prognostische Rückschlüsse lassen sich aber daraus nicht immer ziehen, da sich der Krankheitsverlauf in der Frühphase in beiden Gruppen nur tendenziell unterscheidet (s. Tabelle 3 und Abb. 1). Zudem sind die genannten Zeiträume oft nur sehr subjektiv und ungenau zu erfassen.

Als prognostische Kriterien in der Frühphase können aber dienen:

Ist der Patient nach 1 Woche nicht tetraplegisch, so ist die Prognose günstig. Ist der Patient nach 3–4 Wochen noch voll beatmungspflichtig, besteht eine schlechte Prognose. (Der umgekehrte Schluß ist aber in beiden Fällen nicht zulässig.)

Im späteren Krankheitsverlauf unterscheiden sich beide Patientengruppen naturgemäß immer deutlicher:

Patienten der Gruppe 1 waren signifikant früher in der Lage mit Hilfe am Bett zu stehen als Patienten der Gruppe 2.

Für einen Patienten, der es innerhalb von 3 Monaten nicht geschafft hat mit Hilfe vor dem Bett zu stehen, ist die Wahrscheinlichkeit einer guten Prognose geringer als 50%. Die prognostischen Kriterien sind in Tabelle 5 zusammengefaßt.

Alle Patienten, bei denen noch neurologische Symptome bestehen, berichten über eine nach wie vor anhaltende *Besserungstendenz.* Diese Angaben von Patientenseite sind durch eine einmalige Nachuntersuchung nicht objektivierbar.

Erhebliche Behinderungen ergeben sich, insbesondere in der Patientengruppe 2, neben den Paresen auch durch *Gelenkversteifungen.* Die wahrscheinliche Ursache hierfür liegt in der Vernachlässigung der Krankengymnastik in der späten Rehabilitationsphase. (Die Dauer der Rückbildungsfähigkeit motorischer Ausfälle wird offensichtlich unterschätzt, s. oben.)

Tabelle 5. Prognostische Kriterien

– günstige Prognose:
    nach 1 Woche (noch) nicht vollständig tetraplegisch
    nach 3 Monaten Stehen am Bett mit Hilfe möglich

– ungünstige Prognose:
    nach 4 Wochen noch voll beatmungspflichtig
    nach 3 Monaten Stehen am Bett mit Hilfe nicht möglich

In vielen Fällen besteht seit der Erkrankung eine verminderte *Streßtoleranz* und eine erhöhte *Reizbarkeit*. Die sehr lange Krankheitsdauer verbunden mit Unzufriedenheit über die eigene Situation kann als Ursache hierfür nicht gelten. Die Mehrzahl der Patienten ist wieder vollkommen gesund und sozial rehabilitiert. Die Beteiligung zentralnervöser Strukturen beim Guillain-Barré-Syndrom in Form einer Enzephalitis ist immer wieder diskutiert worden [2, 3, 6]. Die genannten Symptome könnten als späte Residuen eines hirnorganischen Psychosyndroms aufgefaßt werden.

Die Mitbeteiligung des *vegetativen Nervensystems* hat sich weitgehend zurückgebildet. Es finden sich nurmehr unwesentliche Folgebeschwerden in Form von vermehrter Schweißneigung und leichter Orthostase. Die autonome Innervation des Herzens ist in allen Fällen wieder normal.

Folgeschäden, die auf die Intensivtherapie zurückzuführen wären, sind ohne Bedeutung. Die eingeschränkten Ventilationsparameter bei 3 Patienten sind in erster Linie mit noch bestehenden Paresen und nicht mit der maschinellen Beatmung in Zusammenhang zu bringen (einer der Patienten war nie beatmet).

Ebenso waren *Tracheotomie, Schrittmacher* und *medikamentöse Therapie* ohne ernste Nebenwirkungen.

Zusammenfassung

Die Nachuntersuchung von 21 ehemals schwer betroffenen, intensivpflichtigen Guillain-Barré-Patienten hatte zum Ziel, prognostische Parameter aufzuzeigen und Folgeschäden sowohl der Krankheit als auch der Intensivtherapie darzustellen.

Klinische und elektrophysiologische Untersuchungsergebnisse ergaben eine klare Trennung unseres Patientenkollektivs in zwei Gruppen: ca. 80% der Patienten waren bis auf geringe Restsymptome beschwerdefrei und voll rehabilitiert, ca. 20% leiden unter Folgeschäden. Anhand des unterschiedlichen Krankheitsverlaufs beider Gruppen werden prognostische Kriterien erarbeitet.

Neben motorischen Ausfällen fanden sich Gelenkversteifungen, verminderte Streßtoleranz und verstärkte Reizbarkeit, vermehrte Schweißneigung, häufige Muskelkrämpfe und Neigung zur Orthostase als weitere Spätsymptome der Krankheit. Die intensivtherapeutischen Maßnahmen blieben ohne nennenswerte Folgeschäden.

Literatur

1. Ashbury AK (1981) Diagnostic considerations in Guillain-Barré syndrome. Ann Neurol (Suppl) 9:1
2. Ashbury AK, Arnason BG, Adams RD (1969) The inflammatory lesion in idiopathic polyneuritis. Medicine (Baltimore) 48:173
3. Gamstorp I (1974) Encephalo-myelo-radiculo-neuropathy: Involvement of the cns in children with Guillain-Barré-Strohl syndrome. Dev Med Child Neurol 16:654
4. Gracey DR, McMichan JC, Divertie MB, Howard FM (1982) Respiratory failure in Guillain-Barré syndrome: A 6-year experience. Mayo Clin Proc 57:742

5. Gunreben G, Englert D, Hassel W, Seybold D (1985) Computerunterstützte Analyse der Herzfrequenzvariation bei Patienten mit Guillain-Barré-Syndrom. Intensivmedizin 22:446
6. Krücke W (1955) Erkrankungen peripherer Nerven. In: Lubarsch O (Hrsg) Handbuch der pathologischen Anatomie, Bd XIII/5. Springer, Berlin Göttingen Heidelberg
7. Löffel NB, Rossi LN, Mumenthaler M, Lütschg J, Ludin HP (1977) The Landry-Guillain-Barré syndrome: Complications, prognosis and natural history in 123 cases. J Neurol Sci 33:71
8. Pleasure D, Lovelace RE, Duvoisin RC (1968) The prognosis of acute polyradiculoneuritis. Neurology 18:1143
9. Raven H (1967) The Landry-Guillain-Barré syndrome. Acta Neurol Scand 30:8
10. Sigwald J, Nouailhat F (1970) The Guillain-Barré syndrome. In: Vinken PJ, Bruyn AW (eds). Handbook of clinical neurology, Vol 7. North Holland, Amsterdam, pp 495–509
11. Takeuchi H, Takahashi M, Kang J, Ueno S, Yamada A, Miki H, Tarui S (1984) The Guillain-Barré syndrome: Clinical and electroneuromyographic studies. J Neurol 231:6
12. Winer JB, Hughes RAC, Greenwood RJ, Perkin GD, Healy MJR (1985) Prognosis in Guillain-Barré syndrome. Lancet 25:1202

F. Metabolische Störungen

Therapie und Prognose von ZNS-Erkrankungen bei metabolischen Störungen

K.-F. Druschky

Einleitung

Patienten mit metabolischen Komata zählen im Krankengut neurologischer Intensivstationen eher zu den Ausnahmen. Legt man die Zusammenstellung von Kunst u. Heitmann [13] aus dem Jahre 1976 zugrunde, ergibt sich bei einer Gesamtzahl von 5885 erfaßten Patienten eine Häufigkeit von 1,5%. Trotz der geringen Anzahl dieser Patienten sind die frühzeitige Erkennung dieser Krankheitsbilder und eine adäquate Therapie wegen der sonst schlechten Prognose von besonderer Bedeutung. Im folgenden wird auf die Entgleisungen des Zuckerstoffwechsels, akute Krisen bei hepatischen Porphyrien, das Leberkoma und das urämische Koma eingegangen.

Diabetische Ketoazidose

Unter den metabolischen Komata kommt den Entgleisungen des Zuckerstoffwechsels zweifellos die größte Bedeutung zu. Bei der diabetischen Ketoazidose spielt ätiologisch ein relativer Insulinmangel die beherrschende Rolle. Kennzeichnend sind Hyperglykämie, metabolische Azidose, Ketose und Exsikkose. Die in der Ketoazidose hervorgerufene Blutglukoseerhöhung führt über einen osmotischen Gradienten zu intrazellulärer Dehydratation. Bewußtseinsstörungen und neurologische Ausfälle können die Folge sein. Die Blutzuckerwerte liegen meist zwischen 400 und 800 mg/dl. Es besteht häufig eine dekompensierte metabolische Azidose. Über einen Gradienten kommt es zu intrazellulärer Dehydratation; Bewußtseinsstörungen und neurologische Ausfälle können die Folge sein.

Die Flüssigkeitssubstitution (Tabelle 1) erfolgt anfangs zur Herabsetzung der Osmolarität des Blutserums mit isotoner Elektrolytlösung. Es kommt zu einer Flüssigkeitsverschiebung vom Extra- in den Intrazellularraum. Die anfangs vorliegende Hyperosmolarität in Gehirn und Liquor bildet sich langsamer als in den übrigen Organen zurück. Wird die Serumosmolarität zu rasch gesenkt, kann ein gefährlicher osmotischer Gradient zwischen Gehirn und Serum entstehen und sich ein Hirnödem entwickeln [4, 17]. Das Flüssigkeitsdefizit beträgt oft 10–15% des Körpergewichtes. In den ersten 12 h sollten 3–5 l Flüssigkeitszufuhr nicht überschritten werden. Sinkt die Blutglukose auf

Tabelle 1. Ketoazidotisches Coma diabeticum

Flüssigkeits- und Elektrolytsubstitution
- isotone Elektrolytlösung bis Plasmaglukose bei 250–300 mg/dl
- dann Elektrolytlösung mit Glukosezusatz (z. B. Sterofundin B)
- 5%ige Glukoselösung bei Hypernatriämie (> 150 mval/l)
- KCL 10–30 mmol/h

Flüssigkeitsdefizit ca. 10–15% des Körpergewichtes
Substitution 3–5 l in 12 h abhängig vom ZVD

Insulin
- 10 I.E. als Bolus
- 6–10 I.E./h über Perfusor
- Reduzierung bei Plasmaglukose von 250–300 mg/dl auf 2–4 I.E./h

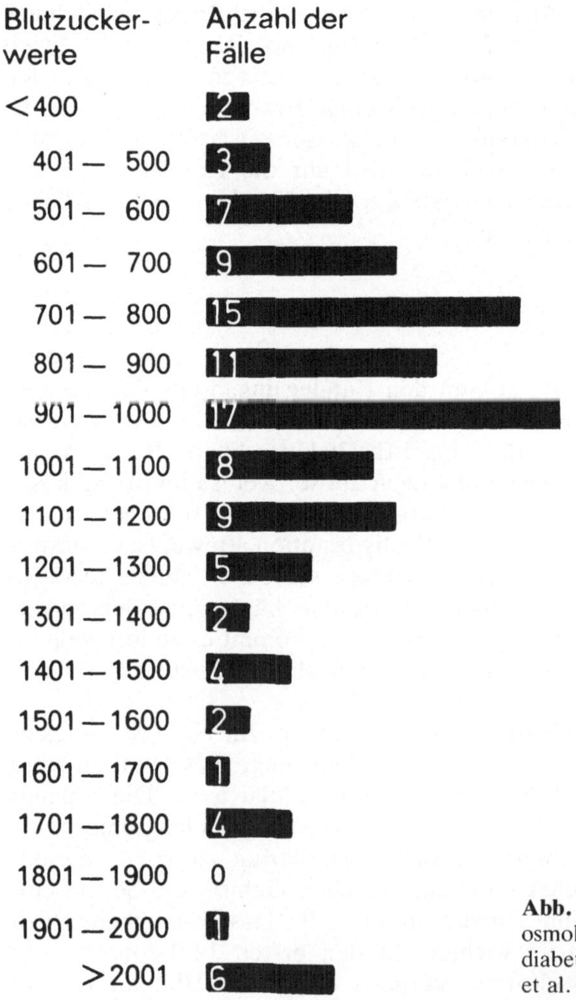

Abb. 1. Altersverteilung beim hyperosmolaren nicht-ketoazidotischen Coma diabeticum (n = 82). (Nach Druschky et al. [8])

250–300 mg/dl ab, kann auf Elektrolytlösungen mit Glukosezusatz, bei Vorliegen einer Hypernatriämie auf Glukoselösungen übergegangen werden. Kaliumsubstituion ist erforderlich. Nach einem initialen Bolus von 10 I.E. Insulin erfolgt die kontinuierliche i.v. Applikation niedriger Insulindosen mit 6–10 I.E./h. Eine Glukosesenkung von 50–100 mg/dl ist anzustreben. Bei einem Glukoseniveau von 250–300 mg/dl wird die Zufuhr auf 2–4 I.E./h reduziert [3, 11, 17].

Die Gesamtletalität des diabetischen Komas schwankt zwischen 10 und 50% [16] und hängt ab von Alter, Blutglukosehöhe, Grad der Bewußtseinsstörung und Schwere der Kreislaufinsuffizienz [12]. Die unmittelbare Komaletalität beträgt nach retrospektiven Angaben 5–16%.

Hyperosmolares nicht-ketoazidotisches Coma diabeticum

Beim hyperosmolaren nicht-ketoazidotischen Coma diabeticum ergibt die Anamnese häufig keine Hinweise auf das Bestehen eines Diabetes mellitus. Das Durchschnittsalter beträgt 60 Jahre, hauptsächlich sind Menschen in der 6., 7. und 8. Lebensdekade (Abb. 1) betroffen [8]. Die Hyperglykämie ist ungewöhnlich hoch und erreicht Glukosekonzentrationen von 1000–2700 mg/dl (Abb. 2) [1, 8, 9, 22].

Für die Behandlung (Tabelle 2) gelten im Prinzip die gleichen Regeln wie für die des ketoazidotischen Coma diabeticum. Allerdings besteht häufig ein stärkeres Flüssigkeitsdefizit. Die Behandlung kann mit physiologischer Kochsalzlösung und Kaliumsubstitution bis zur Kreislaufstabilisierung eingeleitet werden.

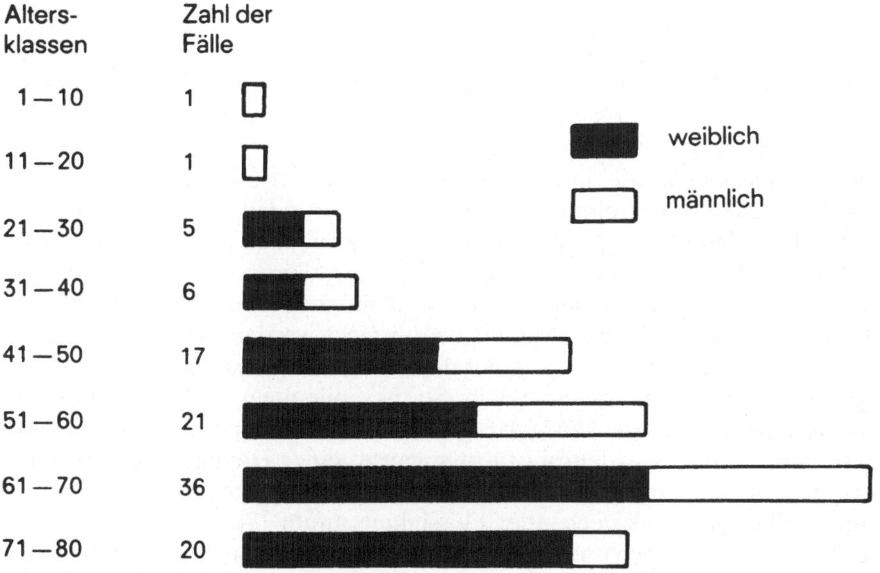

Abb. 2. Blutzuckerwerte beim hyperosmolaren nicht-ketoazidotischen Coma diabeticum (n = 106). (Nach Druschky et al. [8])

Tabelle 2. Hyperosmolares nicht-ketoazidotisches Coma diabeticum

---

Flüssigkeitszufuhr
- 0,9 % NaCl bis Kreislaufstabilisierung
- 0,45% NaCl bis Plasmaglukose um 300 mg/dl
dann:
- Na^+ normal: 0,45% NaCl
- Na^+ erniedrigt: 0,9 % NaCl
- Na^+ erhöht: 5,0 % Glukose + Insulin

- KCl-Substitution

Flüssigkeitsdefizit ca. 12 l
Ausgleich in 36 h (50% in 12 h, 50% in 24 h)

Insulin
- Insulin-Infusion 6–10 I.E./h bis Plasmaglukose bei 300 mg/dl
- Unterbrechung der Insulinzufuhr
- Glukose und Insulin nach Bedarf

Danach gibt man hypotone Kochsalzlösung bis zur Erreichung eines Plasmaglukosespiegels von etwa 300 mg/dl. Das weitere Vorgehen hängt von den Natriumwerten ab. Bei normalen Werten wird hypotone, bei niedrigen Werten physiologische Kochsalzlösung verabreicht. Ist das Natrium erhöht, findet 5%ige Glukose mit Insulin Verwendung. Wichtig ist die gleichzeitige Kaliumsubstitution. Ein Ausgleich des Flüssigkeitsdefizites von durchschnittlich 12 l wird innerhalb von 36 h angestrebt, wobei 50% innerhalb der ersten 12 h substituiert werden.

Die Insulindosierung entspricht dem ketoazidotischen Coma diabeticum. Bei Erreichen von Glukosewerten um 200 mg/dl erfolgt zunächst die Unterbrechung der Insulinzufuhr. Es werden Glukose und je nach Bedarf Insulin verabreicht [11, 14, 15].

Wird die Plasmaglukose innerhalb von 24 h mit Insulin auf Werte unter 250 mg/dl gesenkt, kann ein potentiell fatales Hirnödem entstehen [1], die Mortalität liegt dann bei 75%. Kommt es zu Hirndruck, ist die Insulinzufuhr zu unterbrechen, der Blutzucker muß auf 250–300 mg/dl angehoben werden. Zur Anhebung der Osmolarität um 25–30 mmol/l können auch osmotisch aktive Substanzen, wie beispielsweise Mannit, verabreicht werden.

Bei 25% der Patienten treten generalisierte oder einfach partielle Anfälle auf, gelegentlich kommt es zu einem Status epilepticus (Abb. 3). Bei der Anfallstherapie ist zu beachten, daß die üblichen Antiepileptika meist wirkungslos sind. Diphenylhydantoin führt sogar zu einer Hemmung der Insulinfreisetzung mit Zunahme der Glukosekonzentration im Serum. Die Anfälle sistieren i. allg. nach entsprechender Flüssigkeitszufuhr [8].

Die Letalität des hyperosmolaren nicht-ketoazidotischen Coma diabeticum wird mit über 50% angegeben [1, 8]. Die Häufigkeit des unmittelbaren Komatods beträgt 5–26% [16].

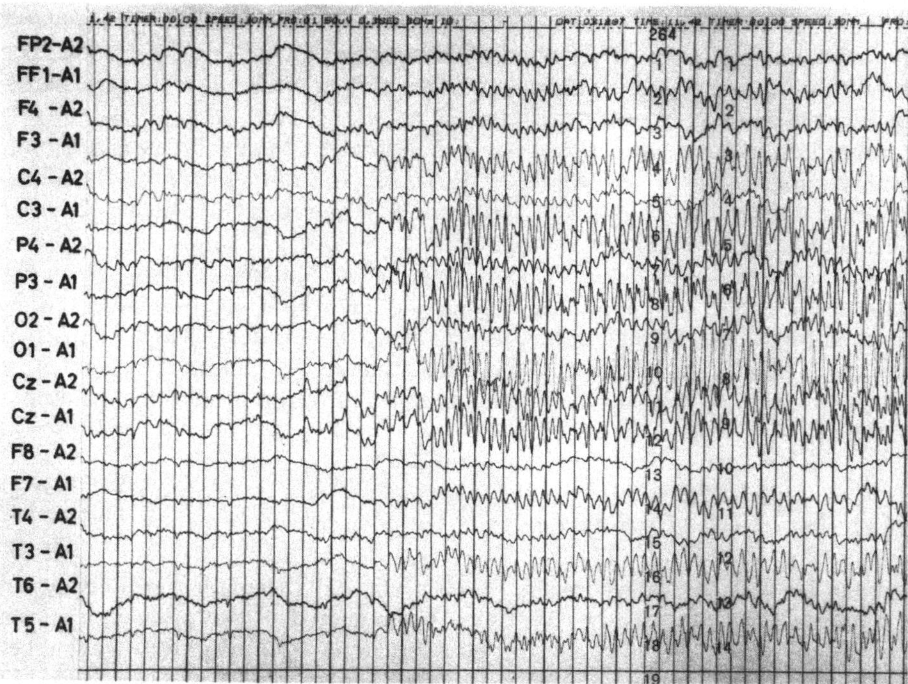

Abb. 3. EEG eines 55 Jahre alten Patienten mit hyperosmolarem nicht-ketoazidotischen Coma diabeticum (BZ 340 mg/dl, Serumosmolarität 360 mmol). Status epilepticus mit generalisierten und einfach partiellen Krampfanfällen rechts. Leichte bis mittelschwere Allgemeinveränderung, links beginnend steilere Abläufe mit Generalisationstendenz

Hypoglykämie

Ausgeprägte hypoglykämische Zustände bereiten bei bekanntem Diabetes mellitus diagnostisch kaum Probleme, obschon sie sich als epileptischer Anfall oder unter dem Bild eines zerebralen Gefäßinsultes manifestieren können [20]. Die Therapie (Tabelle 3) besteht in ausreichender Glukosezufuhr, wie der Gabe von 40–50 ml 40%iger Glukoselösung über einen venösen Zugang. Meist kommt es zu einer raschen Rückbildung der Symptomatik [12]. Therapeutische Schwierigkeiten können nach einer Überdosierung mit Glibenclamid auftreten,

Tabelle 3. Therapie bei hypoglykämischem Schock

- 50–60 ml 40% Glukose i.v.
- 1 mg Glukagon i.m./s.c.
- Neueinstellung des Diabetes
- Bei protrahierten Hypoglykämien nach Glibenclamid oder SMV mit Verzögerungsinsulin
    Glukoseinfusion über 24–72 h
    ständige BZ-Kontrollen

da nahezu die Hälfte dieser Patienten trotz Glukosezufuhr protrahierte Hypoglykämien bis zu 12 h oder in Einzelfällen 72 h entwickeln [2]. Die Durchführung von Glukoseinfusionen unter fortlaufenden Blutzuckerkontrollen ist über 24–72 h erforderlich.

Führen nichtdiabetische Patienten mit derartigen Medikamenten oder mit Verzögerungsinsulinen Selbstmordversuche aus, kann in Unkenntnis der Ursache eine aufwendige zerebrale Diagnostik das Einsetzen dringlich gebotener therapeutischer Maßnahmen verzögern.

Von einem posthypoglykämischen Coma diabeticum sprechen wir, wenn der komatöse Zustand trotz Normalisierung des Blutzuckerspiegels andauert, d. h. wenn es im Rahmen eines ausgeprägten, längerdauernden hypoglykämischen Zustandes zu einer erheblichen Substratschädigung des Gehirns gekommen ist (Abb. 4 und 5). In diesen Fällen kann es zum Auftreten apallischer Syndrome kommen.

Akute hepatische Porphyrien

Komata im Rahmen porphyrischer Krisen bei akuten hepatischen Porphyrien sind selten. Neben direkten toxischen Wirkungen der Hämpräkursoren und ihrer Metaboliten werden ursächlich hochgradige Elektrolytstörungen angenommen.

Die Therapie der Wahl (Tabelle 4) stellt die möglichst frühzeitige Repression der Delta-Aminolävolinsäure-Synthetase durch die Gabe von Hämatin oder Häm-Arginat dar. Die Medikation soll möglichst frühzeitig erfolgen, die Behandlungsdauer liegt zwischen 3 und 7 Tagen. Die Bedeutung der Glukosegaben tritt demgegenüber zurück. Die besten Erfolge sind zu erwarten, wenn diese Therapie bereits vor dem Auftreten neurologischer Störungen einsetzt [6, 10].

Treten im akuten Schub Anfälle auf, sollte bei Vorliegen einer hypotonen Hydratation und oft erheblicher Hyponatriämie eine Einschränkung der Wasserzufuhr erfolgen. In schweren Fällen kommen die Einleitung einer osmotischen Diurese mit 250–500 ml Mannitol und die Natriumsubstitution in

Tabelle 4. Akute hepatische Porphyrie

Basismedikation im akuten Schub:
Hämatin 2 × 4 mg/kg KG i.v. über 3 Tage
Häm-Arginat (Normosang) 3 mg/kg KG i.v. über 4–7 Tage
Glukose 300–500 g/Tag peroral und/oder i.v.

Zusatztherapie:
Beachtung der Medikamentenidiosynkrasie
Hypotone Hydratation:
   Einschränkung der H_2O-Zufuhr
   Osmotische Diurese
   NaCl-Substitution
Anfälle:
   Antiepileptika der 1. Ordnung kontraindiziert!

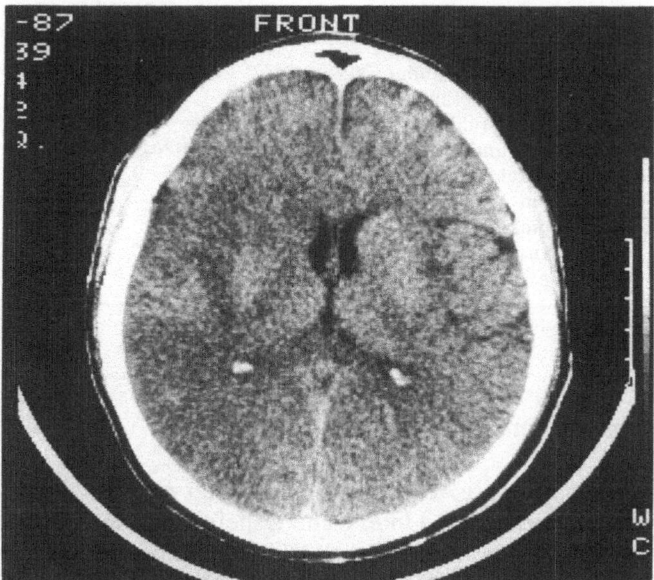

Abb. 4. Kraniales CT eines 27 Jahre alten Patienten (Zustand nach artifizieller Hypoglykämie mit Insulin). Diffuse Hirnschwellung, links stärker ausgeprägt

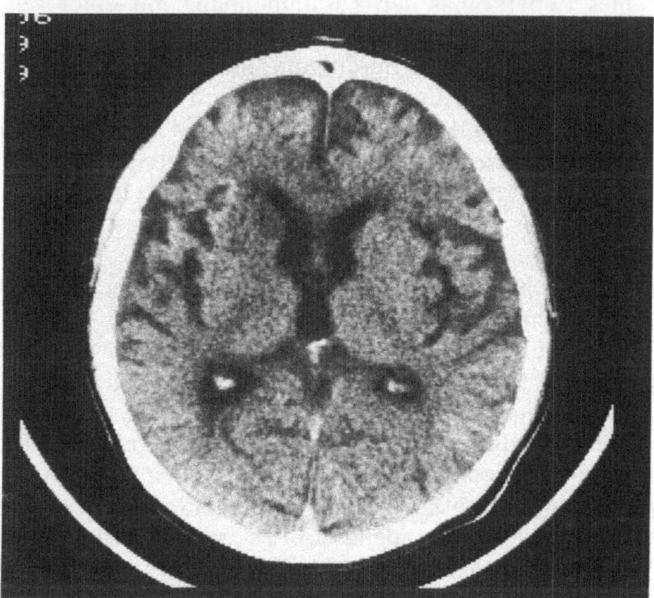

Abb. 5. Kraniales CT eines 27 Jahre alten Patienten (Zustand nach artifizieller Hypoglykämie mit Insulin). Diffuse Hirnsubstanzminderung mit deutlicher Erweiterung der äußeren und inneren Liquorräume (Kontrolle nach 2 1/2 Wochen)

Betracht. Furosemid kann die Symptomatik verstärken. Antiepileptika der 1. Ordnung sind kontraindiziert, lediglich Clonazepam und Diazepam gelten bei vitalen Indikationen als vertretbar [7].

Bei frühzeitigem Einsatz der Hämatintherapie ist eine weitere Senkung der derzeit bei 10–15% liegenden Letalität der akuten porphyrischen Krise zu erwarten. Besonders wichtig ist die Beachtung der bei diesen Patienten vorliegenden Medikamenten-Überempfindlichkeit [6].

Tabelle 5. Akute Therapie bei Leberkoma

- Beseitigung auslösender Faktoren
- Wasser- und Elektrolytbilanzierung
- parenterale Ernährung mit 40%iger Glukose (1000 ml/24 h)
- Entleerung und Sterilisation des Darmes durch Einläufe
     Bifiteral 3 × 40 ml
     Neomycin 4–6 g/Tag
- Antithrombin III oder Frischplasma bei Bedarf
- Streßulkusprophylaxe (Ranitidin)
- ggf. invasive therapeutische Maßnahmen

Leberkoma

Die Diagnose eines Leberkomas stützt sich auf die Kenntnis der Anamnese, die körperlichen Untersuchungsbefunde, die Bewußtseinsstörung und die Laborbefunde, wobei Quick-Wert, Ammoniakwert, Cholinesterase und Bilirubin besondere Aufmerksamkeit zukommt. In 95% der Fälle ist bei Auftreten eines Leberkomas der Zusammenhang mit einer Lebererkrankung gegeben. Therapeutisch (Tabelle 5) stehen bei den häufigeren exogenen Leberkomata die Erkennung und Beseitigung der auslösenden Ursachen im Vordergrund. Eine Normalisierung des Wasser- und Elektrolythaushaltes durch bilanzierte Flüssigkeits- und Elektrolytzufuhr wird 40%ige Glukose der Fruktose vorgezogen, da Fruktose eine Erhöhung des Blutlaktatspiegels zur Folge hat und eine Reihe von Enzymen des Leberstoffwechsels hemmt. Besonders wichtig sind die Entleerung und die Sterilisation des Darmes. Die einfachste, billigste und wirksamste Methode zur Senkung toxischer Eiweißabbauprodukte im Blut stellen hohe Einläufe mit sauren Flüssigkeiten dar, wobei dem Einlauf Bifiteral oder Humatin zugesetzt werden können [19]. Dieses darmwirksame Antibiotikum wird im Leberkoma der Stadien 3 und 4 in einer Menge von 6–8 g gegeben. Die Laktulose führt durch Milchsäurebildung zu einer Ansäuerung und zu einem Anwachsen von Laktobakterien im Darm. Müting empfiehlt zusätzlich Bifitummilch. Die Gabe von Ammoniak-senkenden Aminosäuren hat nur im Leberkoma 1 und 2 Sinn, da später die zunehmende Niereninsuffizienz den Einsatz verbietet. Voraussetzung für eine optimale Wirkung sind eine hochdosierte, möglichst intravenöse Flüssigkeitszufuhr und eine noch ausreichende Harnstoffsynthese in der Leber.

Brunner [5] führt als wirksamste und auch schonendste invasive Behandlung die alternierende Anwendung einer Aminosäuredialyse mit einem Plasmaaustausch an.

Die Letalität des endogenen Leberkomas liegt bei 16–19%. Bei exogenen Komata richtet sich die Prognose nach dem Schweregrad, wobei im Stadium 3 noch 65%, im Stadium 4 aber weniger als 20% der Betroffenen überleben [18].

Als Todesursache kommt ein Hirnödem in Betracht, welches bei 80% der an einem akuten Leberversagen verstorbenen Patienten nachweisbar ist. Therapeutisch wird die Gabe von Mannitol empfohlen [21].

Urämisches Koma

Das urämische Koma ist die Folge der Akkumulation toxischer harnpflichtiger Substanzen aufgrund einer fortgeschrittenen Niereninsuffizienz. Das urämische Koma geht mit Kreatininwerten über 8 mg/dl und Harnstoffwerten über 100 mg/dl einher. Es kann zu ausgeprägten zerebralen Symptomen bis hin zum Koma kommen. Die wirksamste Behandlung und die sicherste Prophylaxe der urämischen Enzephalopathie stellt die rechtzeitige Einleitung einer Dialysebehandlung dar, wobei unter Akutbedingungen die Hämodialyse bevorzugt wird.

Literatur

1. Arieff AI (1986) Cerebral edema complicating nonketotic hyperosmolar coma. Miner Electrolyte Metab 12:383–389
2. Asplund K, Witzohm BE, Lithner F (1983) Glibenclamide associated hypoglycaemia. Diabetologia 24:412–417
3. Axelrod L (1987) Diabetic emergencies and the Loch Ness monster. Intensive Care Med 13:1–3
4. Berger W, Keller U, Vorster D (1981) Verlauf und Therapie des Coma diabeticum. Internist 22:219–228
5. Brunner G (1986) Komata bei Lebererkrankungen. In: Zumkley H, Zidek W (Hrsg) Differentialdiagnose der Komata. Thieme, Stuttgart, S 25–33
6. Druschky K-F (1987) Akute hepatische Porphyrien. In: Flügel KA (Hrsg) Neurologische und psychiatrische Therapie, 2. Aufl Perimed, Erlangen, S 107–112
7. Druschky K-F, Albert HH von, Schneider HW (1985) Zerebrale Krampfanfälle bei akuter hepatischer Porphyrie. In: Kruse R (Hrsg) Epilepsie 84 – Antiepileptische Mono- und Polytherapie, Medizingeschichte, Freie Vorträge. Einhorn-Presse Verlag, Reinbeck, S 422–425
8. Druschky K-F, Winzer B, Soyka D (1976) Neurologische Aspekte des hyperosmolaren, nichtketoazidotischen Coma diabeticum. Neurol Psychiat 2 (3):170–172
9. Flügel KA, Druschky K-F (1976) Elektroenzephalographische und neurologische Befunde beim hyperosmolaren nicht-ketoazidotischen Coma diabeticum. Nervenarzt 47:723–736
10. Ippen H, Pierach CA (1983) Verhütung und Behandlung von Attacken induzierter Porphyrien. Dtsch Ärztebl 80:43
11. Jordan RM (1983) Endocrine emergencies. Med Clin North Am 67:1193–1213
12. Krebs J, Otto H (1986) Komata bei Diabetes mellitus. In: Zunkley H, Zidek W (Hrsg) Differentialdiagnose der Komata. Thieme, Stuttgart, S 48–70
13. Kunst H, Heitmann R (1976) Das Krankengut neurologischer Intensivstationen: Schwerpunkte, Unterschiede, Konsequenzen, Intensivmedizin 13:306
14. Landgraf R, Landgraf-Leurs MMC (1978) Spezielle Gesichtspunkte bei der Behandlung des nicht-ketoazidotischen Coma diabeticum. Dtsch Med Wochenschr 103:1030–1032
15. Leske JS (1984) Hyperglycemic hyperosmolar narketotic coma. J Emerg Nurs 10:145–150
16. Mehnert H, Schöffling K (1984) Diabetologie in Klinik und Praxis, 2. Aufl Thieme, Stuttgart
17. Mehnert H (1978) Therapie des Coma diabeticum. Dtsch Med Wochenschr 103:592–594
18. Müting D, Reikowski J, Fischer R, Kalk J-F (1983) Ursachen, Diagnosekriterien des Coma hepaticum – Eine Analyse von 560 Fällen. Leber Magen Darm 13:85–93
19. Müting D, Reikowski J (1983) Coma hepaticum. Grundlagen der Behandlung. Teil 2: Behandlung, Prognose. Fortschr Med 101:1766–1773
20. Neundörfer B (1973) Neuropsychiatrische Befunde in der Hypoglykämie. Dtsch Med Wochenschr 98:1722–1723

21. Russel GJ, Fitzgerald JF, Clark JH (1987) Fulminant hepatic failure. J Pediatr 111:313–319
22. Vernon DD, Postellon DC (1986) Nonketotic hyperosmolal diabetic coma in a child: Management with low-dose insulin infusion and intracranial pressure monitoring. Pediatrics 77:770–772
23. Zidek W (1986) Komata bei Nierenerkrankungen. In: Zumkley H, Zidek W (Hrsg) Differentialdiagnose der Komata. Thieme, Stuttgart, S 35–48

Der Alkoholiker als Intensivpatient

V. Schuchardt

Einleitung

In der Bundesrepublik Deutschland muß mit 1,5–2 Mio. Personen gerechnet werden, die körperlich, psychisch und/oder sozial vom Alkohol geschädigt sind, also als Alkoholiker bezeichnet werden können. Das entspricht etwa 3% der Bevölkerung [18]. Da der Alkoholismus mit einer Vielzahl von Krankheiten und medizinischen Komplikationen verbunden ist, findet sich unter stationär behandelten Patienten regelmäßig ein hoher Anteil von Alkoholikern [22]. Nach Taylor et al. [28] stellen die mit einem Alkoholismus verbundenen Erkrankungen in den USA die häufigsten Todesursachen dar. Ähnliche Verhältnisse dürfen für die Bundesrepublik angenommen werden; und für die 46- bis 49-jährigen Männer einer mittelgroßen schwedischen Stadt konnten Peterson et al. [23] in 31% aller Todesfälle eine akute Alkoholeinwirkung oder einen Alkoholismus als direkte oder führende Todesursache ermitteln.

Hier soll untersucht werden, welche Bedeutung durch Alkohol bedingte oder mitverursachte Krankheiten für die Patienten einer neurologischen Intensivstation haben.

Patienten

Im Beobachtungszeitraum von 7 Jahren (1. 10. 1979 bis 30. 9. 1986) wurden auf der Intensivstation der Rheinischen Landesklinik Bonn 1722 Patienten behandelt, bei 114 von ihnen lag eine direkt durch Alkohol bedingte Erkrankung vor, bei weiteren 236 bestand neben der akuten, zur Intensivbehandlung führenden Erkrankung ein Alkoholismus (n = 226) oder eine akute Alkoholeinwirkung (n = 10); in beiden Gruppen überwogen bei weitem die Männer (Tabelle 1). Somit war bei 20,3% der Intensivpatienten (350 von 1722) Alkohol ursächlich oder mitverursachend für die Aufnahme auf der Intensivstation. Gemessen am Anteil der Alkoholiker in der Gesamtbevölkerung, geschätzt 3%, sind diese im Krankenkollektiv der eigenen Intensivstation also 7 mal häufiger vertreten als erwartet. Die vorliegende Studie erfolgte retrospektiv, und ein Alkoholismus wurde unter folgenden Voraussetzungen angenommen: Mindestens über Monate regelmäßige Einnahme von täglich über 50 g oder in der Woche über 350 g reinen Alkohols nach verläßlichen Eigen- oder Fremd-

Tabelle 1. Alkoholkranke auf der Neurologischen Intensivstation der RLK Bonn 1. 10. 1979–30. 9. 1986 (Gesamtzahl aller Aufnahmen 1722, ♂ 854, ♀ 677)

	n	♂/♀	% aller Aufnahmen
Alkoholfolgeerkrankungen	114	92/22	6,6
Alkohol als pathogenetischer Faktor	236	167/69	13,7
	350	259/91	20,3

angaben; klinische Zeichen wie Hepatomegalie, Leberzirrhose, Stammfettsucht, vegetative Symptome, Laborkonstellationen mit Erhöhung der Transaminasen, der Gamma-GT und mit hyperchromer Anämie.

Der Alkoholkranke als neurologischer Intensivpatient

Nach der Indikation zur Intensivtherapie ergibt sich eine Zweiteilung in
1. direkte Alkoholfolgeerkrankungen wie Alkoholintoxikationen, Alkoholdelir, Wernicke-Enzephalopathie und m. E. die zentrale pontine Myelinolyse sowie
2. in Erkrankungen, bei denen der Alkohol lediglich als einer der pathogenetischen Faktoren zu werten ist, hierzu zählen Traumen, vaskuläre und entzündliche Hirnprozesse.

Alkoholintoxikation

In 26 Fällen war wegen einer akuten, vital bedrohlichen Alkoholintoxikation eine Intensivbehandlung erforderlich. In 23 der 26 Fälle waren Männer betroffen, und bei 17 der 26 Alkoholintoxikationen lag ein manifester Alkoholismus zugrunde. In den übrigen 9 Fällen handelte es sich meist um junge oder sehr junge Männer, die ohne vorbestehende Sucht „einen über den Durst" getrunken hatten (Tabelle 2).

Tabelle 2. Alkoholfolgeerkrankungen

	n	Alkoholismus	Anteil
Alkoholintoxikationen	26	17	64%
Alkoholdelir	78	78	100%
Wernicke-Korsakow-Syndrom	10	10	100%
Gesamt	114		

Die akute Alkoholintoxikation läßt sich in vier Stadien einteilen [14]: Aus eigenem Erleben dürfte der Mehrzahl der Leser das *I. euphorische Stadium* bekannt sein, der Blutalkoholspiegel liegt zwischen 0,5 und 1‰. Ein ärztliches Eingreifen ist in der Regel weder notwendig noch erwünscht. Im *II. oder Rauschstadium* mit einem Blutalkoholspiegel um 1,5‰ schlägt die euphorische Stimmung in Exzitation um. Diesem Stadium ist der *pathologische Rausch* zuzuordnen, der schon nach geringsten Alkoholdosen bei zerebral vorgeschädigten Patienten auftreten kann [27, 30] und mit Neuroleptika wie Promazin (Protactyl) oder Haloperidol (Haldol), in leichten Fällen mit Diazepam (Valium) zu behandeln ist. Im *III., dem narkotischen Stadium,* liegt der Alkoholgehalt des Blutes bei etwa 3,5‰. Der Patient ist bewußtseinsgetrübt, aspontan, analgetisch und von Unterkühlung und – besonders Kinder – von Hypoglykämie bedroht. Das *IV. Stadium,* das asphyktische Stadium oder Alkoholkoma, zeichnet sich durch Bewußtlosigkeit, erloschene Reflexe und Störung der zentralen Herz-, Kreislauf- und Atmungsregulation aus. Neurologische Herdzeichen gehören nicht zum klinischen Bild, der Blutalkoholspiegel liegt bei über 4,5‰, bei tödlichen Verläufen wurden Werte zwischen 5,5 und 9‰ gemessen [18, 27].

Die Diagnose der schweren Alkoholintoxikation ist stets eine Ausschlußdiagnose. Die Differentialdiagnose umfaßt alle neurologischen, psychiatrischen und internen Leiden, die zu einer wesentlichen Bewußtseinsstörung und Bewußtlosigkeit führen. Die Therapie im III. und IV. Stadium betrifft vor allem die Stabilisierung der Vitalfunktionen: sicherer venöser Zugang, parenterale Gabe von Vitamin B_1 und nachfolgende Glukoseinfusion, Ausgleich von Azidose und Elektrolytverschiebung; bei Bedarf Intubation und maschinelle Beatmung, Schutz vor Unterkühlung, evtl. Hämodialyse. Die Prognose war bei allen 26 eigenen Patienten günstig, und die Intoxikation wurde ohne Dauerfolgen überstanden.

Alkoholdelir

Im Beobachtungszeitraum wurden 78 Alkoholdelirien bei 72 Patienten behandelt. Somit stellt das Delir die häufigste und wichtigste direkte Alkoholfolgeerkrankung dar.

Die Pathogenese des Alkoholdelirs ist noch weitgehend ungeklärt. Nur bei der Hälfte der hier beobachteten Verläufe ließ sich ein relativer oder absoluter *Alkoholentzug* ermitteln. Das Alkoholdelir manifestiert sich durch Symptome der körperlich begründbaren Psychose mit Desorientiertheit, Konzentrations-, Merkfähigkeits- und Bewußtseinsstörungen, illusionären Verkennungen, Halluzinationen und Suggestibilität. Hinzu treten neurovegetative Symptome: Tachykardie, Hypertonie, Fieber, Tremor und Reflexsteigerung [6, 25]. Schwerste Verlaufsformen sind durch Bewußtseinsstörungen bis zur Bewußtlosigkeit, bedrohliche vegetative Entgleisungen und interne, vor allem kardiopulmonale Komplikationen sowie neurologische Manifestationen geprägt. Die häufigsten Todesursachen sind Herz- und Kreislaufversagen sowie die Pneumonie. Die Differentialdiagnose umfaßt Verwirrtheitszustände, posttraumatische, posthypoxische, posthypoglykämische Zustände, das Medikamentendelir, Durchgangssyndrome bei akuten Hirnentzündungen und intrakraniellen Blutungen, die Alkoholhalluzinose sowie akute endogene Psychosen. Die Therapie des voll ausgebildeten Delirs erfolgt mit Clomethiazol per os oder i.v. in Kombinationen mit Haloperidol bis 60 mg/Tag i.v.

Die Prognose des Alkoholdelirs ist seit der Einführung des Clomethiazols, zumal in Kombination mit Haldol, günstig: Im eigenen Krankenkollektiv verstarben nur 2 Patienten (3%). Eine Voraussage der Verlaufsschwere des aktuellen Delirs ist jedoch nach Erkrankungsalter, Dauer des Alkoholismus und Zahl der vorausgegangenen Delirien nicht möglich. Da das Alkoholdelir einer retrograden Amnesie anheimfällt, hat es keinen günstigen Einfluß auf die Langzeitprognose des Alkoholismus. Von den eigenen Patienten konnten weniger als 10% zu einer Langzeitentwöhnung motiviert werden.

Wernicke-Enzephalopathie

Eine Wernicke-Enzephalopathie haben wir selten, nur bei 8 von 114 Patienten mit Alkoholfolgeerkrankungen beobachtet. Ihre bunte Symptomatik wird durch die Trias okuläre Störungen, zerebellares Syndrom und mnestische sowie Bewußtseinsstörungen geprägt. Meist handelt es sich bei den okulären Störungen um Augenmuskellähmungen oder einen Nystagmus, die zerebellare Ataxie befällt vor allem den Rumpf und die Sprache; die psychopathologische Symptomatik reicht von Verwirrtheit bis zum Koma [20, 30]. Die Therapie der Wahl ist die Gabe von Vitamin B_1 und Magnesiumsulfat, in jedem Fall vor der ersten Glukoseinfusion. Da Thiamin Kofaktor im Glukosestoffwechsel ist, kann die Glukosegabe vor Vitamin B_1 die klinische Symptomatik verschlechtern. Die erforderliche Vitamin B_1-Dosis wird zwischen 1000 mg Vitamin B_1 i.v. innerhalb der ersten 12 h und 100–200 mg/Tag für die folgenden Wochen [30] und 50–100 mg täglich [20] angegeben.

Die Prognose der Wernicke-Enzephalopathie ist mit einer Letalität von 17% [20] durchaus ernst, häufig bleiben ein Nystagmus und eine zerebellare Ataxie zurück. Tritt nicht innerhalb von 48–72 h nach Beginn der Vitamin B_1-Therapie eine durchgreifende Besserung ein, muß mit der Ausbildung eines *Korsakow-Syndroms* gerechnet werden, das als chronische Manifestation des Vitaminmangels gilt und im eigenen Krankengut in 2 von 8 Fällen beobachtet wurde.

Im 7jährigen Beobachtungszeitraum wurde auf unserer Intensivstation eine *zentrale pontine Myelinolyse* nicht beobachtet. Diese erstmals 1959 beschriebene Erkrankung [1] manifestiert sich klinisch als ein ventrales Ponssyndrom mit Augenmotilitätsstörungen und anderen Hirnnervensymptomen, tetra- und paraparetischen Syndromen sowie Bewußtseinsstörungen verschiedener Grade. Die zugrunde liegende Demyelinisierung vornehmlich der ventralen Ponsanteile dürfte in Beziehung zum Alkoholismus stehen und eine enge Beziehung zur Hepatopathie, Mangelernährung und zur Hyponatriämie und ihrer zu schnellen Therapie haben. Eine kausale Therapie ist nicht bekannt, die Letalität hoch [20, 21, 24].

ZNS-Traumen

Bei den im folgenden beschriebenen Erkrankungen ist der Anteil von Patienten mit bestehendem Alkoholismus oder gelegentlich vorausgehender akuter Alkoholintoxikation deutlich höher, als eine mit 3% angesetzte Alkoholismushäufigkeit in der Gesamtbevölkerung es erwarten ließe. Dem Alkohol scheint hier eine entscheidende pathogenetische Rolle zuzukommen.

Bei 141 Patienten mit akuten ZNS-Traumen bestand in 40 Fällen ein chronischer Alkoholismus und in 10 weiteren eine akute Alkoholintoxikation, so daß der Anteil der Alkoholkranken 35% ausmacht (Tabelle 3). Die Alkoholeinwirkung war bei den traumatischen epi- und subduralen Hämatomen am häufigsten, etwas geringer bei Hirnkontusionen, in nur 2 von 16 Fällen traumatischen Querschnittssyndroms war Alkohol beteiligt.

Tabelle 3. Alkohol als pathogenetischer Faktor

	n	Alkoholismus	Anteil
ZNS-Trauma	141	40 (50*)	28% (35%*)
epileptische Anfälle	280	80	28,6%
akute Intoxikationen	193	45	23%
bakterielle Meningitis	77	12	15,6%
Großhirninfarkt	117	15	13%
Hirnmassenblutung	92	11	12%
Subarachnoidalblutung	59	5	8,5%

* davon 10 akute Alkoholintoxikationen

Eine Alkoholeinwirkung wird bei 32–72% der Patienten mit Schädel-Hirn-Traumen angegeben [4, 5, 15]. Neben den Autounfällen sind es Stürze, häusliche Unfälle, aber auch Gewalttaten, die zum ZNS-Trauma führen. Die Alkoholeinwirkung wirft diagnostische Probleme auf: Die toxisch hervorgerufene Bewußtseinsstörung kann nicht von der unfallbedingten abgegrenzt werden, die Entwicklung intrakranieller Blutungen oder eine Hirnschwellung kann durch die Symptomatik der Alkoholintoxikation verdeckt werden. Deshalb ist eine gründliche Diagnostik und ausreichend lange Beobachtungszeit bei ZNS-Traumen alkoholisierter Patienten unabdingbar.

Hirnorganische Anfälle

Unter 280 Patienten, die wegen epileptischer Anfälle auf die Intensivstation gebracht wurden, waren 80 Alkoholiker, das entspricht einem Anteil von etwa 29%, dieser ist 10mal höher als der Alkoholikeranteil in der Gesamtbevölkerung (Tabelle 3). Zwei Patientengruppen sind zu unterscheiden:
1. Kranke mit vorbestehender genuiner oder symptomatischer Epilepsie, die einen Alkoholismus betreiben;

2. Alkoholiker, die wegen symptomatischer hirnorganischer Anfälle (Gelegenheitsanfälle) zur Aufnahme kommen und bei denen eine andersartige Anfallsursache ausgeschlossen wurde.

Bei den Patienten mit vorbestehender Epilepsie führen häufig soziale Isolierung, Verlust des Arbeitsplatzes, mangelnde Kritikfähigkeit auf dem Boden einer organischen Wesensänderung häufiger zum Alkoholismus als bei gesunden Personen. Außerdem kehren nicht wenige Anfallskranke den Rat ihres Arztes, sie dürften wegen der Anfälle und der Antikonvulsiva-Einnahme keinen Alkohol trinken, einfach um: sie sparen die Antikonvulsiva ein, wenn sie vorhaben, Alkohol einzunehmen. Beim Epilepsiekranken muß die Behandlung auf die Alkoholkarenz und die Optimierung der Antikonvulsiva-Therapie ausgerichtet sein. Jeder 20. Alkoholiker ohne genuine oder symptomatische Epilepsie erleidet während seiner Sucht hirnorganische Anfälle [16], die als „Gelegenheitsanfälle" zu werten sind. Sie werden durch den Alkohol ausgelöst, zumal durch den Abfall des Blutspiegels der antikonvulsiv und sedierend wirkenden Droge Alkohol besonders während des Nachtschlafs. Nicht selten kommt es zum Status epilepticus, wobei nach Pilke [26] 1/5 aller Status epileptici durch Alkohol ausgelöst wird. Therapieziel ist bei den Alkoholikern die Alkoholentwöhnung, eine antikonvulsive Einstellung muß nicht indiziert [13, 16] sein.

Akute Intoxikationen

45 von 193 stationären Aufnahmen wegen akuter Intoxikationen erfolgten auf unserer Intensivstation bei Alkoholikern (das entspricht 23%), wobei es sich in der Regel um Mischintoxikationen handelt. Für die Vergiftungen sind ursächlich anzuschuldigen Depressionen und Angstzustände des Alkoholabhängigen sowie die unregelmäßige und meist überhöhte Einnahme häufig ärztlich verordneter Antidepressiva und Tranquillantien [3]. Intoxikationen mit einem sog. Alkoholersatzstoff spielten in unserem Krankengut keine Rolle.

Bakterielle Meningo-Enzephalitiden

Ein erhöhter Anteil von Alkoholikern bei intensivbedürftigen ZNS-Entzündungen fand sich lediglich für die bakteriellen Meningo-Enzephalitiden. 12 von 77 Meningitisverläufen, das entspricht 15%, betrafen Alkoholkranke. Sie dürften aufgrund von Mangelernährung und Leberfunktionsstörungen vermehrt infektgefährdet sein [10]. Gerade bei ihnen findet sich eine Häufung besonders virulenter Erreger wie Pneumokokken, Streptokokken, Listeria monozytogenes, E. coli. Ein vorbestehender Alkoholismus dürfte die Prognose bakterieller Meningitiden gravierend verschlechtern: von 12 alkoholkranken Meningitispatienten verstarben 6, das ist die Hälfte; von den übrigen 65 Patienten erlagen nur 8 der bakteriellen Meningitis, das entspricht 12%.

Vaskuläre Prozesse

Die Ansicht, der Alkohol schütze seinen Konsumenten vor Herzinfarkt und Schlaganfall, ist ebenso weit verbreitet wie falsch. Im hier dargestellten Krankenkollektiv war bei den Großhirnmalazien der Anteil der Alkoholiker mit 15 von 117 Betroffenen (13%) und der Patienten mit Hirnmassenblutungen mit 11 von 92 Patienten (12%) 4mal höher als es nach dem Alkoholikeranteil der Gesamtbevölkerung zu erwarten gewesen wäre. Eine die Malazie und die Hirnblutung begünstigende Wirkung kommt sowohl dem Alkoholismus als auch der akuten Alkoholeinwirkung zu. Nach Gill [7, 8] und Landers [19] ist je nach Alter und Alkoholmenge das „Schlaganfall"-Risiko auf das 3- bis 4,2fache erhöht. Nach der Mehrzahl der Autoren [11, 20, 28] liegt eine hirninfarktbegünstigende Wirkung des Alkoholismus vor allem für jüngere Patienten vor. Faktoren, die beim Alkoholismus und der akuten Alkoholeinwirkung die Malazie und die Hirnblutung begünstigen, dürften Bluthochdruck sein, veränderte zerebrale Durchblutungsregulation, Thrombozytenfunktionsstörung, Hyperlipidämie, konsumptive Kardiomyopathie und Arrhythmien [2, 17, 28, 29]. Inwieweit der Alkoholismus die Langzeitprognose bei zerebralen Gefäßprozessen beeinflußt, ist nicht bekannt.

Ob Alkoholismus und akute Alkoholintoxikationen mit der *Subarachnoidalblutung* kausal zusammenhängen, läßt sich am eigenen Krankenkollektiv anhand der kleinen Fallzahl nicht sicher belegen. Hillbom u. Kaste [12] sowie Gorelick [9] heben die Bedeutung der akuten Alkoholintoxikation für die Entstehung der akuten Subarachnoidalblutung hervor.

Freilich kann dem Alkohol nicht nur ein ungünstiger Effekt zugeschrieben werden. Personen, die Wochendosen reinen Alkohols von 10–90 g nicht überschreiten, bieten ein geringeres Hirninfarktrisiko als andere, die völlig abstinent leben [8].

Zusammenfassung

Dem Alkohol kommt als ätiologisch und pathogenetisch wirksamen Faktor für die Patienten einer neurologischen Intensivstation eine besondere Bedeutung zu. Bei etwa jeder 5. Krankenhausaufnahme muß mit einer Alkoholfolgeerkrankung oder einem vorbestehenden Alkoholismus gerechnet werden. Die direkt durch den Alkohol hervorgerufenen Krankheiten Alkoholintoxikationen, Alkoholdelir und Wernicke-Enzephalopathie bieten eine breite Differentialdiagnose, vor allem intrakranielle Blutungen und akute Entzündungen des zentralen Nervensystems sind auszuschließen. Wegen der vielgestaltigen Symptomatik der Wernicke-Enzephalopathie sollte jeder Alkoholkranke schon prophylaktisch mit Vitamin B_1 behandelt werden. Bei einer Gruppe intensivbehandlungsbedürftiger neurologischer Krankheiten ist der Anteil der Alkoholiker und alkoholintoxizierter Patienten so hoch, daß der Alkohol als pathogenetischer Faktor angenommen werden muß. Es handelt sich hier um intrakranielle traumatische Hämatome, Hirnkontusionen, hirnorganische Anfälle, akute Vergiftungen, bakterielle Meningitiden und Hirngefäßprozesse. Bei unklaren Bewußtseinsstörungen von Alkoholikern ist besonders nach diesen Erkrankungen zu fahnden.

Literatur

 1. Adams RD, Victor M, Mancall EL (1959) Central pontine myelinolysis. Arch Neurol Psychiatry 81:154–172
 2. Altura BM, Altura BT, Gebrewold A (1983) Alcohol-induced spasms of cerebral blood vessels: Relation to cerebrovascular accidents and sudden deaths. Science 220:331–333
 3. Becker CE (1984) The alcoholic patient as a toxic emergency. Emergency Med Clin North Am 2:47–61
 4. Brismar B, Engström A, Rydberg U (1983) Head injury and intoxication: A diagnostic and therapeutic dilemma. Acta Chir Scand 149:11–14
 5. Edna TH (1982) Alcohol influence and head injury. Acta Chir Scand 148:209–212
 6. Finzen C, Kruse G (1980) Kombinationstherapie des Alkoholdelirs mit Haloperidol und Clomethiazol. Psychiat Prax 7:50–56
 7. Gill JS, Beevers DG, Tsementzis SA (1983) Strokes and alcohol. Lancet II:1142–1143
 8. Gill JS, Zezulka AV, Shipley MJ, Gill SK, Beevers DG (1986) Stroke and alcohol
. consumption. N Engl J Med 315:1041–1046
 9. Gorelick PB (1986) Alcohol and stroke. In: Caplan LR (ed) Current concepts of cerebrovascular disease – stroke. American Heart Association, Dallas, pp 21–25
10. Heitmann R, Schuchardt V (1987) Bakterielle und nichtbakterielle Meningitiden und Enzephalitiden. In: Flügel KA (Hrsg) Neurologische und psychiatrische Therapie. Perimed, Erlangen, S 203–218
11. Hillbom M, Kaste M (1981) Ethanol intoxication: A risk factor for ischemic brain infarction in adolescents and young adults. Stroke 12:422–425
12. Hillbom M, Kaste M (1982) Alcohol intoxication: A risk factor for primary subarachnoid hemorrhage. Neurology 32:706–711
13. Hillbom ME, Hjelm-Jäger M (1984) Should alcohol withdrawal seizures be treated with anti-epileptic drugs? Acta Neurol Scand 69:39–42
14 Hüdepohl M (1983) Alkoholintoxikation. Z Allg Med 59:1055–1056
15. Huth JF, Maier RV, Simonowitz DA, Herman CM (1983) Effect of acute ethanolism on the hospital course and outcome of injured automobile drivers. J Trauma 23:494–498
16. Johnson R (1985) Alcohol and fits. Br J Addict 80:227–232
17. Kappenberger L (1986) Alkohol und Koronararterien. Dtsch Med Wochenschr 111:1970–1971
18. Kruse W (1978) Der Alkoholkranke aus der Sicht des Allgemeinarztes. Dtsch Ärztebl 75:1747–1750
19. Landers DF (1983) Alcoholic Coma and some associated conditions. Am Fam Physician 18:219–222
20. Nakada T, Knight RT (1984) Alcohol and the central nervous system. Med Clin North Am 68:121–131
21. Nichtweiß M, Wiegand C, Prawitz RH, Kühnert A (1986) Zur Kenntnis der zentralen pontinen Myelinolyse. Anästh Intensivther Notfallmed 21:343–345
22. Pearson WS (1962) The „hidden“ alcoholic in the general hospital. N Carolina Med J 23:6–10
23. Peterson B, Kristensson H, Krantz P, Trell E, Sternby NH (1982) Alcohol-related death: A major contributor to mortality in urban middle-aged men. Lancet II:1088
24. Pfister HW, Einhäupl KM, Brandt T (1985) Mild central pontine myelinolysis: A frequently undetected syndrome. Eur Arch Psychiatr Sci 235:134–139
25. Pfitzer F, Schuchardt V, Heitmann R (1988) Die Behandlung schwerer Alkoholdelirien. Nervenarzt 59:229–236
26. Pilke A, Partinen M, Kovanen J (1984) Status epilepticus and alcohol abuse: An anlaysis of 82 status epilepticus admissions. Acta Neurol Scand 70:443–450

27. Scheid W, Heitmann R, Huhn A (1975) Kurzfristige klinische Behandlung bei Sucht und Mißbrauch sowie bei deren Folgen. In: Steinbrecher W, Solms H (Hrsg) Sucht und Mißbrauch, VI/3–VI/32. Thieme, Stuttgart
28. Taylor JR, Combs-Orme T, Anderson D, Taylor DA; Koppenol C (1984) Alcohol, hypertension, stroke. Alcoholism (NY) 8:283–286
29. Wolf PA (1986) Cigarettes, alcohol, and stroke. N Engl J Med 315:1087–1089
30. Zumbrunnen R (1984) Syndromes neuropsychiatriques d'origine alcoolique. Schweiz Rundsch Med 73:1183–1186

Metabolisches Koma bei zerebralen Energiestoffwechseldefekten*

H. Reichmann

Im Gegensatz zu den primären Enzephalopathien, die auf Störungen des Aminosäuren-, Purin-, Kohlenhydrat- und Lipidstoffwechsel beruhen, und kaum Anlaß zur Aufnahme auf eine neurologische Intensivstation geben, wird der Neurologe meist im Verlauf von sekundären Enzephalopathien (Tabelle 1) zumindest konsiliarisch hinzugezogen werden. Neben Beeinträchtigungen der Leber- und Nierenfunktion sind es meist Störungen des Säure-Basen-Haushaltes, der Elektrolyte, des Blutzuckers oder hormonelle Entgleisungen, die gegebenenfalls zu einem metabolischen Koma führen. Störungen des Energiestoffwechsels, die für eine metabolische Enzephalopathie verantwortlich sein können, sind in Tabelle 2 wiedergegeben.

* Unterstützt durch eine Beihilfe der Deutschen Forschungsgemeinschaft
(Re 265/5-1 und 5-2)

Tabelle 1. Sekundäre metabolische Enzephalopathien

- Hepatische Enzephalopathie
- Reye-Syndrom
- Nephrogene Enzephalopathie, incl. Dialyse-E.
- Störungen des Säure-Basen-Haushaltes
- Störungen der Elektrolyte
- Hypo- und Hyperglykämie
- Hormonelle Störungen

Tabelle 2. Enzephalopathien aufgrund von Störungen des Energiestoffwechsels

Störungen des Fettstoffwechsels
- Reye-Syndrom
- Störungen der Beta-Oxidation von Fettsäuren
- Systemischer Carnitinmangel

Mitochondriale Erkrankungen
- Pyruvat-Dehydrogenase-, Pyruvat-Carboxylase-Mangel
- Subakute sklerosierende Enzephalomyelopathie
- Atmungskettendefekte (Komplex I, III, IV)
- MELAS-Syndrom, MERFF-Syndrom, Kearns-Sayre-Syndrom

Von den verschiedenen Defekten, die auf Störungen des Energiestoffwechsels beruhen, ist in den letzten Jahren hauptsächlich das *Reye-Syndrom* [10] näher charakterisiert worden. Es stellt die häufigste metabolische Enzephalopathie des Kindesalters dar, die potentiell in ein Koma münden kann. In letzter Zeit wurden aber auch zunehmend Erwachsene mit einem ähnlichen Krankheitsbild gesehen. Nach einer viralen Infektion der oberen Atemwege (Influenza A, B; Varizellen) kommt es ca. 7 Tage nach deren Abklingen zu heftigem Erbrechen, dessen Ursache nicht geklärt ist. Es zeigen sich Leberfunktionsstörungen mit einem Anstieg der Transaminasen, Hypoprothrombinämie und insbesondere Hyperammonämie. Aufgrund des vermuteten Defektes im Fettabbau [9], ist gut nachzuvollziehen, daß die beobachtete Hypoglykämie durch eine verstärkte Benutzung des anaeroben Kohlenhydratabbaus zustande kommt. Passend zu Abbaustörungen von Fetten sind die freien Fettsäuren im Serum erhöht. In der Leber findet man vermehrt Fette abgelagert, eine Glykogenverarmung und Mitochondrienabnormalitäten [4].

Die charakteristische Enzephalopathie ist bei diesem Krankheitsbild am ehesten durch die zu hohen Ammoniakkonzentrationen im Serum zu erklären. Man nimmt an, daß beim Reye-Syndrom ein Defekt der intramitochondrial gelegenen Harnstoffsynthese vorliegt. Dieser Defekt bedingt die Erhöhung von Ammoniak. Es wird diskutiert, daß dadurch gliale und neuronale Schädigungen entstehen [1], wodurch die Übertragung durch Neurotransmitter gestört wird, was zum Koma führt. Die Erhöhung der freien Fettsäuren im Serum bedingt eine Lipidperoxidation der Zellmembranen [7]. Dadurch entsteht ein zytotoxisches Ödem, was wiederum die intrakranielle Drucksteigerung verursacht. Mitochondrienstörungen in Gefäßendothelien tragen ebenfalls zum Hirnödem bei [11].

Eine von der amerikanischen Consensus Conference [2] erarbeitete Einteilung der verschiedenen Komatiefen des Reye-Syndroms ist in Tabelle 3 wiedergegeben. Ab Komatiefe III treten ernsthafte neurologische Ausfälle auf. Koma Grad III entspricht einer Dekortikation, Koma Grad IV einer Dezerebration

Tabelle 3. Reye-Syndrom: Komatiefe

Grad I:	Keine neurologischen Ausfälle, Somnolenz, erhöhte Serumtransaminasen, Hypoprothrombinämie
Grad II:	Orientiert bis leicht verwirrt, ggf. stuporös, normale Haltung, meist normale Reaktion auf Schmerzreize, träge Pupillenmotorik, okulozephaler Reflex vorhanden, Erbrechen, hepatische Dysfunktion
Grad III:	Stupor bis leichtes Koma, Beugestellung der Arme und Streckstellung der Beine, verlangsamte Lichtreaktion, okulozephaler Reflex nachweisbar, Hyperpnoe, hepatische Dysfunktion
Grad IV:	Koma, teilweise Opisthotonus, generelle Streckstellung, träge Pupillenmotorik, okulozephaler Reflex nicht oder nur zeitweise auslösbar, Hyperpnoe, hepatische Dysfunktion
Grad V:	Koma mit schlaffem Muskeltonus und ohne Schmerzantwort, erweiterte und nichtreagierende Pupillen, okulozephaler Reflex fehlt, Kreislaufversagen, hepatische Dysfunktion

und Koma Grad V ist mit einem schlaffen Muskeltonus, fehlender Schmerzant-
wort, erweiterten und nichtreagierenden Pupillen, fehlenden Hirnstammreflexen, Kreislaufversagen und Leberdysfunktion vergesellschaftet. Die Bemühungen des Intensivmediziners sollten insbesondere den Patienten mit Komatiefen
III und IV gelten. Die Komatiefe ist ein wichtiger prognostischer Faktor.
Bisher konnte noch kein Patient, der ein Koma Grad V hatte, voll rehabilitiert
werden.

Die Prognose des Reye-Syndroms hat sich durch die Fortschritte der Intensivmedizin grundlegend verbessert (Tabelle 4). Starben in den 60er Jahren
noch 90% der Patienten, so sind es heute in den großen Zentren nur noch
10%. Diese Verbesserungen sind durch eine standardisierte konsequente Therapie bedingt, die schon frühzeitig, d. h. vor Erreichen von ernsten Komagra-
den, einzusetzen hat. Patienten, bei denen die Verdachtsdiagnose eines Reye-
Syndroms besteht, sollten immer intensivmedizinisch überwacht werden, da
sich ihr Zustand sehr rasch verschlechtern kann. Wichtig ist eine frühzeitige
elektive Intubation. Bei Anzeichen von Hirndruck, sollte eine Drucksonde
gelegt werden, um den intrakraniellen Druck zu registrieren. An den so
gewonnenen Werten wird die antiödematöse Therapie mit Mannitol und
Hyperventilation orientiert. Die Hypoglykämie muß durch Gabe von Glukoseinfusionen ausgeglichen werden. Um den zerebralen Energiestoffwechsel,
der auf Glukose als Energielieferant angewiesen ist, zu stützen, sollten Blutzuckerwerte im Bereich von 250–300 mg/dl angestrebt werden [3]. Ein durch
eine Leberfunktionsstörung bedingter Mangel an Prothrombin sollte durch die

Tabelle 4. Krankheitsbilder

Krankheits- bild	Alter bei Beginn der Erkrankung	Hauptsymptome	Diagnostik	Therapie	Prognose
Reye- Syndrom	Kindheit/Erwach- senenalter	Hepatopathie, Übelkeit, Enze- phalopathie	Ammoniak ↑, Transaminasen ↑, Blutzucker ↑, Carnitin ↔ ↓	Mannitol, Glukose i.v., Vit. K	Koma I–II gut Koma III–IV ernst Koma V letal
Systemischer Carnitinman- gel	Kindheit	Muskelschwäche, hepat. Enzephalo- pathie, Koma	Carnitin im Serum erniedrigt	Carnitin oral oder i.v.	häufig kritisch
Atmungs- kettendefekt	Kindheit/Erwach- senenalter	Intoleranz gegen- über Ausdauerlei- stungen respir. Insuffizienz, Laktatazidose	Laktaterhöhung, Mitochondrien- struktur abnorm	Coenzym Q, Vit. C und K	teils gut, teils kritisch
MELAS	Jugendalter/Er- wachsenenalter	Muskelschwäche, Enzephalopathie, Laktatazidose, insultähnliche Ereignisse	Laktat ↑, cCT, EEG, Angiogra- phie	Antiepilep- tika, anti- ödematöse Therapie	kritisch

Gabe von Vitamin K korrigiert werden. Erst durch die Erkenntnisse der Pathogenese des Reye-Syndroms ließen sich somit Wege zur Therapie finden.

Neben dem Reye-Syndrom gibt es weitere Reye-ähnliche Störungen des Fettstoffwechsels. Es handelt sich dabei um Störungen von Carnitin oder der Acyl-CoA-Dehydrogenasen, die den ersten Schritt der Beta-Oxidation von freien Fettsäuren katalysieren. Der *systemische Carnitinmangel* ist durch erniedrigte Carnitinkonzentrationen im Muskel, Serum und in der Leber und z. T. im Herzmuskel charakterisiert. Ausgelöst durch interkurrente Erkrankungen kommt es zu hepatischen Krisen mit Übelkeit, Erbrechen, Verwirrtsein und z. T. Koma mit Ketoazidose. In dieser Situation sind die Patienten vital gefährdet und sterben häufig an Herzversagen [6]. Therapeutisch muß die Azidose ausgeglichen werden, ferner sind Glukoseinfusionen und Carnitingaben (25 mg/kg KG/24 h, 4 mal pro Tag) indiziert. Die Prognose ist ernst. Interessant ist in diesem Zusammenhang, daß auch die Einnahme von Valproinsäure zu einem systemischen Carnitinmangel führen kann.

Von seiten der *Atmungskette* steht häufig eine Demenz bezüglich der zerebralen Ausfälle im Vordergrund. Die Patienten klagen initial über eine langsam progrediente Muskelschwäche und gehören initial nicht zum Klientel einer Intensivstation. Später treten respiratorische und kardiale Probleme hinzu, und es kann nach Ausdauerbelastungen zur Intubation kommen. Nach körperlicher Schonung und Glukoseinfusionen sind die Patienten jedoch rasch wieder in einem zufriedenstellenden Zustand und können von der Intensivstation entlassen werden. Ein besonderes Problem stellt der *Cytochrom-c-Oxidasemangel* dar. Bei Kleinkindern wird zwischen einem malignen und benignen Cytochrom-c-Oxidasemangel unterschieden. Während beim malignen Mangel kein Enzymprotein vorhanden ist und ein letaler Ausgang durch Herzversagen oder pulmonale Infekte unvermeidbar ist, ist es beim benignen Mangel so, daß Enzymprotein vorhanden ist, ohne jedoch zunächst katalytische Aktivität zu entwickeln. Beim benignen Mangel kommt es dann nach ca. 1 Jahr zu einer überraschenden Genesung mit normaler psychomotorischer Entwicklung. Der klinische Biochemiker kann somit in diesem Falle wichtige Entscheidungshilfen zur Frage geben, inwieweit therapiert werden muß. Ist ein benigner Mangel wahrscheinlich, ist es gerechtfertigt, mehrere Monate lang zu beatmen, unter der Hoffnung einer Restitution [5].

Patienten mit einem *Melas-Syndrom* (mitochondrial myopathy, encephalopathy, lactic acidosis, and stroke-like episodes) kommen gelegentlich auf neurologische Intensivstationen, da dieses Krankheitsbild meist erst in der zweiten Lebensdekade auftritt und charakteristischerweise mit zerebralen Krampfanfällen und insbesondere Hemiparesen, Hemianopsie und kortikaler Blindheit einhergeht [8]. Da alle Patienten einen erhöhten Laktatspiegel im Blut und in der Muskelbiopsie subsarkolemmal gelegene Mitochondrienhaufen zeigen, geht man davon aus, daß dieser Enzephalopathie ebenfalls ein Defekt des oxidativen Stoffwechsels zugrunde liegen muß. Die üblichen Methoden der antiepileptischen und rheologischen Therapie versagen bei diesem Krankheitsbild häufig.

Zusammenfassend wurden einige z. T. noch recht unbekannte Krankheitsbilder vorgestellt, die selten einmal zur Aufnahme in eine neurologische Intensivstation führen. Nachdem man häufig durchaus mit Erfolg intervenieren kann und den sonst letalen Ausgang dieser Stoffwechselentgleisungen verhindern kann, sollte immer bei Patienten mit erhöhtem Ammoniak, erhöhtem Laktat oder Ketoazidose im Serum an eine metabolisch bedingte Enzephalopathie gedacht werden.

Literatur

1. Benjamin AM (1983) Ammonia in metabolic interactions between neurons and glia. In: Hertz L et al (eds) Glutamine, glutamate, and GABA in the central nervous system. Alan R. Liss, New York, pp 399–414
2. Consensus Conference (1981) Diagnosis and treatment of Reye's syndrome. JAMA 246:2441–2444
3. DeVivo DC (1988) The diagnosis and management of Reye syndrom. (In preparation)
4. DeVivo DC, Keating JP (1976) Reye's syndrome. Adv Pediatr 22:175–222
5. DiMauro S, Nicholson JF, Hays AP, Eastwood AB, Papadimitriou A, Koenigsberger R, DeVivo DC (1983) Benign infantile mitochondrial myopathy due to reversible cytochrome c oxidase deficiency. Ann Neurol 14:226–234
6. DiMauro S, Trevisan C, Hays AP (1980) Disorders of lipid metabolism in muscle. Muscle Nerve 3:369–388
7. Farooqui AA, Horrocks LA (1985) Metabolic and functional aspects of neural membrane phospholipids. In: Horrocks LA et al (eds) Phospholipids in the nervous system. Raven Press, pp 65–90
8. Pavlakis SG, Philipps PC, DiMauro S, DeVivo DC, Rowland LP (1984) Mitochondrial myopathy, encephalopathy, lactic acidosis and stroke-like episodes (MELAS): A distinctive clinical syndrome. Ann Neurol 16:481–488
9. Reichmann H, DiMauro S, DeVivo DC (1984) In vitro evaluation of beta-oxidation in human fibroblasts: Implications for Reye syndrome and other metabolic encephalopathies. Ann Neurol 16:412
10. Reye RDK, Morgan G, Baral J (1963) Encephalopathy and fatty degeneration of the viscera: A disease entity in childhood. Lancet II:749–752
11. Sercombe R, Lacombe P, Seylaz J (1984) Functional significance of the cerebrovascular reactivity to autonomic neurotransmitters. In: MacKenzie ET et al (eds) Neurotransmitters and the cerebral circulation. Raven Press, pp 65–90

Koma bei Hypo- und Hypernatriämie

R. *Jürgens*, F. *Krull*, H.-J. *Schädlich*, J. *Jeske* und W. F. *Haupt*

Einleitung

Natrium- und Wasserhaushalt werden über komplexe Regelkreise gesteuert. Wichtigstes Regulationsorgan ist die Niere, die unter dem steuernden Einfluß des natriumbewahrenden Aldosteronsystems und des wasser-retinierenden ADH-Systems steht. Störungen in diesem Regelkreis können auf vielfältige Art und Weise durch Imbalanz der verschiedenen beteiligten Komponenten entstehen. Man unterscheidet eine isotone, hypotone und hypertone De- bzw. Hyperhydratation.

An dieser Stelle sei von den zahlreichen Ursachen einer Störung im Natrium- und Wasserhaushalt lediglich das Syndrom der inadäquaten ADH-Sekretion (Schwartz-Bartter-Syndrom, SIADH) [4] erwähnt. Hierbei kommt es durch eine vermehrte ADH-Sekretion zu einer Wasserretention und damit einer Hyponatriämie im Sinne der hypotonen Hyperhydratation, allerdings mit Ausscheidung eines relativ hypertonen Urins. Als Ursache kommen neben paraneoplastischen Syndromen, Lungen- und ZNS-Erkrankungen eine ganze Reihe von Medikamenten, insbesondere verschiedene Psychopharmaka, in Frage [7] (Tabelle 1). Ebenfalls nicht so selten im nervenärztlichen Gebiet ist die psychogene Polydipsie psychiatrischer Patienten [3].

Neben den bekannten internistischen Problemen wie Blutdruckabfall und Schockneigung einerseits bzw. Blutdrucksteigerung, Ödembildung und Kreislaufversagen andererseits können Störungen im Natrium- und Wasserhaushalt vielgestaltige Symptome von seiten des Nervensystems hervorrufen. Man unterscheidet neuromuskuläre, zentralnervöse und psychopathologische Syndrome. An neuromuskulären Störungen kommen Änderungen des Muskeltonus, Muskelkrämpfe, Myoklonien und Muskelzittern vor. Daneben gibt es Bewußtseinstrübungen jeden Schweregrades bis hin zum tiefen Koma sowie organische Psychosyndrome, z. B. in Form von Unruhe- und Verwirrtheitszuständen. Aufgrund des osmotischen Gradienten entsteht bei der Hypernatriämie eine Dehydratation des Gehirns, die zu Rupturen der basalen Venen und Thrombosen führen kann. Bei der Hyponatriämie kommt es zu einem Hirnödem und in der Folge häufig zu Anfällen [1, 5].

Im weiteren soll über 5 Patienten mit schweren Störungen des Natrium- und Wasserhaushaltes berichtet werden, bei denen die Symptomatik von seiten des Nervensystems im Vordergrund des klinischen Bildes stand. Tabelle 2 enthält eine Zusammenfassung der klinischen Daten.

Tabelle 1. Krankheitsbilder bzw. Medikamente, die mit einem Schwartz-Bartter-Syndrom assoziiert sein können. (Nach Zerbe et al. [7])

1. Maligne Tumoren
   Lungenkarzinome
   Duodenalkarzinome
   Pankreaskarzinome
   Thymome
   Mesotheliome
   Blasenkarzinome
   Ureterkarzinome
   Prostatakarzinome
   Lymphome
   Ewing-Sarkom

2. Erkrankungen des ZNS
   Meningitis
   Schädel-Hirn-Trauma
   Hirnabszeß
   Tumoren
   Enzephalitis
   Guillain-Barré-Syndrom
   akute intermitt. Porphyrie
   Subarachnoidealblutung
   hirnatrophische Prozesse
   Sinus-cavernosus-Thrombosen
   neonatale Hypoxie
   Hydrozephalus
   Shy-Dräger-Syndrom
   „Rocky Mountain spotted fever"
   Delirium tremens

3. Lungenerkrankungen
   Pneumonie
   Tuberkulose
   Kavernenbildung
   Empyem
   zystische Fibrose
   Pneumothorax
   Asthma
   PEEP-Beatmung

4. Medikamente/Genußgifte
   Vasopressin
   Oxytocin
   Vincristin, Vinblastin
   Chlorpropamid
   Thiazide
   Phenothiazine
   MAO-Hemmer
   Carbamazepin
   Clofibrat
   Nikotin

5. Akute Psychosen

6. Postoperative Zustände

7. Endokrine Krankheiten
   Myxödem

Tabelle 2. Zusammenfassung der klinischen Daten

	M.G.	H.K.	L.K.	K.M.	Z.W.
Alter (Jahre)	69 J.	66 J.	68 J.	45 J.	29 J.
Geschlecht	W	W	W	M	W
Ursache	Erbrechen Diarrhoe	Nahrungsverweigerung?? SIADH??	Laxantienabusus	iatrogene NaCl-Intox.	selbstinduz. Erbrechen + psychogene Polydipsie
Symptomatik	Bewußtseinstrübung Muskeltonus ↑	Bewußtseinstrübung Grand-mal-Anfälle	paranoid-halluzinator. Syndrom Myoklonien	Koma Fieber	Koma athetotische Bewegungen
Labor	hypotone Dehydratation Na 113 mval/l	hypotone Dehydratation Na 117 mval/l	hypertone Dehydratation Na 180 mval/l	hypertone Dehydratation Na 180 mval/l	hypotone Hyperhydratation Na 117 mval/l
CT	o.B.	Ödem	Ödem (n. Ausgleich)	Dehydratation	Ödem
Verlauf	Restitutio	?	Restitutio	Exitus	Restitutio

Kasuistiken

1. Eine 69jährige Patientin mit einer endogenen Depression erkrankte Ende Juli 1986 an einem schweren Brechdurchfall. In den nächsten Tagen fiel eine zunehmende Adynamie auf, schließlich kam es zu einer Bewußtseinstrübung. Bei der Aufnahme auf die Intensivstation war der neurologische Befund bis auf eine rigoröse Erhöhung des Muskeltonus regelrecht, die Patientin war soporös. Die Laborparameter zeigten eine hypotone Dehydratation mit einem Serumnatriumwert von 113 mval/l. Unter Elektrolytsubstitution klarte die Patientin innerhalb von 24 h vollkommen auf.

2. Die 66jährige Rentnerin mit bekannter Schizophrenie erkrankte Ende Juli 1987 an einem erneuten psychotischen Schub und verweigerte über Tage die Einnahme von Nahrung und Medikamenten. Anfang August trübte sie innerhalb eines Tages ein und erlitt mehrere Grand-mal-Anfälle. Bei Aufnahme war sie komatös und ateminsuffizient. Es bestand eine Blickwendung nach links. Die Laborparameter wiesen auch hier auf eine hypotone Dehydratation hin, der Serumnatriumgehalt lag bei 117 mval/l. Das Computertomogramm zeigte ein generalisiertes Hirnödem. Was bei dieser Patientin zu der Elektrolytstörung geführt haben könnte, können wir nicht mit Sicherheit sagen. Möglicherweise kommen hier die Verweigerung der Nahrung und ein aufgrund eines Schwartz-Bartter-Syndroms schon primär erniedrigtes Serumnatrium zusammen. Angaben über den Verlauf können wir bei dieser Patientin nicht machen.

3. Die dritte Patientin, eine 68jährige Frau, erkrankte Ende April 1983 innerhalb weniger Tage an einem exogen anmutenden paranoid-halluzinatorischen Syndrom. Bei der Aufnahme fiel daneben bei ansonsten unauffälligem neurologischen Befund ein ausgeprägtes Muskelzittern bzw. Myoklonien auf. Die Patientin war verlangsamt, aber ausreichend orientiert. Die Laborparameter zeigten das Vorliegen einer hypertonen Dehydratation mit einem Serumnatriumwert von 180 mval/l. Unter einem innerhalb von 12 h durchgeführten Elektrolytausgleich trübte die Patientin zunehmend ein, entwickelte eine Anfallsserie und wurde beatmungspflichtig. Das Computertomogramm zeigte zu diesem Zeitpunkt ein generalisiertes Hirnödem. Unter antikonvulsiver und antiödematöser Behandlung kam es innerhalb von 48 h zur Restitutio ad integrum. Als Ursache für die Elektrolytstörung wurde bei dieser Patientin trotz ausführlichster internistischer Untersuchung lediglich ein Laxantienabusus gefunden.

4. Dramatischer verlief der 4. Fall. Ein 45jähriger Mann hatte in suizidaler Absicht ein Diazepamderivat in Verbindung mit Alkohol eingenommen. Im erstbehandelten Krankenhaus war dem Patienten zum forcierten Erbrechen, allerdings erfolglos, eine hochkonzentrierte Salzlösung verabreicht worden. Daraufhin setzten heftige blutige Durchfälle ein. Innerhalb der nächsten 2 h trübte der Patient ein, fieberte, wurde komatös und ateminsuffizient. Bei der Aufnahme zeigten die Laborparameter die Zeichen einer hypertonen Dehydratation, der Serumnatriumgehalt lag bei 180 mval/l. Das Computertomogramm wies eine deutliche Erweiterung der inneren und äußeren Liquorräume auf, der Liquor war homogen blutig. Trotz eines vorsichtigen Elektrolytausgleiches kam es am Folgetag zum Bild eines Einklemmungssyndroms mit Exitus letalis. Bei der Sektion fanden sich die Zeichen der intrakraniellen Drucksteigerung sowie Thrombosen der großen Sinus und basaler Venen.

5. Die fünfte Patientin, eine 29jährige Frau mit frühkindlicher Hirnschädigung, wurde zu Hause bewußtlos aufgefunden. Bei der Eingangsuntersuchung war sie komatös, zeigte eine Blickwendung nach links, ein vorbekanntes spastisches Halbseitensyndrom rechts sowie ein beidseits positives Zeichen nach Babinski. Darüber hinaus fielen athetotisch anmutende Bewegungen der Arme auf. Das Computertomogramm wies ein generalisiertes Hirnödem auf, der Liquor war unauffällig. Die Laborparameter sprachen für eine hypotone Hyperhydratation mit einem Serumnatrium von 117 mval/l und einen zentralen Venendruck von +10 cm Wassersäule. Innerhalb der nächsten 12 h kam es spontan zur Ausscheidung von fast 5 l eines hypotonen Urins. Innerhalb von 48 h klarte die Patientin auf und erreichte das psychopathologische Ausgangsniveau. Zur Ursache dieser schweren Störung war dann zu erfahren, daß die Patientin in den Tagen vor der Aufnahme wiederholt Erbrechen provoziert hatte und am Aufnahmetag selbst mehrere Liter Tee getrunken hatte.

Therapie

Entscheidend für die Schwere des klinischen Bildes ist die Geschwindigkeit, mit der sich die Störung im Natrium- und Wasserhaushalt entwickelt, wobei das Bild um so dramatischer ist, je schneller die Störung entsteht. Bei langsamer Ausbildung können beispielsweise Natriumwerte von über 200 mval/l ohne Defekte überlebt werden [5].

Je nach Schwere der Symptomatik sollte die Behandlung unter intensivmedizinischer Überwachung durchgeführt werden. Wichtige zu bestimmende Parameter sind neben den Elektrolyten die Serumosmolalität, Gesamteiweiß, Nierenwerte, Hämoglobin, Hämatokrit, Erythrozytenzahl und zentraler Venendruck sowie Urinvolumen, Urinelektrolyte, spezifisches Gewicht und Osmolalität. Der zu bevorzugende orale Flüssigkeits- und Elektrolytausgleich wird in schwereren Fällen kaum möglich sein.

Bei der Hyperhydratation muß vor allem für eine ausreichende Ausscheidung gesorgt werden. Kommt die Diurese nicht, wie bei unserer Patientin, von alleine in Gang, sollte eine osmotische Diurese, z. B. mit Mannitlösung, eingeleitet werden.

Problematischer und komplikationsreicher ist die Therapie der Dehydratationen. Bei der hypotonen Dehydratation soll zunächst die Hälfte des Volumendefizits mit isotoner NaCl-Lösung ausgeglichen werden. Dann wird langsam mit isotoner Vollelektrolytlösung unter Zusatz von Natrium weitersubstituiert, wobei der Natriumbedarf nach der Formel Natrium-Bedarf = (Natrium-Soll − Natrium-Ist) × 0,6 × kg KG berechnet werden kann [6].

Insbesondere die Behandlung der hypertonen Dehydratation muß sehr langsam, d. h. evtl. über mehrere Tage durchgeführt werden. Hierbei sollte u. E. der Gabe von isotoner Kochsalzlösung der Vorzug vor den Zuckerlösungen gegeben werden, um einen zu raschen Abfall des Serum-Natriums zu verhindern. Als Komplikation bei zu schnellem Ausgleich droht hier das maligne Hirnödem. Außerdem soll es, ebenso wie beim zu raschen Ausgleich einer hypotonen Dehydratation, zum Auftreten einer zentralen pontinen Myelinolyse kommen können [2]. Unseres Erachtens ist die schwere hypertone Dehydratation als prognostisch am ungünstigsten einzustufen.

Literatur

1. Fishman R (1976) Neurological manifestations of hyponatremia. In: Vinken PJ, Bruyn AW (eds) Handbook of clinical neurology, Vol 28. Elsevier, Amsterdam
2. Mumenthaler M (1986) Neurologie, 8. Aufl. Thieme, Stuttgart
3. Rittmannsberger H, Lederhilger J, Schöny W (1987) Psychogene Polydipsie. Nervenarzt 58:632–636
4. Schwartz WB, Bennet W, Curelop S, Bartter FC (1957) A syndrome of renal sodium loss and hyponatremia resulting from inappropriate secretion of antidiuretic hormone. Am J Med 42:790–806
5. Swanson PD (1976) Neurological manifestations of hypernatremia. In: Vinken PJ, Bruyn AW (eds) Handbook of clinical neurology, Vol 28. Elsevier, Amsterdam
6. Wolff HP, Weihrauch TR (Hrsg) (1986) Internistische Therapie, 6. Aufl. Urban & Schwarzenberg
7. Zerbe R, Stropes L, Robertson G (1980) Vasopressin function in the syndrome of inappropriate antidiuresis. Ann Rev Med 31:315–327

G. Extrapyramidal-motorische Erkrankungen, Myasthenie

Intensivmedizinische Probleme bei der Therapie extrapyramidal-motorischen Erkrankungen

H. Przuntek

Einleitung

Zu den extrapyramidalen Störungen gehören Akinese, Rigor, Tremor, Myoklonie, Tic, Chorea, Ballismus, Athetose und Dystonie. Diese Symptome finden sich als Teil von Syndromen bei unterschiedlichen Erkrankungen, wie z. B. das Akinese-Rigor-Tremor-Syndrom beim Morbus Parkinson.

Bei Patienten mit extrapyramidalen Störungen gibt es vier grundsätzlich intensivmedizinische Probleme:
1. die akute Gefährdung des Lebens im Rahmen akuter akinetischer Krisen, des malignen neuroleptischen Syndroms, bei der Durchführung des Drug holiday, weiterhin ist eine Lebensgefährdung gegeben durch Ersticken bei dystonen Patienten, die sich nachts nicht ausreichend drehen können;
2. stellt die Einstellung von Parkinson-Patienten mit modernen Antiparkinson-Medikamenten ein nahezu genauso wichtiges Problem dar, besonders bei protrahierter akinetischer Krise. Diese Patienten sind häufig bei konsequenter Medikamenteneinstellung durch Psychosen gefährdet. Sie müssen ebenfalls intensivmedizinisch betreut und gepflegt werden, allerdings eher unter Bedingungen, wie sie in einem psychiatrischen Wachsaal gegeben sind, wobei diese Einrichtung allerdings organischer ausgerichtet sein muß, da auch hier sehr leicht kardiale und pulmonale Störungen auftreten können.

Darüber hinaus gibt es
3. die Gruppe der chronisch-progredient Erkrankten, die in späten Stadien eine intensivmedizinische Pflege brauchen, wobei sicherlich schwer zu entscheiden ist, bis zu welchem Grad man diese sinnvollerweise durchführen soll;
4. ist die Gruppe zu nennen, wie z. B. Patienten mit Morbus Wilson, die vorwiegend in akut lebensgefährdenden Situationen auf einer internistisch ausgerichteten Intensivstation betreut werden muß.

Intensivmedizinische Betreuung von Patienten mit extrapyramidal-motorischen Erkrankungen aus akut vitaler Indikation

Akute akinetische Krise

Die eigentliche akinetische Krise ist ein akut einsetzendes schweres akinetisch-rigides Syndrom, das zu einer ganz erheblichen Einschränkung der Beweglichkeit von Patienten führt. Mit der akinetischen Krise ist das Auftreten von Fieber, Pneumonie, tiefer Beinvenenthrombose gehäuft verbunden. Die akinetische Krise kann ausgelöst werden durch schwere körperliche Belastung im Rahmen von Infektionskrankheiten oder Operationen, gelegentlich auch im Rahmen einer schweren Trauerreaktion; weiterhin im Rahmen eines akuten L-Dopa-Entzugssyndroms, d. h. dann, wenn Parkinson-Patienten entweder aus Unkenntnis, Versehen oder im Rahmen eines operativen Eingriffes akut L-Dopa entzogen wird; darüber hinaus im Rahmen einer Neuroleptikabehandlung am ehesten dann, wenn bereits ein latentes Parkinson-Syndrom vor der Neuroleptikabehandlung bestanden hat. Hiervon zu unterscheiden sind protrahierte akinetische Zustände bei länger bestehendem Morbus Parkinson dann, wenn die Einstellung unzureichend ist oder wenn die Parkinsonsche Erkrankung so weit fortgeschritten ist, daß Antiparkinson-Medikamente oral gegeben nur einen unzureichenden therapeutischen Effekt haben.

Die akute akinetische Krise ist meistens zu beobachten, wenn das Parkinson-Syndrom schon einige Jahre bekannt ist. Im Rahmen von gastrointestinalen Infekten, aber auch Pneumonien oder Harnwegsinfekten sowie schweren Trauerkrisen, kann es zu einer ganz erheblichen Bewegungsverarmung kommen, die dazu führt, daß der Parkinson-Patient das Bett nicht selbständig verlassen kann. Additiv kommt zu Beginn der akinetischen Krise hinzu, daß die Patienten unzureichend mit Flüssigkeit versorgt werden und weiterhin zu einem profusen Schwitzen neigen, was die Verschlechterung des Allgemeinzustandes fördert. Im Rahmen dieser akinetischen Krise kann es über stuporöse Zustände bis zu einem Koma kommen. Diese Zustände sind lebensbedrohlich, da die Patienten akut von einer Pneumonie und auch von Thrombosen bedroht sind. Nicht selten kommt es im Rahmen der akinetischen Krise über eine Obstipation auch zu Ileus oder bei Auftreten von Fieber zu deliranten und psychotischen Zuständen.

Die Behandlung der akinetischen Krise sollte zunächst darin bestehen, unter einer gezielten Flüssigkeitsbilanz den Patienten ausreichend Flüssigkeit zuzuführen. Mindestens genauso wichtig ist die akute Thromboseprophylaxe mit Heparin, subkutan 3 × 5000 I.E., sowie Stützstrümpfen; weiterhin die krankengymnastische Pneumonieprophylaxe und Thromboseprophylaxe und – falls erforderlich – eine ausreichende antibiotische Therapie. Im Stadium der akuten akinetischen Krise muß versucht werden, den Patienten über eine Magensonde zu ernähren, da die Patienten meist nicht in der Lage sind, ausreichend zu schlucken. Über die Magensonde kann ebenfalls L-Dopa und Decarboxylasehemmer in einer Durchschnittsdosierung von 5 × 125 mg (Tabletten) Madopar oder Nacom 100 pro Tag 5 × 1 zugeführt werden. Additiv können Amantadinsalz-Infusionen (PK-Merz 500 ml, 2 × 1) infundiert werden, oder aber es kann eine Infusion mit Lisurid i.v. in einer Dosis zwischen 0,5 mg – 2,0 mg/Tag versucht werden. Eine höhere Lisuriddosis ist in schweren Fällen möglich und auch vertretbar, sollte aber nur von Ärzten durchgeführt werden, die langfristige Erfahrung in der Applikation von Lisurid haben.

Akutes L-Dopa-Entzugssyndrom

Beim akuten L-Dopa-Entzugssyndrom kann in ähnlicher Weise verfahren werden wie bei der akuten akinetischen Krise. Beim protrahierten akinetischen Syndrom ist eine mittlere Dosierung von L-Dopa + Benserazid (Madopar) von 5 × 125 mg oder L-Dopa und Carbidopa 5 × 125 mg (Nacom) anzustreben. Additiv sollte die Applikation von Lisurid mittels einer subkutanen Dauerapplikation in einer Dosis von 0,5–2,5 mg/Tag bei gleichmäßiger subkutaner Infusion versucht werden. Wo dies nicht möglich ist, kommt als Mittel der zweiten Wahl als additive Substanz die Infusion von Amantadinsalzen (PK-Merz 500 ml 2 × 1 täglich) in Frage.

Protrahierte akinetische Krise

Bei den schweren protrahierten akinetischen Krisen nach langjährigem Verlauf des Morbus Parkinson ist jegliche Behandlung sehr problematisch und insbesondere wegen des Auftretens von Psychosen als schwierig anzusehen. Hier kann die kontinuierliche, subkutane Applikation von Apomorphin mittels einer Pumpe in einer Dosis bis zu 50 mg/Tag kontinuierlich versucht werden neben einer Applikation von L-Dopa + Decarboxylasehemmern bis zu 5 × 125 mg (Madopar oder Nacom). Die Prognose bei der protrahierten akinetischen Krise bei langfristig bestehendem Morbus Parkinson ist im allgemeinen ungünstig. Bei der protrahierten akinetischen Krise sind die Begleittherapien wie bei der akuten akinetischen Krise hinsichtlich Flüssigkeitsbilanzierung, Pneumonie und Thromboseprophylaxe durchzuführen.

Das neuroleptische Syndrom beim Morbus Parkinson

Das neuroleptische Syndrom kommt bei Parkinson-Patienten besonders dann mit einer Verstärkung der Akinese und des Rigors zum Tragen, wenn bei psychotischen Parkinson-Patienten Neuroleptika in überhöhter Dosis gegeben werden. Dann kommt es ebenso wie bei der akuten akinetischen Krise zu einem ausgeprägten Akinese-Rigor-Syndrom mit Bettlägerigkeit des Patienten, nur mit der zusätzlichen Gefahr, daß, wenn die Neuroleptika weggelassen werden, psychotische Zustände zusätzlich mit auftreten. In diesem Zustand haben Patienten meistens über kurz oder lang eine Pneumonie und häufig auch eine Thrombose. Diese Patienten sind ausgesprochen schwierig zu behandeln, und es muß hier versucht werden, mit mehreren kleinen L-Dopa-Dosen (62,5 mg Madopar) in Kombination entweder mit Apomorphin subkutan (kontinuierliche Applikation bis zu 50 mg/Tag) oder kleinen Lisuriddosen (kontinuierliche Applikation nicht mehr als 0,5 mg/Tag s.c. auszukommen. Weiterhin ist für eine ausreichende Allgemeintherapie Sorge zu tragen.

Das maligne neuroleptische Syndrom

Besonders bei Parkinson-Patienten ist das neuroleptische Syndrom sorgfältig vom malignen neuroleptischen Syndrom zu trennen. Das maligne neuroleptische Syndrom tritt meistens bei Patienten auf, die vorher eine Hirnschädigung hatten, sei es im Rahmen einer perinatalen Schädigung, einer Meningoenzephalitis oder eines Schädel-Hirn-Traumas, und die dann mit Neuroleptika behandelt werden. Es scheinen hierbei die Art, Dauer und die Dosis der Neuroleptikagabe keinen direkten Bezug zur Schwere des malignen neuroleptischen Syndroms zu haben. Gekennzeichnet ist das maligne neuroleptische Syndrom durch Hyperthermie, Rigidität und Akinese, autonome Fehlsteuerung und Bewußtseinstrübung sowie die Kreatinin-Phosphokinase-Erhöhung. Besonders kennzeichend für das maligne neuroleptische Syndrom ist ein Blutdruckanstieg, weiterhin eine Erhöhung der Herzfrequenz, Temperaturanstieg bis 42° C, eine Erhöhung der Atemfrequenz, eine Erhöhung der Kreatinin-Phosphokinase und eine verminderte Nierenfunktion.

Besonders auffällig ist die ausgeprägte akinetischrigide Starre der Patienten sowie häufig eine Bewußtseinseinengung bis zum Koma.

Die Therapie besteht im sofortigen Absetzen aller Neuroleptika. In der spezifischen Behandlung, entweder mit Dantrolen, bei einer mittleren Dosierung von 300 mg/Tag, in Kombination mit/oder Amantadinsalzen (PK-Merz 500 ml 2 × 1/Tag) oder Lisurid i.v. 0,5 mg–5 mg/Tag. Lisuriddosen über 2,5 mg/Tag sollten nur unter dauernder ärztlicher Kontrolle und nur bei intensiver Erfahrung mit Lisurid angewandt werden. Darüber hinaus wird eine symptomatische Therapie angestrebt. Es ist besonders darauf zu achten, daß die Patienten nicht zu früh aus der Intensivbehandlung entlassen werden.

Das maligne Flunarizinsyndrom

Vom malignen neuroleptischen Syndrom zu trennen ist das maligne Flunarizinsyndrom, das, soweit wir beurteilen können, deswegen maligne ist, da die Halbwertszeit von Flunarizin deutlich länger ist als bei den üblichen Neuroleptika und bei Flunarizin die Malignität bei der Ausprägung extrapyramidaler Symptome kaum vermutet wird. Das maligne Flunarizinsyndrom kommt sehr wahrscheinlich auch immer nach zerebraler Vorschädigung zustande. Das maligne Flunarizinsyndrom kann entweder wie ein schweres neuroleptisches Syndrom verlaufen oder aber wie eine akinetische Krise ohne Rigidität. Es tritt gleichzeitig meistens Fieber mit einer Begleitpneumonie auf, ebenfalls kann eine Thrombose eintreten. Das maligne Flunarizinsyndrom kann mit einem schweren Stupor einhergehen. Bei dem reinen Akinesesyndrom ohne Rigor empfiehlt sich als Mittel der ersten Wahl ein Thymoleptikum wie Ludiomil, je nach Bedarf 75–150 mg/Tag. Der Heilungsverlauf scheint nach unseren bisherigen Erfahrungen wesentlich protrahierter zu sein als beim malignen neuroleptischen Syndrom. Zusätzlich zur spezifischen Therapie ist eine symptomatische Therapie durchzuführen.

Drug holiday

Während früher der Drug holiday eingesetzt wurde, um nach einer mehrjährigen L-Dopa-Therapie bei Parkinson-Patienten eine Einsparung der L-Dopa-Dosis zu bewirken, ist heute der Drug holiday nur noch bei Parkinson-Patienten mit einer Psychose indiziert, um zu versuchen, unter reduzierter Gabe von L-Dopa und Dopaminergika eine Besserung des Allgemeinbefindens und der Psychose des Patienten herbeizuführen. Nach unseren Erfahrungen zeigt die Durchführung eines Drug holiday nur geringen Nutzen. Wenn der Drug holiday durchgeführt wird, sollte er möglichst unter intensivmedizinischen Bedingungen durchgeführt werden. Den Parkinson-Patienten sollten nicht schlagartig, sondern sukzessive innerhalb von 3–4 Tagen die Antiparkinson-Medikamente kontinuierlich entzogen werden. Amantadinsalz-Infusionen (PK-Merz) sollten in einer Dosierung von 2×500 ml durchgeführt werden, um schwerste akinetische Krisen zu vermeiden. Nach 7tägiger bis 14tägiger monotherapeutischer Behandlung mit PK-Merz-Infusionen, bei denen es meistens zu einer deutlichen Verschlechterung des Allgemeinzustandes und des Parkinson-Syndroms kommt, kann die übliche Antiparkinson-Medikation langsam wieder aufgebaut werden. Meistens läßt sich die Antiparkinson-Medikation für kurze Zeit um 20–30% reduzieren, wobei sich die Medikamentenreduktion im Schnitt nicht länger als ein halbes Jahr durchführen läßt und die Symptomatik nach einem halben Jahr mindestens genauso ernsthaft ist wie vor Durchführung des Drug holiday. Wir führen deshalb den Drug holiday nur noch in wenigen Ausnahmefällen durch.

Die Anwendung der Parkinson-Pumpe bei Parkinson-Patienten mit motorischer Fluktuation oder protrahierter akinetischer Krise (s. oben)

Bei fortgeschrittenem Morbus Parkinson werden im Rahmen einer kontinuierlichen dopaminergen Stimulierung für Parkinson-Pumpen verschiedener Prodenienz Größe und Art, vor allem 4 Substanzen gewählt:
1. L-Dopa,   3. Apomorphin,
2. Lisurid,   4. Naloxon.

Für die kontinuierliche Applikation von L-Dopa sind relativ große und unhandliche Pumpen notwendig, da das zuzuführende Flüssigkeitsvolumen groß ist. Die alltägliche Erfahrung lehrt, daß L-Dopa-Pumpen in der Regel nicht länger als 1–2 Monate toleriert werden.
   Die subkutane Applikation von Apomorphin hat theoretisch den Vorteil, daß Apomorphin sowohl den D_1- (Dopamin$_1$) wie auch den D_2 (Dopamin$_2$)-

Rezeptor stimuliert, und daß bei Patienten, die ein fortgeschrittenes Parkinson-Stadium aufweisen, und bei denen mit einer sehr niedrigen Speicherkapazität für Dopamin zu rechnen ist, Apomorphin wirksam sein müßte. Dies ist aber nach unseren bisherigen Erfahrungen, wie auch aus der Literatur nicht klar ersichtlich, der Fall. Auch bei einer vergleichenden Applikation Apomorphin L-Dopa und Lisurid L-Dopa schneidet in der Wirksamkeit die Lisurid-L-Dopa-Kombination nach unseren vorläufigen Untersuchungen, was die motorische Leistungsverbesserung angeht, besser ab. Es ist richtig, daß unter Apomorphin in geringerem Ausmaß Psychosen beobachtet werden. Es ist auf der anderen Seite aber auch richtig, daß die motorische Aktivierung unter Apomorphin im Schnitt geringer ist als unter Lisurid L-Dopa. Besonders unter der Therapie mit Lisurid und L-Dopa kommt es aber vor allem dann, wenn versucht wird, das Optimum an Therapie zu erreichen, zu passageren psychotischen Zuständen. Im Rahmen dieser passageren psychotischen Zustände lassen sich die Patienten auf einer Normalstation nur unzureichend führen. Es kommt dort immer wieder zur Applikation von Neuroleptika, die dann akut eine erhebliche Verschlechterung der Parkinson-Symptomatik herbeiführen. Für diese Patienten ist die Unterbringung auf einer Intensivstation notwendig, bei der die Patienten nicht unbedingt gleich antipsychotisch behandelt werden müssen und die Psychosebehandlung durch Reduktion der dopaminergen Medikamente herbeigeführt werden kann. Es empfiehlt sich, diese Intensivstation einer herkömmlichen neurologischen Intensivstation anzuschließen, da die Patienten intensiv überwacht werden müssen und ein kontinuierlicher pflegerischer Kontakt die Führung dieser Patienten erleichtert. Die kontinuierliche Applikation von Naloxon bei Morbus Parkinson wird zur Zeit untersucht, scheint aber nicht so wirksam zu sein, wie die Lisuridtherapie.

Chorea

Morbus Huntington

Die Chorea beim Morbus Huntington ist nicht intensivpflichtig zu betreuen. Beim Morbus Huntington ist lediglich zu Beginn der Erkrankung daran zu denken, daß eine erhöhte Suizidgefahr gegeben ist. Diese Patienten müssen evtl. passager auf einer psychiatrischen Wachstation betreut werden. In Endstation der Huntington-Erkrankung werden die Patienten intensiv pflegebedürftig. Dies bezieht sich vor allem auf die hygienische Pflege und die Ernährung der Patienten, da diese häufig im Endstadium nicht ausreichend schlucken können.

Chorea minor (Chorea Sydenham)

Patienten mit der sog. rheumatischen Chorea sind inzwischen selten geworden. Wir haben in den letzten Jahren vor allem junge Mädchen im Alter zwischen 15 und 20 Jahren mit Chorea minor gesehen, während wir noch Anfang der 70er Jahre Mädchen und Jungen in jüngerem Lebensalter mit Chorea minor in gleicher Verteilung gehäuft gesehen haben. Die Chorea minor zeigt sich in ihrer akuten Ausprägung durch heftigste choreatische Hyperkinesen. Gelegentlich kommen eine Endokarditis und ein Gelenkrheumatismus hinzu. Bei der sog. rheumatischen Chorea ist der Antistreptolysintiter erhöht. Unseres Erachtens reicht die Monotherapie mit Cortikoiden oder nichtsteroidalen Antirheumatika nicht aus, um die Krankheit zu beherrschen. Vielmehr muß Penizillin G in einer Dosierung bis zu 30 Mill. I.E./Tag appliziert werden. Die Penizillinbehandlung sollte mindestens 14 Tage über den Normalisierungszeitpunkt des Antistreptolysintiters hinaus durchgeführt werden. Wenn die Penizillintherapie zu früh beendet und zu niedrig dosiert wird, kommt es gehäuft zu Rezidiven. Auf der Intensivstation ist besonders Sorge zu tragen, daß Patienten sich aufgrund der schweren Hyperkinesen nicht am Bettgestell verletzen. Die Hyperkinesien können durch Tiapridex in einer Dosis bis zu 4 × 300 mg/Tag gedämpft werden.

Myoklonien, Tics

Myoklonien wie Tics sind normalerweise nicht intensivpflegebedürftig. Lediglich bei Patienten mit einer sog. Myoklonusepilepsie ist die Behandlung der Epilepsie, die besonders in Spätstadien der Lafora-Glück-Erkrankung gehäuft in einen Status epilepticus übergehen kann, gelegentlich intensivbehandlungsbedürftig. Es scheint charakteristisch für Myoklonusepilepsien, daß eine antiepileptische Therapie auch in Kombination mit mehreren Antiepileptika keinen ausreichenden Erfolg bringt.

Ballismus

Der Ballismus, der meist durch Schädigung des Nucleus subthalamicus zustande kommt, sei es im Rahmen eines Schädel-Hirn-Traumas, einer Blutung oder eines Tumors, kann meistens auf einer peripheren Station versorgt oder auf einer Semiintensivstation betreut werden. Eine intensivmedizinische Betreuung ist dann erforderlich, wenn nach Traumata eine Bewußtseinstrübung vorliegt und die Patienten sich im Rahmen der Hyperkinesen verletzen können. Das Mittel der Wahl beim Ballismus ist Decentan 3 × 40 mg. Es kann auch Tiapridex 3–4 × 300 mg versucht werden.

Dystonie

Torsionsdystonien

Torsionsdystonien verlaufen progredient. Eine intensivmedizinische Betreuung ist aus neurologischer Sicht nicht notwendig. Bei Patienten mit Torsionsdystonien kann es dazu kommen, daß sie sich nachts auf das Gesicht legen und nicht mehr in der Lage sind, sich alleine umzudrehen. Sie können dabei ersticken. Dies muß zumindest bei der Betreuung von Patienten mit Torsionsdystonie im Krankenhaus bedacht werden. Es muß entschieden werden, ob eine Betreuung auf einer Normalstation gewährleistet werden kann oder ob diese Patienten, zumindest nachts auf einer Intensivstation mit überwacht werden müssen.

Fokale Dystonien

Bei fokalen Dystonien ist eine Betreuung auf einer Intensivstation nicht erforderlich, außer wenn Patienten mit fokalen Dystonien mit Botulinus-Toxin A behandelt werden. Vor allem bei schwer zu behandelnden Patienten, bei denen relativ hohe Dosen Botulinus-Toxin A verwandt werden, muß darauf geachtet werden, daß keine Schluck- und Atemstörungen eintreten. Da diese Störungen noch einige Tage nach Applikation der Substanz auftreten können, müssen die Patienten zumindest nachts einer intensivmedizinischen Beobachtung zugeführt werden, wobei auch hier im Einzelfall entschieden werden kann, ob die Behandlung auf einer Semiintensivstation ausreicht.

Morbus Wilson

Beim Morbus Wilson gibt es aus neurologischer Sicht meistens keine Notwendigkeit einer intensivmedizinischen Betreuung mit Ausnahme dessen, daß die Krankheit so spät erkannt wird, daß die Patienten erst in einer akinetischen Krise in die Klinik aufgenommen werden. In diesem Falle hilft nur eine langfristige i.v. Applikation von Penizillamin in einer Dosis zwischen 1800 und 2100 mg, bei gleichzeitiger Gabe von einer Mischung der wichtigsten Metalle, ausgenommen Kupfer (Biometalle III der Firma Heyl). Eine intensivmedizinische Betreuung, auf einem psychiatrischen Wachsaal, kann notwendig sein, wenn die Patienten psychotisch werden. Hier ist ebenfalls eine zügige Behandlung des Grundleidens durchzuführen. Passager kann eine symptomatische Therapie mit Neuroleptika erfolgen. Auf die Lebertoxizität der Neuroleptika ist zu achten. Besonders foudryant verlaufen die abdominalen Fälle des Morbus Wilson. Hierbei kommt es auch zu Ösophagusvarizenblutungen und zum Leberkoma. Nach unseren Erfahrungen ist die Prognose dieser Patienten ungünstig. Eine symptomatische Therapie wie bei Ösophagusvarizenblutungen oder hepatischem Koma anderer Genese kann auf einer internistisch ausgerichteten Intensivstation versucht werden.

Literatur

1. Przuntek H (1988) Praktische Therapie des Morbus Parkinson. Verlag Chemie, Weinheim
2. Przuntek H (1988) Praktische Neurologie, Bd 13 b. Verlag Chemie, Weinheim
3. Rohkamm R, Mertens HG (1988) Therapie neurologischer Erkrankungen. Thieme, Stuttgart

Kontinuierliche dopaminerge Stimulation durch subkutane Lisuridapplikation – Erfahrungen mit 28 Patienten

I. R. Klewin, S. Bittkau, I. Suchy und *H. Przuntek*

Einleitung

Fortgeschrittene Stadien des M. Parkinson stellen auch heute noch ein erhebliches therapeutisches Problem dar. Auf der Suche nach neuen dopaminergen Substanzen geriet das Lisurid in den letzten Jahren zunehmend in den Mittelpunkt wissenschaftlicher Untersuchungen.

Lisurid ist ein halbsynthetisches Ergotaminderivat. Im Gegensatz zu natürlichen Ergotaminderivaten fehlt dem Lisurid jedoch die vasokonstriktive und uterustonisierende Wirkung [2, 8].

Lisurid gehört zur Gruppe der D_2-Rezeptor-Stimulatoren. Es hat eine höhere Affinität zum D_2-Rezeptor als Bromocriptin, Amphetamin und Apomorphin. Der Effekt kann durch Dopaminantagonisten reduziert werden, jedoch nicht in gleichem Maße wie z. B. bei Bromocriptin. Die Wirkung an diesem Rezeptor ist unabhängig von der Adenylatzyklase und von der endogenen Dopaminspeicherfüllung [4, 5, 10]. Es besteht ebenfalls eine hohe Affinität zu Serotoninrezeptoren, je nach prä- oder postsynaptischem Serotoninrezeptor in einem Agonismus oder Antagonismus resultierend [1, 9].

Nach oraler Gabe liegt die Bioverfügbarkeit zwischen 10% und 22%, bedingt durch den First-pass-Effekt mit Verstoffwechselung in der Leber [7]. Die Halbwertszeit beträgt 1,7 h beim Gesunden und 2,2 h beim Parkinson-Patienten [6].

Die Substanz akkumuliert in dopaminreichen Gebieten, vor allem im Corpus striatum. Folglich lassen sich die Wirkungen potenzieren. Die neuroendokrinen Wirkungen nehmen bei chronischer Behandlung zu und können noch Tage bzw. Wochen nach der letzten Applikation fortbestehen. Gegenüber den initialen Nebenwirkungen Nausea und Emesis tritt eine Toleranz auf. Eine langfristige Applikation des Lisurids kann daher sowohl zu Toleranz als auch zu erhöhter Empfindlichkeit führen [3, 10].

Ziel der vorliegenden Untersuchung war, in einer prospektiven Studie den Effekt der subkutanen Lisuridapplikation bei Patienten mit ausgeprägten motorischen Fluktuationen, akinetischen Krisen oder einem Wirkungsverlust der langjährigen L-Dopa-Therapie auf die Kontrollparameter Rigor, Tremor, Akinese und Sprache darzustellen.

Methodik

Im Zeitraum von November 1986 bis September 1988 haben wir aus unserem Krankengut 28 Parkinson-Patienten zur subkutanen Lisuridapplikation selektiert. Die Kriterien für diese Auswahl waren entweder ausgeprägte motorische Fluktuationen, akinetische Krisen oder ein Wirkungsverlust der langjährigen L-Dopa-Therapie.

Patientendaten: 17 Männer, 11 Frauen mit einem Durchschnittsalter von 63,6 ± 10,2 Jahren und einem durchschnittlichen Erkrankungsalter von 55,0 ± 12,0 Jahren mit einer durchschnittlichen Krankheitsdauer von 8,5 ± 4,3 Jahren (Tabelle 1).

Tabelle 1. Patientendaten

Zeitraum der Untersuchung:	November 1986 – September 1988
Ort:	Neurologische Universitätsklinik des St. Josef-Hospital Bochum
Anzahl der Patienten:	28 (17 Männer, 11 Frauen)
Durchschnittsalter:	63,6 ± 10,2 Jahre
Jüngster Patient:	39 Jahre
Ältester Patient:	81 Jahre
Durchschnittsalter bei Krankheitsbeginn:	55,0 ± 12,0 Jahre
	55,0 ± 9,7 Jahre (Frauen)
	55,1 ± 13,6 Jahre (Männer)
Mittlere Krankheitsdauer:	8,5 ± 4,3 Jahre

Nach einer eingehenden klinischen Untersuchung wurden die Patienten nach dem Unified-Parkinson-Score, dem Schwab- und England-Score sowie der Hoehn- und Yahr-Scale beurteilt. Vor Beginn der subkutanen Lisuridtherapie sowie im Zweitagesrhythmus wurde die motorische Leistungsserie nach Schoppe durchgeführt. Schließlich wurden die Patienten gebeten, Selbstbeurteilungsfragebögen hinsichtlich der Tagesmotilität und der Medikamentennebenwirkungen auszufüllen. Anhand der 24-h-Beweglichkeitsprofile, die die akinetischen bzw. hypokinetischen, die hyperkinetischen und die Phasen guter Beweglichkeit dokumentierten, konnten wir ein zum individuellen Tagesbeweglichkeitsprofil nahezu spiegelbildliches Lisuriddosierungsprofil erstellen und in die MRS-2-Disetronic-Mikrodosierpumpe einprogrammieren. Über eine subkutan liegende Nadel, die alle 48 h gewechselt wurde, wurde stündlich eine für den jeweiligen Patienten individuell definierte Menge Lisurid appliziert. Die tägliche Gesamtdosis reichte von 0,25–2,5 mg. Die unter der Therapie beobachtete Kontrollparameter waren Tremor, Rigor, Akinese und Sprache. Die entsprechenden Scores für diese Parameter vor Therapie und nach Erreichen der jeweiligen optimalen Lisuriddosis wurden mit dem Wilcoxon-Test für verbundene Stichproben anschließend auf statistisch signifikante Unterschiede hin untersucht.

Ergebnisse

Von den untersuchten Patienten wiesen 19 (67,8%) einen akinetisch-rigiden Typ, 8 (28,6%) einen Äquivalenztyp und 1 (3,6%) einen tremordominanten Typ auf.

Zwei Patienten verstarben während der Therapie an interkurrenten Erkrankungen (Myokardinfarkt und Pneumonie). Bei 4 Patienten mußte die subkutane Lisuridbehandlung vorzeitig abgebrochen werden wegen einer nicht beherrschbaren Psychoseentwicklung. Bei weiteren 2 Patienten konnte nach einer temporären subkutanen Lisuridapplikation von 1 bzw. 5 Monaten ohne Einbuße der Motilität auf eine orale Lisuridgabe übergewechselt werden. Bei einem Patienten mußte nach der stationären Entlassung auf die Fortsetzung der Pumpentherapie wegen unzureichender ambulanter Weiterbehandlungsmöglichkeiten verzichtet werden.

An *Nebenwirkungen* traten in 35,7% gastrointestinale Symptome auf, die von leichter Übelkeit bis zu Subileus und Ileus reichten, wobei sich hinter der Ileussymptomatik eines Patienten ein Sigmakarzinom verbarg. In 35,7% waren psychotische Reaktionen wie optische und akustische Halluzinationen zu beobachten. Manchmal kündigten sich solche Ereignisse durch sehr lebhafte, farbenfrohe Träume an. In 21,4% kam es zu einer orthostatischen Dysregulation. 28,6% der Patienten blieben von jeglichen Nebenwirkungen verschont (Abb. 1). Bis auf die vier oben erwähnten Psychosen war keine der beschriebenen Nebenwirkungen so schwerwiegend, daß nicht mit einer symptomatischen Therapie ein Abbruch der Lisuridbehandlung verhindert werden konnte.

Die *Wirkung* auf die untersuchten Kontrollparameter Rigor, Akinese und Sprache, dargestellt anhand des Unified-Parkinson-Scores (0–4) vor Therapie und bei Erreichen der optimalen Lisuriddosis bei den 28 Patienten stellen die Abb. 2, 3 und 4 dar.

Der Score für den Rigor fiel von 3,1 ± 0,8 auf 2,2 ± 0,7 (p < 0,01). Die Akinese besserte sich im Schnitt von 3,3 ± 0,8 auf 2,2 ± 0,9 (p < 0,01). Auch die Sprache verbesserte sich signifikant unter der Therapie von einem durchschnittlichen Score von 3,2 ± 0,8 auf 2,3 ± 0,9 (p < 0,01).

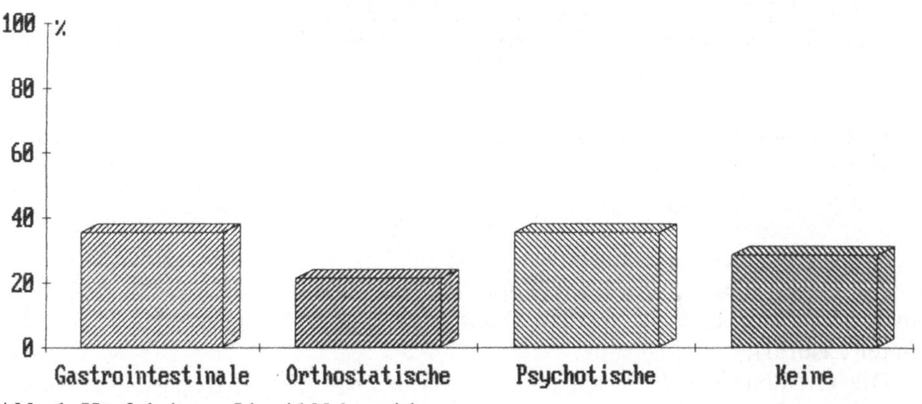

Abb. 1. Häufigkeit von Lisurid-Nebenwirkungen

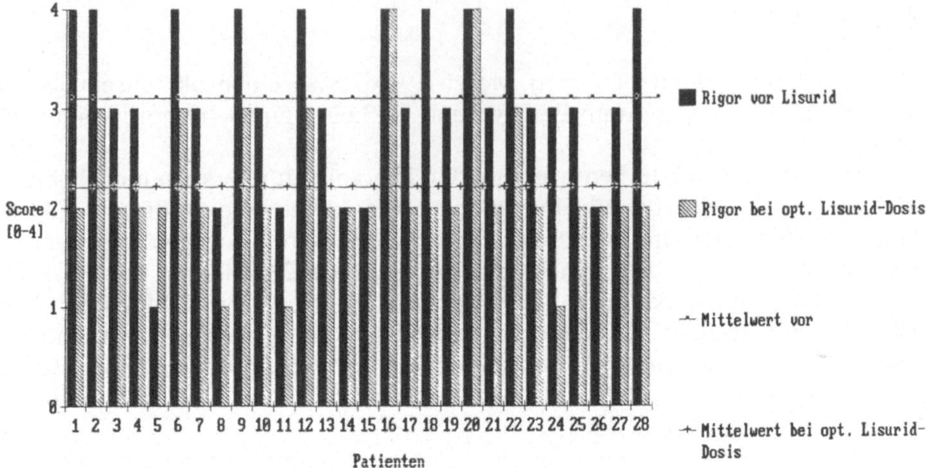

Abb. 2. Rigor-Score (Unified-Parkinson-Score) von 28 Patienten vor und bei optimaler Lisuriddosis

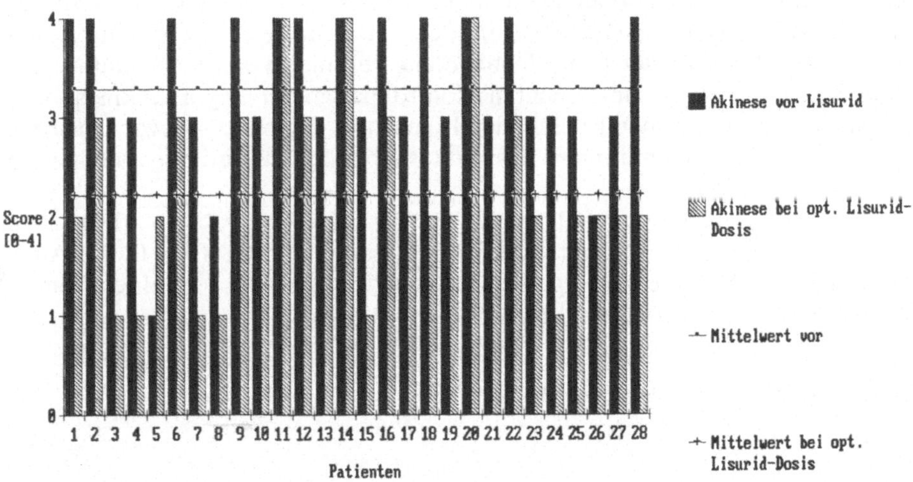

Abb. 3. Akinese-Score (Unified-Parkinson-Score) von 28 Patienten vor und bei optimaler Lisuriddosis

Demgegenüber konnte keine statistisch signifikante Beeinflussung des Parameters Tremor erreicht werden (Score von 1,3 ± 1,3 gegenüber 1,2 ± 1,2 unter Lisurid).

Die Off-Phasen ließen sich um 30% reduzieren. Die L-Dopa-Gabe konnte unter der Lisuridapplikation ebenfalls um 30% reduziert werden.

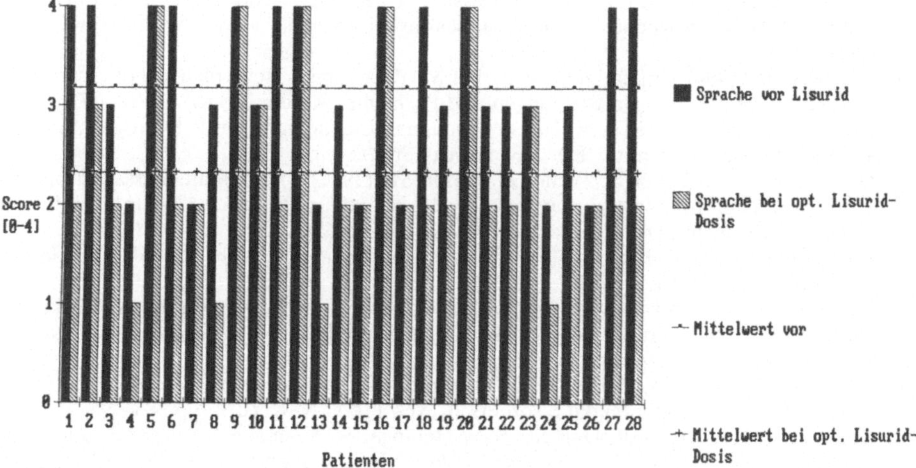

Abb. 4. Sprach-Score (Unified-Parkinson-Score) von 28 Patienten vor und bei optimaler Lisurid-Dosis

Diskussion

Die subkutane Lisuridapplikation stellt bei Patienten mit ausgeprägten motorischen Fluktuationen, akinetischen Krisen oder Wirkungsverlust der bisherigen L-Dopa-Therapie eine interessante und hoffnungsvolle Alternative dar. Während der Tremor nahezu unbeeinflußt bleibt, zeigen Rigor, Akinese und Sprache eine gute therapeutische Ansprechbarkeit. Die Vorteile gegenüber der oralen Applikation bestehen vor allem in der Möglichkeit einer stündlich veränderbaren und somit optimal an das Beweglichkeitsprofil des einzelnen Patienten anpaßbaren Dosierung. In Einzelfällen kann nach einer temporären Pumpenbehandlung ohne Einbuße der gewonnenen Motilität auf eine orale Lisuridbehandlung umgestellt werden. Dies könnte auf einer Stimulierung der D_2-Rezeptoren basieren.

Die beobachteten Nebenwirkungen sind bis auf die Entwicklung psychotischer Reaktionen tolerabel und mit symptomatischer Therapie jederzeit beherrschbar. Bei ersten Anzeichen einer Psychose, die sich gelegentlich durch sehr lebhafte Träume ankündigen, sollte eine sofortige Reduzierung der Dosis erfolgen. Noch besser ist es, psychosegefährdete Patienten sehr langsam und mit niedrigen Initialdosen auf die erforderliche Lisuriddosis einzustellen.

Literatur

1. Calne DB (1983) Ergot derivatives and extrapyramidal disease. Raven Press, New York, pp 357–361
2. Donald RJ, Horowski R (1983) Lisuride in the treatment of parkinsonism. Eur Neurol 22:240–255

3. Dorow R, Breitkopf M, Gräf K-J, Horowski R (1983) Neuroendocrine effects of lisuride and its 9,10-dihydrogenated analog in healthy volunteers. Raven Press, New York, pp 161–174
4. Horowski R (1984) Dopaminagonisten bei M. Parkinson – Neue pharmakologische und klinische Erkenntnisse, Entwicklungen und Probleme. Aktuel Neurol 11:167–172
5. Horowski R, Wachtel H (1976) Direct dopaminergic action of lisuride hydrogen maleate, an ergot derivative, in mice. Eur J Pharmacol 36:373–383
6. Hümpel M, Nieuweboer B, Wendt H, Hasan SH (1981) Radio-immunoassay of plasma lisuride in man following intravenous and oral administration of lisuride hydrogen maleate: Effects on plasma prolactin level. Eur J Clin Pharmacol 20:47–51
7. Kapfhammer H-P, Rüther E (1985) Dopaminagonisten in der Therapie des Parkinson-Syndroms. Nervenarzt 56:69–81
8. Liebermann AN, Goldstein M, Gopinathan G, Leibowitz M, Neophytides A, Walker R, Hiesiger E (1983) Further studies with lisuride in Parkinson's disease. Eur Neurol 22:119–123
9. Quinn N, Marsden CD, Schachter M, Thompson C, Lang AE, Parkes JD (1983) Intravenous lisuride in extrapyramidal disorders. Raven Press, New York, pp 383–393
10. Riederer P, Reynolds GP, Danielczyk W, Jellinger K, Seemann D (1983) Desenisitization of striatal spiperone-binding sites by dopaminergic agonists in Parkinson's disease. Raven Press, New York, pp 375–381

Akinetische Krise bei Morbus Parkinson – Erfahrungen mit Lisurid (i.v.)

S. Bittkau, W. Kuhn, U. Bogdahn und *H. Przuntek*

Lisurid bei „akinetischer Krise"

Unter einer „akinetischen Krise" verstehen wir eine akut oder chronisch auftretende Verschlechterung der Beweglichkeit von Parkinson-Patienten als Ausdruck eines relativen Dopaminmangels [2–4, 9].

Das Syndrom ist gekennzeichnet durch
– schwere Hypokinese,
– fakultativ mit Rigor und/oder Tremor,
– häufig kombiniert mit Temperaturerhöhung, Pulsanstieg und profusem Schwitzen.

In Einzelfällen werden die Patienten beatmungspflichtig, bewußtseinsmäßig finden sich alle Formen bis hin zum Koma.
Die vitale Gefährdung der Patienten ist neben der Exsikkose in akinesebedingten Thromboembolien bzw. Pneumonien begründet, die Letalitätsrate ohne Therapie ist hoch [7].
Pathogenetisch kommt es zu dem relativen Dopaminmangel (s. Abb. 1) [6–8]:
– nach Absetzen der Antiparkinson-Medikation (OP, Psychosen),
– Störungen der Homöostase (Flüssigkeitsverarmung, Elektrolytstörung, schwere, insbesondere infektiöse Allgemeinerkrankungen),
– nach Neuroleptikagabe.

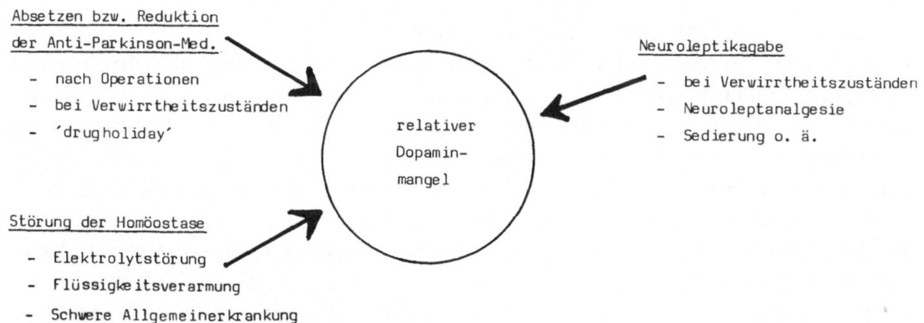

Abb. 1. Pathogenese der akinetischen Krise

Der Übergang vom „malignen Dopamin-Entzug-Syndrom" zum „malignen neuroleptischen Syndrom" ist fließend, das Krankheitsbild weitgehend identisch [2, 3, 6, 9].

Therapeutisch stehen bisher folgende Medikamente zur Verfügung [7]:
– orale Antiparkinson-Präparate,
  – L-Dopa + DDJ,
  – Amantadinsalze,
  – Dopaminagonisten,
  – Anticholinergika,
– sowie die parenteral applizierbaren
  – Amantadinsalze,
  – Anticholinergika,
  – studienmäßig L-Dopa-Infusion.

Ein hochpotenter parenteral applizierbarer Dopaminagonist stand bisher nicht zur Verfügung, Apomorphin wurde ebenso wie L-Dopa i.v. nur in einzelnen spezialisierten Zentren eingesetzt.

Die folgende Darstellung beschreibt Wirkprinzip, Indikation und Therapierichtlinien beim Einsatz des parenteral applizierbaren Lisurid zur Therapie hypokinetischer Zustände.

Therapieansatz

Wegen des pathogenetisch ursächlichen relativen Dopaminmangels ist der Einsatz eines Dopaminagonisten als Mittel der Wahl anzusehen [8]. Lisurid ist ein semisynthetisches Ergotderivat und ist ein hochpotenter Dopaminagonist mit vorrangig D_2-agonistischer, geringer auch D_1-agonistischer Wirkung.

Vom Bromocriptin unterscheidet sich Lisurid durch
– eine 7- bis 13fach höhere Affinität zum D_2-Rezeptor, ähnlich hoch der Affinität des Haloperidols. Bei äquimolaren Plasmaspiegeln selbst hochpotenter Neuroleptika und von Lisurid kann man davon ausgehen, daß nicht alle D_2-Rezeptoren blockiert sind, dies erscheint besonders wichtig nach Depotneuroleptikagabe mit über Tage und Wochen weiterhin anflutendem Wirkstoff;
– die parenterale Applizierbarkeit des Lisurids;
– den gleichzeitig vorhandenen D_1-Agonismus. Lisurid kann als Monotherapeutikum der Hypokinese eingesetzt werden, eine Wirkungssteigerung durch Kombination mit L-Dopa ist bei fortgeschrittenem Parkinson-Syndrom zu erwarten;
– eine vermutlich etwas höhere Inzidenz von Übelkeit und Erbrechen, besonders bei rascher Dosissteigerung oder bei Therapiebeginn [5];
– ähnlich häufig finden sich medikamentös induzierte Halluzinationen bzw. symptomatische Psychosen bei oraler Therapie, nur bei i.v.-Gabe ist die Gefahr dieser Komplikationen vermutlich wegen der erheblich höheren Plasmaspiegel der Substanz erhöht [5];

– das Problem eines Kollaps bzw. einer orthostatischen Dysregulation findet sich nach bisherigen Vergleichsstudien seltener unter Lisurid als unter Bromocriptin [5].

Therapeutisches Vorgehen

Die Therapie sollte bei ausgeprägten akinetischen Zustandsbildern nur auf einer Intensivstation mit der Möglichkeit zur kontinuierlichen Kontrolle der Vitalfunktionen sowie zur maschinellen Beatmung durchgeführt werden.

Die wesentlichen Grundzüge der bei uns üblichen Standardtherapie sind der Tabelle 1 zu entnehmen.

Tabelle 1. Standardtherapie

– Behandlung der Grunderkrankung (Pneumonie, Infektion, Sepsis)
– Absetzen der Neuroleptika
– Flüssigkeits- und Elektrolytsubstitution
– Heparinisierung, Krankengymnastik (passiv und aktiv), Atemtraining
– orale Antiparkinson-Medikation über Magensonde
– alternativ   Lisurid i.v. (+ Domperidon p.o.)
Amantadinsalze/
Anticholinergika i.v.

Neben der medikamentösen Therapie ist die Pflege und Krankengymnastik der Patienten von herausragender Bedeutung für die Prognose der Erkrankung.

Bei Parkinson-Patienten versuchen wir eine unveränderte Fortführung der oralen Antiparkinson-Therapie, wenn nötig über eine Magensonde, und ersetzen den oralen durch den i.v. applizierbaren Dopaminagonisten.

Eine gleichzeitige Behandlung mit Anticholinergika und Lisurid sollte wegen des erhöhten Risikos exogener Psychosen unbedingt unterbleiben, eine gleichzeitige Behandlung mit Amantadinsalzen erscheint nicht indiziert.

Zur Reduzierung unerwünschter Nebenwirkungen sollte während der ersten Tage bis Wochen immer das Antiemetikum Domperidon (Motilium), 3–5 × 20 mg p.o. verabreicht werden. Domperidon passiert als D_2-Antagonist nicht die gesunde Blut-Hirn-Schranke (die Area postrema des Hirnstamms liegt außerhalb der BHS). Außerdem werden D_2-Rezeptoren in der Peripherie (z. B. Magen-Darm-Trakt, Blutgefäße) blockiert, hierdurch geringere orthostatische Hypotension und geringere Beeinträchtigung der normalen Magen-Darm-Peristaltik.

Cave: Aspiration nach Erbrechen bei nicht ansprechbarem, hypo- bzw. akinetischem Patienten. Diese Gefahr ist am größten bei nicht mit Dopaminagonisten vorbehandelten Patienten (bedingte Kreuztoleranz auch zum Bromocriptin). Notfalls ist eine Intubation durchzuführen, ein langsames Einschleichen mit der Lisuriddosis hilft ebenfalls, unerwünschtes Erbrechen zu vermeiden.

Auf keinen Fall sollten mehr als 0,1 mg Lisurid als Einzelbolus verabreicht werden. Als Antidot, etwa bei Kollaps des Patienten aufgrund orthostatischer Hypotension, steht Sulpirid i.v. (Dogmatil) zur Verfügung.

Die Gefahr von Halluzinationen bzw. Psychosen sind in der Akutbehandlung mit mittleren Dosen (unter 0,8 mg Lisurid/Tag parenteral) relativ gering. Ggf. Dosisreduktion und Therapieversuche mit Promethazin-Hydrochlorid (Atosil), Thioridazin-Hydrochlorid (Melleril), Triflupromazin-Hydrochlorid (Psyquil), notfalls auch Clozapin (Leponex).

Bei zyklothymen Patienten mit malignem neuroleptischem Syndrom sollte eine kombinierte Therapie mit Clozapin (Leponex) frühzeitig erwogen werden, um nicht unnötig die Psychose exazerbieren zu lassen. Auf die Agranulozytosegefahr und die notwendigen Blutbildkontrollen bei Clozapintherapie sei am Rande verwiesen.

Bei parenteraler Therapie mit einer Lisurid-Tagesdosis von etwa 0,1 mg und steigern diese Dosis bei leichten und mittelschweren hypokinetischen Zuständen bis 0,5 mg/Tag innerhalb von 2–5 Tagen. Bei sehr schweren neuroleptikabedingten akinetischen Zuständen kann die Tagesdosis innerhalb von 24 h auf 1 mg/Tag und in der Folgezeit bis auf 6 mg/Tag gesteigert werden. Die Einzelschritte der Steigerung sollten möglichst nicht über 0,02 mg/h liegen, und es sollte jeweils 4–6 h bis zur – bei ausbleibender Wirkung – nächsten Dosissteigerung abgewartet werden. Bei hoher initialer Dosierung muß auch Domperidon höher dosiert werden, z. B. 6 × 30 mg.

Eine rasche Dosissteigerung erfordert eine ununterbrochene Überwachung des Patienten einschl. EKG-Monitoring, so daß diese Therapie nur unter Intensivbedingungen durchgeführt werden sollte.

Wir „titrieren" die Lisuriddosis beim vollständig akinetischen Patienten nach dem Rigor, d. h. bei klinisch merklichem Rückgang des Rigors und gegebener passiver Durchbewegbarkeit der Extremität mit mittlerem Kraftaufwand behalten wir vorerst die zu diesem Zeitpunkt verabreichte Lisuriddosierung bei. Wichtig sind auch – gerade bei hoher Dosierung – täglich mehrfache Kontrollen und u. U. auch eine zügige Dosisreduktion, wenn mehr als 1–1,5 mg Lisurid/Tag verabreicht werden.

Nach klinischer Besserung versuchen wir eine schrittweise Reduktion des parenteral gegebenen Lisurids und ersetzen dies durch einen oralen Dopaminagonisten (Bromocriptin oder Lisurid), wobei die orale Dosis wegen gegebener Toleranz bezüglich der Substanz rascher als normal üblich gesteigert werden kann. Bisweilen verschlechtern sich Patienten beim Umsetzversuch von parenteral auf oral so erheblich, daß die i.v. Behandlung vorübergehend weitergeführt werden muß.

Fallbeschreibungen

Wir setzten die Infusionstherapie mit Lisurid bei 5 Patienten mit Morbus Parkinson und erheblichem hypo- bzw. akinetischem Syndrom ein. Die Patientencharakteristika sind in Tabelle 2 dargestellt. Mittleres Alter 69,6 Jahre, mittlere Erkrankungsdauer 13,6 Jahre, alle Patienten im fortgeschrittenen Sta-

Tabelle 2. Patientencharakteristika – Anlaß und Ausmaß der Reduktion der Antiparkinson-Medikation

Patienten:	M. A.	W. A.	Sch. E.	R. B.	M. J.
Alter/m/w	76 J./w	69 J./m	67 J./m	57 J./w	79 J./w
Dauer M. P.	15 J.	12 J.	8 J.	13 J.	20 J.
Hoehn u. Yahr	III	V	IV	IV	IV
Komplikation	TEP-Implantation Ateminsuff.	Verwirrtheit	Aggressivität Pneumonie	Verwirrtheit	Verwirrtheit: 10 mg Haloperidol i.v.
Reduktion Antiparkinson-Medikation	stark	vollständig	vollständig	vollständig	mäßig

Tabelle 3. Klinischer Aufnahmebefund

Aufnahmebefund	M. A.	W. A.	Sch. E.	R. B.	M. J.
Bewußtsein	wach	wach	wach	komatös	stupurös
Akinese –	+++	++(+)	++(+)	+++	+++
Lidschluß	ja	ja	ja	Ø	Ø
Rigor	+++	+++	+++	+	+
Tremor	+++	+(+)	+++	Ø	Ø
Atmung	intubiert/ masch.	spontan	spontan	spontan (Cheyne-Stokes)	spontan
Temperatur	40,2° C	39,5° C	38,2° C	n. d.	39,1° C
C.U.R.S. (0–100)	101	89	88	n. d.	85

dium nach Hoehn u. Yahr, bei 3 Patienten in der unmittelbaren Vorgeschichte vollständiges Absetzen der Antiparkinson-Medikation wegen Verwirrtheit bzw. Halluzinationen.

Der Aufnahmebefund wird in Tabelle 3 beschrieben. 2 Patienten waren stuporös bzw. komatös, eine weitere Patientin kam intubiert nach maschineller Beatmung bei Pneumonie zur Aufnahme. Bei 3 Patienten war die Temperatur über 39,0° C erhöht. Der weitere Therapieverlauf einschl. der verabreichten Dosis und Dauer der Lisuridtherapie ist in Tabelle 4 übersichtsmäßig zusammengestellt. Bei 4 Patienten verabreichten wir maximal 0,7 mg Lisurid/Tag, bei nur 1 Patienten wurde die Maximaldosis bis 3,0 mg Lisurid/Tag gesteigert. Die Mindesttherapiedauer war 8 Tage. Als Ausdruck der Besserung der Hypokinese sank der mittlere Punktwert in der Columbia University Rating-Scale von 91,5 Punkte auf 70,25 Punkte (–23,2%). Zwei Einzelverläufe der Lisuridtherapie sind in den Tabellen 5 und 6 aufgelistet.

Tabelle 4. Therapieverlauf und Befundänderung unter i.v. Lisuridtherapie

Therapie	M. A.	W. A.	Sch. E.	R. B.	M. J.	
Lisurid mg/Tag						
– Tag 1–3	0,25	0,3	0,25	0,6	0,5	
– Tag 4 ff. Tg.	3,0	0,6	0,6	0,7	0,7	
– Dauer	> 14 Tg.	10 Tg.	8 Tg.	> 14 Tg.	14 Tg.	
Lisuridgabe						
C.U.R.S. (range: 0–100):						
– Tag 1	101	89	88	n. d.	88	91,5
– 10.–12. Tag	75	71	77	n. d.	58	70,25
Akinese	++	+(+)	+	–	+	
			(Umherl. m. Hilfe)	(Pat. frei bewegl.)		
Rigor	++	+(+)	+	+	+(+)	
Tremor	(+)	+	++	+(+)	++	
	extub. Spont. atmung					

Basistherapie bei allen Pat.: Elektrolytlösung, L-Dopa, L-Deprenyl über Magensonde

Tabelle 5. Einzelfalldarstellung: Patient Sch. E., 67 J., m. – Morbus Parkinson, seit 8 Jahren bekannt

Wegen Aggressivität Einweisung in die psychiatrische Klinik
    Absetzen aller Antiparkinson-Medikamente (Tag 1)

Aufnahmebefund (Tag 8):

– Bewußtsein	wach, reagiert auf Auff.
– Akinese	++(+)
– Sprache	mutistisch
– Lidschluß	noch möglich
– Rigor	+++
– Tremor	+++
– Temperatur	39,2° C
– Puls	bis 216

Therapie

– Basistherapie:	Elektrolytlösung L-Dopa, Deprenyl über Magensonde
– Lisurid:	0,25–0,6 mg/Tag i.v.
– Dauer:	8 Tage
– therapeutischer Effekt:	Pat. gut beweglich,
	Umherlaufen mit Hilfe möglich
	Rigor mäßig, Sprache normal

Tabelle 6. Einzelfalldarstellung: Patient M. J., m. – Morbus Parkinson, seit 20 Jahren bekannt, Hoehn u. Yahr-Stadium III–IV, befriedigende Einstellung mit 600 mg L-Dopa + DDI, Amantadin 3 × 100 mg und Biperiden 10 mg; nach Gabe von Tarivid: Psychose – 10 mg Haloperidol i.v.

Aufnahmebefund: (Folgetag):	
– Bewußtsein:	stuporös ungezielte Schmerzabwehr
– Akinese:	+++
– Sprache:	mutistisch
– Lidschluß:	willkürlich
– Rigor:	+(+)
– Tremor:	(+)
– Atmung:	flach, spontan
– Temperatur:	39,2° C
Therapie:	
– Basistherapie:	Elektrolytlösung, initial kein orales L-Dopa
– Lisurid:	0,5–0,75 mg/Tag
– Dauer:	14 Tage
– therapeutischer Effekt:	Patient wach, mäßiger Rigor, starker Tremor Umherlaufen ohne fremde Hilfe möglich

Diskussion

Die antihypokinetische Wirksamkeit von Lisurid parenteral konnte bei allen 5 von uns behandelten Patienten nachgewiesen werden und wird auch von anderen Autoren bestätigt [1].

Der Vorteil der Therapie mit Lisurid liegt
– in der parenteralen Applizierbarkeit der Substanz,
– der hohen antihypokinetischen Potenz,
– der hohen Affinität zum D_2-Rezeptor (ähnlich hoch wie Haloperidol, 10 000fach höher als L-Dopa),
– einem bei klinisch erreichbaren Plasmaspiegeln ausnutzbarem kompetitiven Antagonismus gegen zuvor verabreichte Neuroleptika oder gegen weiterhin anflutende Neuroleptika bei vorheriger Depotneuroleptikagabe,
– der guten Steuerbarkeit der Plasmaspiegel bei einer Plasma-HWZ der Substanz von ca. 2,5–3 h,
– dem pharmakologischen Profil mit gleichzeitigem D_2- wie auch D_1-Agonismus, welches für eine begrenzte Wirksamkeit auf die Kinesie selbst ohne gleichzeitige Gabe von L-Dopa (notwendig z. B. nach Operationen im oberen Gastroduodenaltrakt) verantwortlich ist.

Die Risiken der Lisuridtherapie lassen sich bei ausreichender Kenntnis, insbesondere der dosisabhängigen Nebenwirkungen, minimieren, hierzu zählen
– bei nicht Dopaminergika-vorbehandelten Patienten die Induktion von Übelkeit und Erbrechen (Begleitmedikation Domperidon),
– orthostatische Hypotension,
– u. U. Kopfschmerzen, Schwindel, innere Unruhe,

270   S. Bittkau et al.

– periphere Ödeme,
– sowie die individuell wie dosisabhängige Entwicklung von Halluzinationen
bis zum Vollbild einer symptomatischen Psychose.

Bei schon vor Lisuridtherapie häufiger zutagegetretenen Halluzinationen
bzw. symptomatischer Psychose sollte Lisurid immer möglichst niedrigdosiert
verabreicht werden, in Einzelfällen kann auf o. g. Neuroleptika zurückgegriffen werden.
Nach unserer Einschätzung wird Lisurid in den kommenden Jahren einen
festen Platz in der neurologischen Intensivmedizin zur Therapie hypokinetisch-
rigider Zustandsbilder bei Morbus Parkinson wie auch beim „malignen neuroleptischen Syndrom" erlangen – Therapieversuche beim klinisch identischen
„malignen Hyperthermiesyndrom" bieten sich an.

Literatur

1. Baas H et al (1988) Intravenöse Gabe von Lisurid bei akinetischen Zuständen. In: Morbus
   Parkinson – neue Möglichkeiten mit Lisurid, Fischer PA und Frieling B (eds), Berlin, de
   Gruyter
2. Cordt A et al (1986) Malignes Dopa-Entzugs-Syndrom (MDES). Aktuel Neurol
   13:99–101
3. Figà-Talamanca L et al (1985) Hyperthermia after discontinuance of levodopa and bro-
   mocriptine therapy: Impaired dopamine receptors: A possible cause. Neurology
   35:258–261
4. Friedman JH et al (1985) A neuroleptic malignant like syndrome due to levodopa therapy
   withdrawal. JAMA 254:2792–2795
5. Frieling B (1988) Klinische Prüfung der oralen Lisurid-Therapie bei Morbus Parkinson.
   In: Morbus Parkinson – neue Möglichkeiten mit Lisurid, Fischer PA und Frieling B (eds),
   Berlin, de Gruyter
6. Henderson VW, Wooten GF (1981) Neuroleptic malignant syndrome: A pathogenetic
   role for dopamine receptor blockade? Neurology (NY) 31:132–137
7. Levinson DF, Simpson GM (1986) Neuroleptic-induced extrapyramidal symptoms with
   fever. Arch Gen Psychiatry 43:839–848
8. Pearlman CA (1986) Neuroleptic malignant syndrome: A review of the literature. J Clin
   Neuropharmacol 6 (5):257–273
9. Sechi GP et al (1984) Fatal hyperpyrexia after withdrawal of levodopa. Neurology
   34:249–251

Die Behandlung krisenhafter Verschlechterungen beim multimorbiden, älteren Myastheniepatienten

B. C. G. Schalke und *H. G. Mertens*

Einleitung

Ältere, multimorbide Patienten bilden auch bei den Myastheniepatienten eine besondere Risikogruppe, sie werden überproportional häufig im Rahmen krisenhafter Verschlechterungen auf neurologische Intensivstationen aufgenommen. Innerhalb dieser Gruppe finden sich gehäuft Patienten mit Thymomen. Häufigste Ursache für krisenhafte Verschlechterungen ist neben Erstmanifestationen insbesondere eine unzureichende Immunsuppression. Durch konsequente Immunsuppression und gezielte Begleittherapie ist es möglich, Komplikationen weitgehend zu vermeiden und die Aufenthaltsdauer auf der Intensivstation abzukürzen.

Eigene Erfahrungen

Zwischen 1982 und 1987 wurden 45 Myastheniepatienten insgesamt 63mal auf die Intensivstation der Neurologischen Universitätsklinik Würzburg wegen einer krisenhaften Verschlechterung aufgenommen. Bei 12 (26%) der Patienten war anamnestisch ein Thymom bekannt, dies ist häufiger als es dem normalen Vorkommen von ca. 10–20% entspricht [4]. 29 Patienten (64%) waren älter als 60 Jahre. In der Gruppe der Patienten, die mehrfach auf die Intensivstation aufgenommen wurden, waren 5 (50%) Patienten älter als 60 Jahre, 5 (50%) Patienten hatten ein Thymom. Das höchste Risiko im Rahmen einer krisenhaften Verschlechterung auf eine neurologische Intensivstation aufgenommen zu werden, haben hiernach Patienten mit einem Alter über 60 Jahre und Thymom (Tabelle 1). Neben dem erstmaligen Auftreten einer myasthenen Krise bei

Tabelle 1. Einweisungsdiagnose „Myasthenia gravis" auf die Intensivstation der Neurologie (1982–1987)

Insgesamt:	45 Patienten	63mal
41mal weiblich (11–81 Jahre);		22mal männlich (17–81)

Durchschnittsalter 49,8 Jahre (11 – 81)
29mal waren die Patienten > 60 Jahre
34mal waren die Patienten < 60 Jahre
12 Patienten hatten ein Thymom (26,6%)

Neuerkrankungen, war der häufigste Grund für die Aufnahme auf die neurologische Intensivstation eine nicht ausreichende Immunsuppression: entweder weil diese noch nicht eingeleitet oder weil die Medikation ohne Rücksprache vom Patienten oder Hausarzt reduziert oder abgesetzt worden war.

Therapiegrundsätze

Immunsuppression

Das Therapeutikum der 1. Wahl ist das Azathioprin (Imurek), die wirksame Dosis liegt bei 2–3 mg/kg KG/Tag [3]. Eine medikamentös induzierte Besserung ist erst nach ca. 3–6 Monaten zu erwarten. Als guter Parameter für Compliance und Wirksamkeit gilt das MCV (Mittleres Corpusculäres Volumen der Erythrozyten), das stets unter ausreichender Imurek-Medikation ansteigen sollte [7]. Die Indikationsstellung zur Immunsuppression muß u. E. bei älteren Patienten sehr weit gestellt werden. – Alle älteren Myastheniepatienten mit klinischer Symptomatik sollten immunsuppressiv behandelt werden, unabhängig davon ob eine Thymektomie/Thymomektomie durchgeführt wurde. Nur schwerwiegende Nebenwirkungen (z. B. Leukopenie <2500, schwere Leberstörungen u. ä.) stellen u. E. eine Kontraindikation dar. Tumorerkrankungen hingegen sind keine Kontraindikation für die Immunsuppression.

Bei sich abzeichnenden Verschlechterungen mit drohender Ateminsuffizienz oder Schluckstörungen, sei es initial wegen noch nicht ausreichender Imurek-Wirkung oder im Rahmen von Infekten etc., muß möglichst frühzeitig eine Begleittherapie mit Kortikosteroiden eingeleitet werden [2]. Diese hat stets unter sorgfältiger Kontrolle der Kau-, Schluck- und Atemfunktion zu erfolgen, je nach Zustand des Patienten eventuell auf einer neurologischen Intensivstation. Die Gabe von Kortikosteroiden kann initial zu einer Verschlechterung der myasthenen Symptomatik führen. Dieser Effekt ist auf eine direkte Blokkade der neuromuskulären Überleitung zurückzuführen [5]. Durch einschleichende Dosierung kann dies meist vermieden werden (z. B. Prednison in ansteigender Dosierung 5/10/25/50/75/100 mg/Tag). Die maximale Dosis sollte je nach klinischem Zustand für 1–2 Wochen beibehalten werden, anschließend Reduktion bis 50 mg in 2–3 Stufen (100/75/50 mg/kg/KG/Tag) in wöchentlichen Abständen. Die weitere Reduzierung der Tagesdosis erfolgt um je 5 mg pro Woche. Bei Verschlechterungen während der Reduktionsphase vorübergehender Rückgang um 1–2 Stufen. Nach Besserung der Symptomatik wird das alte Schema vorsichtig fortgeführt. Die alternierende Gabe hat in der Regel bei Myastheniepatienten keinen wesentlichen Vorteil gegenüber der täglichen Gabe, bei der eine größere therapeutische Sicherheit besteht.

Patienten mit bestehendem Diabetes mellitus und krisenhafter Verschlechterung der Myasthenie können nur bedingt mit Kortikosteroiden wegen der Gefahr der Exazerbation behandelt werden. In diesen und anderen Fällen stellt das Cyclosporin A (Sandimmun) eine echte Behandlungsalternative dar. Die Vorteile des Cyclosporins liegen im schnelleren Wirkungseintritt, vergleichbar dem Kortison, der fehlenden Verschlechterung unter Gabe und der guten

Steuerung über den Vollblutspiegel. Absolute Kontraindikationen sind manifeste Hypertonie und Nierenfunktionsstörungen [6]. In Einzelfällen wurde auch schon Cyclophosphamid (Endoxan) erfolgreich bei Myastheniepatienten eingesetzt, die nicht auf die Standardtherapie ansprachen. Die schwerwiegenden Nebenwirkungen des Cyclophospamids begrenzen jedoch den therapeutischen Einsatz auf wenige Einzelfälle.

Symptomatische Begleittherapie

Die Behandlung mit Cholinesterasehemmern in Krisensituationen gestaltet sich oft schwierig, da eine Abgrenzung von myasthener und cholinerger Krise nicht immer sicher möglich ist. Der Tensilontest ist nicht immer hilfreich, da er auch für den erfahrenen Arzt oft nur schwer eindeutig interpretierbar ist. Durch eine gezielte Befragung und Untersuchung des Patienten ist es meist möglich auf den Tensilontest zu verzichten. Im Zweifel sollte die Mestinonmedikation ganz abgesetzt werden, der Patient wegen einer eventuell notwendigen Intubation nüchtern bleiben sowie einen venösen Zugang und eine Magensonde erhalten. Die cholinerge Krise bessert sich innerhalb weniger Stunden, die myasthene Krise nimmt zu. Die weitere Mestinontherapie sollte auf jeden Fall bis zur Besserung der klinischen Symptomatik intravenös erfolgen. Als Richtwert kann gelten, daß eine parenteral applizierte Dosis, die ca. 8–10% der oralen Dosis entspricht, über eine vergleichbare Wirksamkeit verfügt wie das oral verabreichte Mestinon [1]. Mischtherapien mit Mestinon i.v., Mestinon retard und Dragees, sollten wegen der Unübersichtlichkeit der einzelnen Wirkungen und Nebenwirkungen nicht angewendet werden. Als selbstverständlich sollte gelten, daß das Zermörsern von Mestinon-retard-Tabletten zum Verlust des Retardeffektes führt und einen groben therapeutischen Kunstfehler darstellt, da es innerhalb kürzester Zeit zu Über- und Unterdosierungen kommt, die eine sichere Mestinontherapie unmöglich machen.

Bei schweren Kau-, Schluck- und Atembeschwerden ist zur Vermeidung von Aspirationen der Ernährung über eine Magensonde Vorrang zu geben. Um die Katabolie zu stoppen, in der sich die meisten Patienten schon seit längerer Zeit wegen der bestehenden Schluckstörungen befinden, ist eine hochkalorische, eiweißreiche Sondenkost indiziert. Nach Stabilisierung der Schluckfunktion kann kurzfristig überlappend wieder auf orale Mestinongabe umgestellt werden.

Bakterielle und virale Infekte führen oft zu einer Aktivierung der Myasthenie, vermutlich über eine unspezifische Aktivierung des Immunsystems, dies kann letztendlich sehr schnell eine krisenhafte Verschlechterung zur Folge haben. Abhusten zähen Schleims verursacht über eine Ermüdung der Atem- und pharyngealen Muskelgruppen eine weitere Verstärkung der myasthenen Symptomatik. Konsequente Broncholyse, z. B. mit Azetylzystein, ausreichende Flüssigkeitszufuhr sowie Inhalationen, kann in diesen Fällen krisenhaften Verschlechterungen vorbeugen.

Eine notwendig gewordene Antibiotikatherapie sollte bei klinischer Indikation frühzeitig eingeleitet werden. Antiobiotika, die zu einer Verschlechterung der Myasthenie führen können [6], sollten dabei möglichst nicht eingesetzt werden. Unter intensiv-medizinischen Bedingungen ist allerdings dem am schnellsten und gezieltesten wirksamen Antibiotikum der Vorrang zu geben. Eine medikamentös induzierte Verschlechterung ist nur vorübergehend und rein symptomatisch, eine infektionsbedingte Verschlechterung hingegen führt zu einer längerfristigen Aktivierung des Krankheitsprozesses und erfordert in der Regel eine Intensivierung der Immunsuppression, eventuell auch den Einsatz von Plasmapheresen.

Bei drohender Atem- und/oder Schluckinsuffizienz sollte bei sich abzeichnender weiterer Verschlechterung frühzeitig intubiert und falls nötig beatmet werden, um Aspiration und Pneumonie vorzubeugen. In diesem Falle wird das Mestinon zunächst abgesetzt, eventuell notwendige Begleittherapien mit Kortison oder Antibiotika werden mit der vollen Wirkdosis eingeleitet bzw. fortgeführt. Da der Patient intubiert ist, geht keine Gefahr mehr von seiten einer weiteren Verschlechterung aus, andererseits wird der Heilungsprozeß beschleunigt. Gleichzeitig wird mit Plasmapheresen und unspezifischer Begleittherapie versucht, die myasthene Symptomatik zu bessern und die möglichen Ursachen für die Verschlechterung zu beseitigen. Nach Besserung der myasthenen Symptomatik wird die Mestinontherapie zunächst i.v. mit deutlich reduzierter Dosis eingeleitet, bis wieder eine ausreichende Atem-, Kau- und Schluckfunktion gewährleistet ist. Die Umstellung auf orale Gabe erfolgt kurzfristig und überlappend.

Zusammenfassung

Myasthenia gravis ist eine heutzutage gut therapierbare Autoimmunerkrankung. Die Prognose wurde insbesondere durch den konsequenten Einsatz von Immunsuppressiva deutlich verbessert. Gerade ältere, multimorbide Myastheniepatienten müssen konsequent und in ausreichender Dosierung immunsuppressiv behandelt werden, um möglichen myastheniebedingten krisenhaften Verschlechterungen vorzubeugen. Schwerwiegende Begleiterkrankungen wie Neoplasmen stellen keine Kontraindikation gegen eine konsequente Immunsuppression dar. Vielmehr sollte gerade in diesen Fällen die Immunsuppression frühzeitig eingeleitet und fortgeführt werden. Eine Besserung der Myasthenie darf nicht zum Anlaß genommen werden, die Immunsuppression zu reduzieren bzw. abzusetzen, da das Risiko ein Rezidiv zu provozieren sehr hoch ist. Sollte es trotzdem zu einer krisenhaften Verschlechterung der Myasthenie kommen, muß gleichzeitig eine konsequente symptomatische Begleittherapie erfolgen.

Literatur

1. Berndt S (1977) Pharmakologie der motorischen Endplatte. In: Hertel G, Mertens HG, Ricker K, Schimrigk K (Hrsg) Myasthenia gravis. Thieme, Stuttgart, S 174
2. Matell G, Wedlund JE, Ostermann PO, Pirskanen R (1981) Effects of long term azathioprine alone and combined with steroids in the course of myasthenia gravis. In: Satoyoshi E (Hrsg) Myasthenia gravis: pathogenesis and treatment. Tokyo University Press, Tokyo, pp 373

3. Mertens HG, Hertel G, Reuther P, Ricker K (1981) Effect of immunosuppressive drugs (azathioprine) Ann NY Acad Sci 377:691
4. Oosterhuis HJGH (1984) Myasthenia gravis. Churchill Livingstone, Edinburgh
5. Peper K, Sterz R, Bradley R (1981) Effects of drugs and antibodies on the postsynaptic membrane of the neuromuscular junction. Ann NY Acad Sci 377:519
6. Tindall RSA, Rollins JA, Phillips JT, Greenlee RG, Wells L, Bellendiuk G (1987) Preliminary results of a double-blind, randomized, placebo-controlled trial of cyclosporine in myasthenia gravis. N Engl J Med 316:719
7. Witte AS, Cornblath DR, Schatz NS, Lisak RP (1986) Monitoring azathioprine therapy in myasthenia gravis. Neurology 36:1533

H. Methodik

Vergleichende Untersuchung über die Wertigkeit verschiedener apparativer Verfahren zur Hirntoddiagnostik

H. W. Prange, J. Klingelhöfer, R. Nau und *K. Rittmeyer*

Einleitung

Die Diagnostik des dissoziierten Hirntodes ist eine der schwersten ärztlichen Aufgaben. Durch den kontinuierlichen Ausbau der Intensivmedizin und der Transplantationschirurgie gewinnt sie zunehmend an Bedeutung. Es gibt viele Gründe dafür, die sog. Schwebezeit zwischen irreversiblem, totalem Funktionsverlust des Gehirns einerseits und dem Herz-Kreislauf-Stillstand andererseits abzukürzen.

So ist eine künstliche Verlängerung des Sterbens ebenso wie die Fortsetzung einer sinnlos gewordenen Therapie aus der Sicht der ärztlichen Ethik nicht vertretbar. Darüber hinaus stellt vorgenannte „Schwebezeit" oftmals eine erhebliche emotionale Belastung für die Angehörigen und auch das Pflegepersonal dar; deshalb ist es ein Gebot verantwortlichen ärztlichen Handelns, die Feststellung des Hirntodes in einem vernünftigen zeitlichen Rahmen zu halten. Auch die Möglichkeit der Organtransplantation spricht in vielen Fällen gegen ein ungerechtfertigt langes Zuwarten. Schließlich bestehen ökonomische Notwendigkeiten für eine Begrenzung der Bettenkapazität und der verfügbaren Finanzmittel. Der Arzt wird durch sie oftmals zu einem zügigen Entscheidungsprozeß gezwungen.

Die Diagnose Hirntod ist indes so schwerwiegend, daß keine Irrtumsmöglichkeiten gegeben sein dürfen. Die Stellungnahme des wissenschaftlichen Beirates der Bundesärztekammer über die Kriterien des Hirntodes [12] brachte wohl gewisse Entscheidungshilfen. Sie mißt aber diagnostischen Verfahren, die eines „in der Methodik erfahrenen Arztes" bedürfen, eine unserer Auffassung nach zu große Bedeutung bei.

Die Feststellung des Hirntodes sollte vielmehr von der Ebene der Erfahrung und des Ermessens weggeführt und auf eine naturwissenschaftliche Basis gestellt werden, die gekennzeichnet ist durch Reproduzierbarkeit und Unabhängigkeit von persönlicher Wertung. Subjektive Täuschungsmöglichkeiten sollten ausgeschlossen und die klare nachvollziehbare Befunddokumentation gegeben sein.

Zur Evaluierung der Aussagefähigkeit der verschiedenen Verfahren der Hirntoddiagnostik führen wir eine Vergleichsstudie mit dem Ziel, eine Standardisierung des eigenen Vorgehens zu erreichen, durch. Über die Ergebnisse bei den ersten 21 konsekutiven Fällen wird nachfolgend berichtet.

Patientengut und Methodik

Die Studie wurde an 10 weiblichen und 11 männlichen Patienten im Alter zwischen 20 und 74 Jahren (Mittelwert 55 J., Altersmedian 57 J.) vorgenommen. Die Behandlungsdiagnose war in allen Fällen ein zerebraler Gefäßprozeß (Tabelle 1). Der Zeitraum der Hirntoddiagnostik sollte 3 h nicht überschreiten; dies war allerdings nicht in allen Fällen zu realisieren. Die Patienten hatten in der Regel während der vorhergehenden 12 h keine sedierenden Medikamente mehr erhalten.

Die eingesetzten Untersuchungstechniken kamen in einer festgelegten Reihenfolge zur Anwendung. Ausschlaggebend hierfür war zum einen der nach Angaben des Schrifttums zu unterstellende Objektivitätsgrad der Methode und zum anderen die ihr innewohnende Schädigungspotenz. Die jeweils nächste diagnostische Untersuchung wurde erst dann durchgeführt, wenn die für die vorangehende Methode typischen Kriterien des Hirntodes gegeben waren.

Tabelle 1. Hirntoddiagnostik bei 21 Patienten mit zerebralem Gefäßprozeß. Synopse der Einzelbefunde von klinisch-neurologischer Untersuchung *(NEUR)*, EEG, CW-Doppler-Sonographie *(DOPP)*, akustisch evozierten Hirnstammpotentialen *(FAEP)*, Apnoeversuch *(ATM)* und digitaler Subtraktionsangiographie *(DSA)*. Erklärung der Symbole: + – Hirntodkriterien liegen ohne Einschränkung vor; ø – Hirntodkriterien sind nicht gegeben; (+) – bei CW-Doppler nur enddiastolischer Nullfluß (keine frühdiastolische Rückflußphase)

	Pat.		Alter	NEUR	EEG	DOPP	FAEP	ATM	DSA	Diagnose
1.	H.	♀	52	+	+	+	+	+	+	Hirninfarkt [1]
2.	St.	♂	49	+	+	(+)	+	+	+	SAB (HH V)
3.	S.	♀	56	+	+	(+)	+	+	+	Hirninfarkt [1]
4.	R.	♂	48	+	ø	(+)	+	+		zerebrale Hypoxie
5.	B.	♂	66	+	+	+	+	+	+	Hirnstamminfarkt
6.	G.	♂	20	+	+	+	+	+	+	zerebrale Hypoxie
7.	A.	♂	65	+	+	(+)	+	+	ø	Spont. Hirnblutung [1]
8.	Bü.	♀	62	+	+	+	n.d.	+	+	Hirninfarkt [1]
9.	Ho.	♀	74	+	+	+	+*	+	+	spont. Hirnblutung [1]
10.	N.	♂	48	+	+	+	+	+	+	Hirninfarkt [1]
11.	V.	♀	58	+	+	+	+	+	+	spont. Hirnblutung [1]
12.	G.	♀	49	+	+	(+)	+	+	+	SAB (HH IV)
13.	O.	♂	48	+	+	(+)	+	+	+	SAB (HH V)
14.	Bu.	♀	50	+	+	+	+	+	+	SAB (HH IV)
15.	M.	♀	63	+	+	+	+	+	+	SAB (HH IV)
16.	H.	♀	67	+	+	+	+	+	+	spont. Hirnblutung
17.	Bö.	♂	67	+	+	+	n.d.	+	+	Hirninfarkt [1]
18.	Sta.	♂	57	+	+	+	+	+	+	Hirninfarkt [1]
19.	Gä.	♀	60	+	ø	(+)	+**	+	+	Hirninfarkt [1]
20.	Hä.	♂	69	+	+	(+)	n.d.	+	+	Hirnstamminfarkt
21.	T	♂	32	+	+	+	n.d.	+	+	SAB (HH IV)

* Wellen I–VII schon 3 Tage früher erloschen
** Wellen I–VII schon 2 Tage zuvor nicht identifizierbar
[1] primäre Schädigung ausschließlich supratentoriell
n.d. nicht durchgeführt

Letztere wurden wie folgt definiert:
1. Klinisch-neurologische Untersuchung – Komastadium IV [3], schlaffer Tonus, keine Spontanmotorik, keine zerebral organisierten Automatismen, lichtstarre weite Pupillen, keine Hirnstammreflexe einschließlich fehlender vestibulärer Reaktion auf Kaltspülung; spinale Reflexe teilweise vorhanden.
2. EEG-Ableitung nach den technischen Richtlinien der Deutschen EEG-Gesellschaft – hirnelektrische Stille (Null-Linien-EEG) während kontinuierlicher Registrierung über 30 min. War der Patient vorher nicht mindestens 12 h frei von sedierenden Medikamenten, dann war eine zweite Ableitung 12 h später notwendig.
3. Doppler-Sonographie der extrakraniellen Hirngefäßabschnitte – Pendelfluß mit frühdiastolischer Rückflußphase beidseits in den Aa. carotis interna und vertebralis [2]. Auf Abweichungen von diesem Befund wird später eingegangen.
4. Akustisch-evozierte Hirnstammpotentiale (FAEP), durchgeführt entsprechend den Angaben von Hacke et al. [4] – Ausfall aller im Hirnstamm generierter Wellen, d. h. bilateraler Verlust der Komponenten III–VII.
5. Prüfung der Atemfunktion (Apnoeversuch) – keine Spontanatmung innerhalb eines 3- bis 5minütigen Beobachtungszeitraumes bei einem Ausgangs-pCO_2 = 50 mmHg und ausreichender Oxygenierung [3, 6].
6. Bestätigungsangiographie – Kontrastmittelstop für die Vertebralarterien in Höhe des Atlantookzipitalgelenkes bzw. vor Füllung der A. basilaris. Für die Karotisarterien wurde ein Abbruch der Kontrastmittelfüllung im Siphonbereich oder unmittelbar nach Abgang der A. ophthalmica gefordert.

Für die angiographische Diagnostik kam bis auf eine Ausnahme immer die digitale Subtraktionsangiographie (DSA) zur Anwendung. Das nichtionische, wäßrige Kontrastmittel (15 ml in 1:4-Verdünnung) applizierten wir vermittels Katheter in die Aorta ascendens. Dadurch waren nennenswerte angiographiebedingte Druckerhöhungen in den Hirngefäßen ausgeschlossen und die Kontrastmittelbelastung im Falle der erhaltenen Perfusion gering.

Alle Fälle, bei denen eine Autopsie möglich war, wiesen die typischen Merkmale der intrakraniellen Druckerhöhung auf.

Ergebnisse

Die Einzelbefunde sind synoptisch in Tabelle 1 zusammengefaßt. Ein Plus-Zeichen erscheint hier, wenn das jeweils für den Hirntod festgelegte Kriterium erfüllt war. Traf letzteres nicht zu, so wurde dies mit einem ø -Zeichen in der Tabelle markiert.

Die Zuverlässigkeit der verschiedenen Techniken der Hirntoddiagnostik war wie folgt:
Bei der klinisch-neurologischen Untersuchung (NEUR) ergab sich 3mal ein falsch-positiver Befund. Bei den Fällen 4 und 19 war noch eine Restaktivität im

Hirnstrombild vorhanden; bei Fall 7 ließ sich angiographisch eine Perfusion aller supratentoriellen Gefäße nachweisen. Somit zeigte in knapp 15% der Fälle die klinisch-neurologische Untersuchung den Hirntod an, der sich bei der weiteren Diagnostik (noch) nicht verifizieren ließ.

Entsprechend der festgelegten Reihenfolge der diagnostischen Maßnahmen wurde das EEG immer erst nach Vorliegen klinischer Zeichen des Hirntodes abgeleitet. Deshalb ist keine Aussage darüber möglich, wie oft eine Null-Linie bei klinischen Zeichen einer noch teilweise erhaltenen Hirnaktivität ableitbar ist. Im Falle 7 bestand hirnelektrische Stille bei noch vorhandener zerebraler Perfusion. Der EEG-Befund reflektierte hier nicht einen supratentoriellen Kreislaufstillstand.

Bei der Doppler-Sonographie der extrakraniellen Hirnarterien (DOPP.; CW-Doppler) war das vorgegebene Kriterium des Pendelflusses mit frühdiastolischer Rückflußphase trotz nachfolgend gesichertem, zerebralen Kreislaufstillstandes nicht immer erfüllt. Vielmehr korrelierte bei 8 Fällen bereits eine erhebliche Verminderung der systolischen Strömungsgeschwindigkeit mit enddiastolischem Nullfluß in der A. carotis interna mit dem angiographisch verifizierten zerebralen Perfusionsstop. Diese Situation wurde in Tabelle 1 mit (+) symbolisiert. Bei solchen Fällen war zumeist in der DSA noch eine Perfusion der A. ophthalmica nachweisbar. Beim Fall 7 erbrachte der CW-Doppler einen enddiastolischen Nullfluß und divergierte damit ebenfalls mit dem DSA-Befund.

Die FAEP spielen nach Auffassung verschiedener Autoren in der Hirntoddiagnostik nur eine Rolle, wenn durch periodisch wiederholte Ableitungen das subzessive Erlöschen der Wellen VII–III erkennbar wird [5, 11, 12]. Dies ist bei der Vielzahl potentiell „hirntodgefährdeter" Patienten großer Intensivstationen oder bei raschem Eintritt des dissoziierten Hirntodes oft nicht realisierbar. Mehrheitlich wurden deshalb bei unseren Patienten die FAEP nur einmalig zusammen mit dem EEG und Doppler-Befund abgeleitet. Allerdings fanden in Einzelfällen Verlaufsbeobachtungen statt: Bei den Fällen 9 und 19 lag bereits bei der Erstuntersuchung (3 bzw. 2 Tage vor Eintritt des dissoziierten Hirntodes) ein bilateraler Ausfall aller Komponenten vor, ohne daß in der Vorgeschichte Hinweise auf eine Schädigung des Hörorgans bestanden. Auch im Fall 7 war das akustisch evozierte Hirnstammpotential bei noch vorhandener zerebraler Perfusion nicht mehr darstellbar.

Die erloschene Atemfunktion (Apnoeversuch) korrelierte immer mit dem klinisch-neurologischen und dem hirnelektrischen Befund, war aber im Falle 7 ebenfalls diskrepant zum Ergebnis der DSA-Untersuchung. Letztgenanntes Verfahren (DSA) konnte im Fall 4 nicht zu Ende geführt werden, weil der Kranke bei der Untersuchung verstarb. Es handelte sich um den Patienten, bei dem die gesamte Hirntoddiagnostik erheblich verzögert worden war, weil das EEG zunächst noch Hinweise für eine linkshemisphärische Restaktivität ergeben hatte. Bei Fall 7 war, wie schon erwähnt, abweichend von allen anderen Untersuchungstechniken, das angiographische Kriterium des zerebralen Kreislaufstillstandes nicht erfüllt, da sich noch eine feine Kontrastmittelfüllung aller supratentoriellen Hirngefäße darstellte. Erst am nachfolgenden Tag lag ein zerebraler Perfusionsstop vor.

Diskussion

Entsprechend den eingangs aufgeführten Forderungen an die Hirntoddiagnostik sollte in dieser Studie die Zuverlässigkeit der verschiedenen Zusatzuntersuchungen bestimmt werden. Der Hirntod ist definiert durch den irreversiblen Verlust von Großhirn- und Hirnstammfunktionen. Er wird dem Individualtod gleichgesetzt und entwickelt sich immer auf der Grundlage eines durch akute Hirnschwellung bedingten Stillstandes der Hirndurchblutung [7, 9]. Hieraus ergibt sich bereits, daß die sicherste Methode zur Feststellung des Hirntodes die Vier-Gefäß-Angiographie ist [3, 8], die bei uns als transfemorale Aortenbogenangiographie (DSA) durchgeführt wird. Sie birgt aufgrund der Kontrastmittelapplikation in die Aorta ascendens nur einen niedrigen Gefährdungsgrad und sehr geringfügige Möglichkeiten der Fehlinterpretation. Alle anderen hier untersuchten Techniken erbrachten falsch-positive Ergebnisse. Mehr noch – der Fall 7 demonstrierte, daß die unterschiedlichen Verfahren der Hirntoddiagnostik sich nicht, wie zunächst angenommen, komplementär ergänzen und somit auch gemeinsam durchgeführt nicht die Irrtumswahrscheinlichkeit reduzieren. Unter den von uns angewendeten Untersuchungsbedingungen ergab sich für die FAEP die höchste diagnostische Unsicherheit. Bei Hirnstammprozessen und vorbestehender Taubheit sind sie ohnehin nicht verwertbar und auch bei Großhirnkrankheiten können sie, wie unsere Beispiele 9 und 19 zeigten, zu einem Zeitpunkt erloschen sein, an dem noch eine EEG-Aktivität nachweisbar ist. Unsere Beobachtungen bestätigen damit die Angaben anderer Autoren, die hinsichtlich der FAEP vor der „falsch-positiven" Feststellung des Hirntodes warnen [1, 10].

Das Fazit unserer bisherigen Ergebnisse ist, daß eine sichere und frühzeitige Diagnostik des dissoziierten Hirntodes ohne DSA kaum denkbar ist. Wir halten folgende Untersuchungsverfahren für notwendig:

1. die sorgfältige Erhebung des Neurostatus,
2. eine bestätigende EEG-Untersuchung, die zweifelsfrei eine Null-Linie erbringen muß,
3. der Spontanatemversuch (von 3–5 min unter Hyperkapnie) und
4. die digitale Subtraktionsangiographie mit Kontrastmittelapplikation in die Aorta ascendens.

Die CW-Doppler-Sonographie stellt – korrekt interpretiert – eine wichtige Entscheidungshilfe bei der Wahl des richtigen Zeitpunktes für die Bestätigungsangiographie dar. Sie ist zur Vermeidung einer zu frühen Angiographie von Nutzen.

Literatur

1. Buchner H, Ferbert A, Brückmann H, Zeumer H, Hacke W (1986) Zur Validität der frühen akustisch-evozierten Potentiale in der Diagnose des Hirntods. Z EEG EMG 17:117–122
2. Büdingen HJ, Reutern G-M von, Freund H-J (1982) Doppler-Sonographie der extrakraniellen Hirnarterien. Thieme, Stuttgart, S 115–121

3. Hacke W (1986) Neurologische Intensivmedizin. Perimed, Erlangen, S 18 u. 278–284
4. Hacke W, Stöhr M, Diener HC, Buettner UW (1985) Empfehlung zur Untersuchungs-methodik evozierter Potentiale in der Routinediagnostik. Z EEG EMG 16:162–164
5. Haupt WF (1987) Multimodale evozierte Potentiale und Hirntod. Nervenarzt 58:653–657
6. Jakubowski HD, Roosen K, Eigler FW (1983) Nierentransplantation: Probleme, Durch-führung, Ergebnisse. Internist 24:500–509
7. Jefferson NR, Ameratuga B, Rajapakse S (1975) Angiographic evidence of brain death. Australas Radiol 19:289–296
8. Kaste M, Palo J (1981) Criteria of brain death and removal of cadaveric organs. Ann Clin Res 13:313–317
9. Kuhlendahl H (1981) Problembereich – Feststellung des Hirntodes. Med Klin 76:435
10. Nau H-E, Wiedemayer H, Brune-Nau R, Pohlen G, Kilian F (1987) Zur Validität von Elektroenzephalogramm (EEG) und evozierten Potentialen in der Hirntoddiagnostik. Anästh Intensivther Notfallmed 22:273–277
11. Stöhr M, Riffel B, Trost E, Baumgärtner H (1987) Akustisch und somatosensibel evo-zierte Potentiale im Hirntod. Nervenarzt 58:658–664
12. Wissenschaftlicher Beirat der Bundesärztekammer (1986) Kriterien des Hirntodes. Dtsch Ärztebl 83:2940–2946

Prognostischer Wert multimodaler evozierter Potentiale bei neurologischen Intensivpatienten

W. F. Haupt und *A. Schumacher*

Einleitung

Die Ableitung Medianus-evozierter somatosensibler kortikaler Potential (SEP) hat sich neben den akustisch evozierten Hirnstammpotentialen (AEP) und anderen elektrisch auslösbaren Hirnstammreflexen als wertvoller diagnostischer und prognostischer Test bei intensivbehandlungsbedürftigen Patienten erwiesen. Gegenüber dem EEG haben sich die evozierten Potentiale im allgemeinen als weniger empfindlich gegen elektrische Störungseinflüsse auf Intensivstationen erwiesen, der technische und apparative Aufwand ist zumindest nicht größer als für das EEG. Die geringere Beeinflussung durch Medikamenteneffekte hat sich für die evozierten Potentiale als vorteilhaft erwiesen.

Diagnostische Bedeutung

Die akustisch evozierten Hirnstammpotentiale erbringen Aussagen über den Funktionszustand des unteren Hirnstammes, insbesondere im Bereich von Medulla oblongata, Pons und Mesenzephalon. Die SEP erbringen bei supratentoriellen Läsionen erfahrungsgemäß eine brauchbare Aussage über die Funktion der untersuchten Hemisphäre. Durch zusätzliche Ableitung von spinalen SEP-Antworten kann die intakte Fortleitung von Reizen zum oberen Halsmark und von dort zur Hirnrinde bestimmt werden. Darüber hinaus kann die zentrale Überleitungszeit bestimmt werden, die ebenfalls eine prognostische Aussage erlaubt, wie bereits von mehreren Untersuchern festgestellt werden konnte. Die verschiedenen Lokalisationen von Hirnläsionen ergeben jeweils typische Befundkonstellationen evozierter Potentiale.

Prognostische Bedeutung

Das Ausmaß einer Hemisphärenschädigung läßt sich anhand der SEP-Veränderungen abschätzen, ein fehlendes SEP über der geschädigten Hemisphäre spricht für eine schlechte Rückbildungstendenz der Läsion. Bei hypoxischen Hirnschäden zeigt sich eine Korrelation zwischen Ausmaß der SEP-Veränderungen und Prognose.

Tabelle 1. Prognostische Bedeutung des bilateral erloschenen Medianus-SEP

Diagnose	n	bilateral erloschenes SEP		davon verstorben		davon apallische Syndrome	
Gefäßprozesse, hypoxische Hirnschäden	123	31	(25%)	29	(94%)	2	(6%)
Intrazerebrale Blutungen	68	18	(26%)	17	(94%)	1	(6%)
Schädel-Hirn Traumata	16	3	(19%)	3	(100%)	–	
Enzephalitiden	36	4	(11%)	4	(100%)	–	
Metabolische und toxische Komata	6	–		–		–	
Tumoren und Speicherkrankheiten	6	1	(16%)	1	(100%)	–	
Summe	255	57	(22%)	54	(95%)	3	(5%)

Ergebnisse

Wir sind der Frage nachgegangen, welche prognostische Bedeutung bilateral erloschenen kortikalen SEP-Antworten zukommt. Dazu haben wir die Ableitung von insgesamt 255 intensivbehandlungsbedürftigen Patienten ausgewertet. Die zugrunde liegenden primär zerebralen Erkrankungen sind in der Tabelle 1 wiedergegeben.

Von den Kranken mit Gefäßprozessen und bilateral erloschenem SEP verstarben 94% noch während der Behandlung auf der Intensivstation, bei den übrigen resultierten irreversible apallische Syndrome. Die Patienten mit Schädel-Hirn-Traumen, Meningoenzephalitiden sowie Tumoren und bilateral erloschenem SEP verstarben ebenfalls alle noch während der Behandlung auf der Intensivstation. Aus diesen Beobachtungen ergibt sich unmittelbar, daß ein bilateral erloschenes kortikales Medianus-SEP ein Zeichen einer ungünstigen Prognose darstellt. Beim Nachweis dieser Befundkonstellation ist in der Regel nicht mehr mit der Erholung des Patienten zu rechnen.

Einige Gesichtspunkte bedürfen einer genauen Betrachtung. Zunächst gingen wir der Frage nach, ob – gleichsam im Umkehrschluß zur obigen Feststellung – das erhaltene kortikale Medianus-SEP Zeichen einer günstigen Prognose ist. Hierzu zwei Falldarstellungen:

Sch.W., EP 418/87: Der 50jährige Mann erlitt am 27. 2. 1987 eine Subarachnoidalblutung mit Ventrikeleinbruch. Während des Beobachtungszeitraumes von 6 Wochen kam es zur Ausbildung eines apallischen Syndroms ohne Besserungstendenz. Das kortikale Medianus-SEP war während der gesamten Beobachtungsdauer sicher nachweisbar.

F.I., EP 394/87: Die 56jährige Frau erlitt am 22. 2. 1987 eine Subarachnoidalblutung und wurde bereits komatös aufgenommen. Während des Beobachtungszeitraumes von 5 Wochen bildete sich ein apallisches Syndrom aus. Das kortikale Medianus-SEP war bei allen Untersuchungen erloschen.

Beide Patienten erlitten eine Subarachnoidalblutung mit apallischem Syndrom, das Medianus-SEP war in einem Fall erhalten, im anderen jedoch erloschen. Das SEP ist also bei apallischen Syndromen nicht immer erloschen, des weiteren ist das erhaltene Medianus-SEP nicht als grundsätzlich günstiges Zeichen zu werten.

Weiter interessierte die Frage, ob auch bei disseminierten Erkrankungen des ZNS und umschriebenen Hirnstammprozessen dem bilateral erloschenen Medianus-SEP die gleiche prognostische Bedeutung zukommt wie zuvor dargestellt.

F.U., EP 403/83: Eine Patientin mit schwerer Encephalomyelitis disseminata mit Hirnstammbeteiligung zeigte schwere Veränderungen der akustisch evozierten Hirnstammpotentiale und ein bilateral erloschenes kortikales Medianus-SEP. Bei dieser Patientin muß man annehmen, daß es zu einer selektiven Unterbrechung der somatosensiblen Bahnen im Bereich des Hirnstammes gekommen ist. Somit dürfte der Mechanismus des SEP-Verlustes anders sein als bei supratentoriellen Läsionen. Die Patientin überlebte ihre Erkrankung, wenn auch mit schwerem neurologischen Defektsyndrom.

H.M., EP 800/87: Die Patientin erlitt am 21. 6. 1987 eine Ponsblutung. Über einen Zeitraum von 2 Wochen war die Kranke komatös und beatmungspflichtig. Bei wiederholter Untersuchung bestanden bilateral erloschene kortikale Medianus-SEP mit jeweils nachweisbarem spinalen SEP in Höhe C2 (Abb. 1). Dennoch kam es nach einmonatiger Behandlungs-

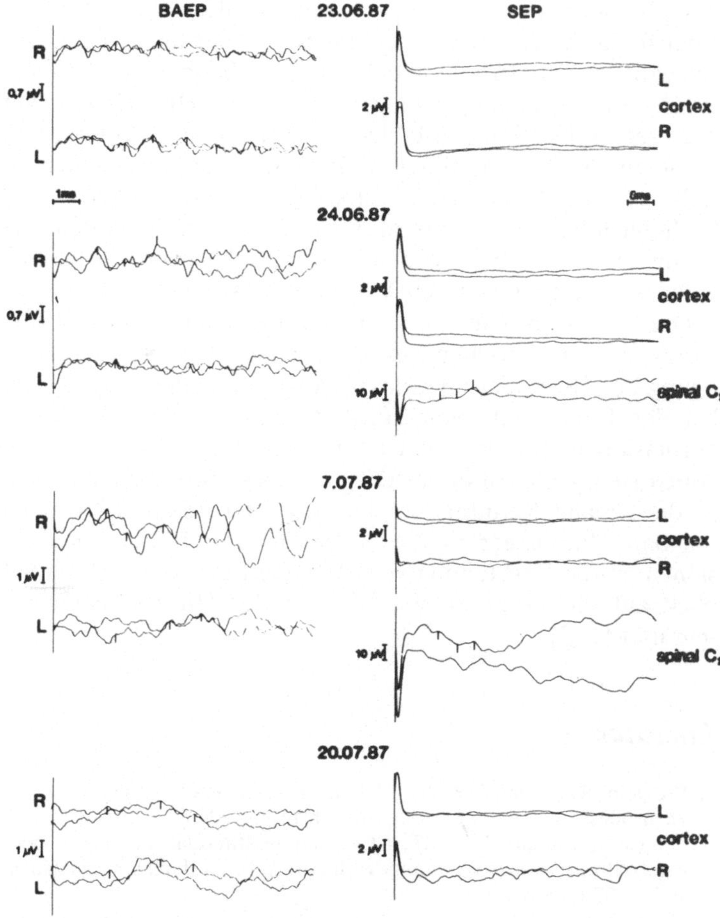

Abb. 1. Ponsblutung mit erloschenem Medianus-SEP und Kommunikationsfähigkeit

dauer zu einer Besserung, die Patientin war danach kommunikationsfähig und in der Lage, auf Aufforderung die linke Hand zu bewegen. Im EEG fand sich stets eine – wenn auch nur geringe, aber sichere – Reaktion auf exterozeptive Reize. Da dieser Fall erst Mitte 1987 beobachtet wurde, ist er in der Statistik (Tabelle 1) nicht enthalten.

Bei umschriebenen Hirnstammläsionen, etwa auch im Rahmen disseminierter entzündlicher Prozesse, muß die eingeschränkte prognostische Bedeutung des bilateral erloschenen Medianus-SEP berücksichtigt werden.

Diskussion

Verschiedene Autoren haben sich zur Frage der prognostischen Bewertung des bilateral erloschenen kortikalen Medianus-SEP geäußert. So gaben Ganes u. Lundar [2] bei 70 komatösen Kranken an, daß alle Patienten mit bilateral erloschenem kortikalen Medianus-SEP innerhalb weniger Tage verstarben. Rumpl [6] verweist darauf, daß bei primär traumatischen Schäden im Bereich des Hirnstammes erloschene kortikale SEP-Antworten keineswegs Zeichen einer infausten Prognose sein brauchen. Hier hat er nach vielen Monaten noch gelegentlich eine Erholung der Patienten beobachten können. Bei hypoxischen sowie bei supratentoriellen traumatischen Hirnschäden zeigen jedoch auch nach seinen Ergebnissen fehlende kortikale SEP-Antworten eine infauste Prognose an. Auch Jörg [4] hat bei Patienten mit hypoxischen Hirnschäden festgestellt, daß die Patienten nicht überleben, wenn das kortikale SEP erloschen ist. Schließlich haben Riffel et al. [5] Befunde von 52 Patienten mit Schädel-Hirn-Traumen mitgeteilt, von denen 15 Kranke primär erloschene kortikale SEP aufwiesen und im weiteren Verlauf verstarben.

Der Nachweis von im Verlauf erloschenen evozierten Potentialen ist bei Vorliegen der klinischen Zeichen des Hirntodsyndroms als Methode zur Bestätigung des Hirntodes anerkannt. Auch hier gelten erhebliche Einschränkungen bei der Beurteilung von Hirntodsyndromen infolge primär infratentorieller Hirnläsionen. Bei der Beurteilung des prognostischen Wertes kortikaler SEP-Antworten wie auch in der Diagnose des Hirntodes mit evozierten Potentialen ist die genaue Kenntnis der Ursache und Lokalisation der Schädigung unabdingbare Voraussetzung für die Beurteilung. Bei umschriebenen Hirnstammläsionen ist die Beurteilung von Befunden evozierter Potentiale sowohl im Hinblick auf die Prognose wie auch in der Hirntoddiagnostik erheblich eingeschränkt [1, 3].

Literatur

1. Frowein RA, Gänshirt H, Richard K-E, Hamel E, Haupt WF (1987) Kriterien des Hirntodes: Dritte Generation. Anästh Intensivther Notfallmed 22:17–20
2. Ganes T, Lundar T (1987) EEG and multimodal evoked responses in comatose and cerebral unresponsive patients with severe brain damage. Electroenceph Clin Neurophysiol 66:37 (Abstr)
3. Haupt WF (1987) Multimodale evozierte Potentiale und Hirntod. Voraussetzungen, Aussagen und Probleme. Nervenarzt 58:653-657

4. Jörg J (1986) Prognosestellung im Koma und das Syndrom des Hirntodes. Intensivmedizin 23:388–395
5. Riffel B, Stöhr M, Graser W, Ullrich A, Trost E (1986) SEP beim Schädel-Hirntrauma: Initialbefund und Verlauf. Z EEG EMG 17:164 (Abstr)
6. Rumpl E (1985) Anwendung der SEP in der Intensivmedizin. Akt Neurol 12:53–57

Multimodale elektrophysiologische Komaskala (MECS) als prognostisches Kriterium bei Hirnstammprozessen

K.-F. Druschky, G. Pfurtscheller, M. J. Hilz, P. Wack, B. Neundörfer, G. Litscher und *H. G. Brinkmann*

Einleitung

Die Bedeutung der evozierten Potentiale bei der Untersuchung von neurologischen Intensivpatienten wurde von verschiedenen Arbeitsgruppen betont [2, 4, 5, 6, 12, 13]. Eine besondere Hilfe stellt die Ableitung evozierter Potentiale beim Vorliegen primärer Hirnstammläsionen dar [5]. In der vorliegenden Untersuchung wurde erstmals der Versuch unternommen, bei Patienten mit ausgeprägten Hirnstammschädigungen nach Ableitung multimodal evozierter Potentiale eine elektrophysiologische Komaskala aufzustellen und die Ergebnisse für prognostische Fragestellungen einzusetzen.

Krankengut und Methodik

In die Untersuchungen wurden 22 Patienten, 10 Frauen und 12 Männer im Alter zwischen 31 und 81 Jahren, einbezogen. In 14 Fällen lag eine Basilaristhrombose mit überwiegend pontomesenzephalen Symptomen vor, 5 der Patienten wiesen eine Ponsblutung und 4 Kranke einen Hirnstamminfarkt auf (Tabelle 1). Die Patienten wurden in 2 Gruppen eingeteilt: die erste Gruppe bestand aus 7 Kranken, die von der Intensivstation auf die Allgemeinstation oder in ein anderes Krankenhaus verlegt werden konnten und damit ein zunächst günstigeres Remissionsergebnis aufwiesen. Die 15 Kranken der zweiten Gruppe verstarben in einem Zeitraum zwischen 6 h und 97 Tagen auf der Intensivstation.

Tabelle 1. Krankengut (n = 22, Alter 57,8 ± 14,2 Jahre)

„gute Prognose" (n = 7)	
Basilaristhrombose	2
Hirnstamminfarkt	3
Ponsblutung	2
„schlechte Prognose" (n = 15)	
Basilaristhrombose	12
Ponsblutung	3

Tabelle 2. Multiparametrische elektrophysiologische Komaskala (MECS)

– ECS1	Elektroenzephalographische Komaskala 1 (Alpha-Frequenz)
– ECS2	Elektroenzephalographische Komaskala 2 (Verhältnis Theta/Beta)
– VCS	Visuelle Komaskala für die Beurteilung der VEP
– BCS	Brainstem-Komaskala für die Klassifizierung der AEHP
– SCS	Somatosensorische Komaskala zur Bewertung der SEP

Die elektrophysiologischen Untersuchungen erfolgten mit einem multifunktionellen Meßplatz, bestehend aus einem 10-Kanal-EEG-Gerät (Mingograph, Siemens), einem PDP-11/23-Computer, einem Terminal und einem Printer sowie verschiedenen Stimulationseinheiten (Meßmethoden und Normbereiche s. [9, 13]).

Für die Erstellung einer multimodalen elektrophysiologischen Komaskala wurden 5 Subskalen zusammengefaßt (Tabelle 2). Als EEG-Parameter fanden die Alpha-Frequenz und das Verhältnis Theta/Beta Verwendung. Zudem wurden VEP (Ableitungen über Vertex und okzipital), AEP und mechanisch evozierte SEP einbezogen. In jeder Unterskala wurden 0–2 Punkte vergeben, so daß die Punkteskala der multimodalen elektrophysiologischen Komaskala von 0–10 reichte. 10 stellte die schlechteste, 0 die beste Bewertung des neurophysiologischen Status dar.

Elektroenzephalographische Komaskala

Der elektroenzephalographischen Komaskala 1 lag die altersabhängige Alpha-Mittelfrequenz zu Grunde. Eine altersspezifische Frequenz innerhalb der 2fachen Standardabweichung wurde als normal angesehen, bei altersspezifischen Frequenzen zwischen der 2- und 3-Sigma-Grenze wurden 1 Punkt, bei Frequenzen oberhalb der 3-Sigmagrenze oder fehlendem Peak im EEG-Spektrum 2 Punkte gegeben. Als Normalkollektiv dienten 50 Vergleichspersonen aus Graz.

Als weiterer EEG-Parameter (elektroenzephalographische Komaskala 2) wurde nach Berechnung von Leistungssspektren das Verhältnis der Theta/-Beta-Leistung in den zentralen Ableitungen CZ-C3 und CZ-C4 einbezogen, wobei der frühere, also der abnormere Wert verwendet wurde. Ein Theta/-Beta-Leistungsverhältnis innerhalb der 2-Sigma-Grenze wurde als normal gewertet, ein Leistungsverhältnis zwischen 2 und 3 Sigma als leicht abnormal. Lag das Leistungsverhältnis oberhalb der 3-Sigma-Grenze oder war das EEG isoelektrisch, wurde der Befund als schwer abnormal gekennzeichnet.

Visuelle Komaskala

Für die visuelle Komaskala wurden sowohl die über der okzipitalen Region abgeleiteten VEP herangezogen, wie auch über dem Vertex erhaltene VEP.

Das Vertex-VEP korreliert mit der Komatiefe und erscheint beim komatösen Patienten meist stark gedämpft, während das okzipitale VEP erhalten bleibt [10].

Für die Erstellung der visuellen Komaskala wurde ein Quotient zwischen Vertex-VEP und okzipitalem VEP gebildet, der zentrookzipitales Verhältnis, also COR, genannt wurde. Ein COR größer als 1 oder gleich 1 entsprach dem Normalbereich, als leicht abnormal wurden Werte zwischen 0,5 und kleiner als 1,0 angesehen, als schwer abnormal ein COR kleiner als 0,4 oder ein fehlendes Potential.

Brainstem-Komaskala

Für die Bewertung der akustisch evozierten Hirnstammpotentiale wurde eine relativ grobe Klassifizierung nach drei Gruppen durchgeführt. Waren AEP beider Ohren vorhanden, wurde das schlechtere Potential gewertet. Normalbefunde lagen vor, wenn alle Komponenten vorhanden und im Normbereich waren. Eine Latenzverlängerung über die 2,5 Sigma-Schranke oder ein Verlust der Komponenten 4 und 5, oder 5, wurden als leicht abnormal, der Verlust aller Komponenten oder die Präservierung der Komponente 1 als schwer abnormal gewertet.

Somatosensorische Komaskala

Für die SEP-Beurteilung wurde das Vertex-SEP (CZ-Ohr) verwendet, welches in der Mitte von Abb. 1 erkennbar ist. Die Klassifikation der späten SEP-Komponenten erfolgte ebenfalls mit einer 3teiligen Skala, wobei als normal ein Signalstörverhältnis [9, 10, 12] größer als 6,1 bewertet wurde. Werte zwischen 2,6 und 6,1 wurden als abnormal und ein nichtvorhandenes oder fragliches SEP mit einem Wert unter 2,6 als schwer abnormal bezeichnet.

Ergebnisse

Die Ergebnisse der elektrophysiologischen Komaskala 1 gehen aus Abb. 2 hervor. Die leeren Rechtecke entsprechen 15 Normalpersonen aus Graz. 8 unserer 22 Patienten lagen im Normbereich, 5 wurden als leicht abnormal und 9 als schwer abnormal eingeordnet. In 5 Fällen ließ sich im EEG-Spektrum kein Peak nachweisen.

Die Auswertung der über dem Vertex und okzipital abgeleiteten VEP ergab abnormale Befunde bei 19 der 16 auf der Intensivstation verstorbenen Patienten.

Die Beurteilung der AEP ergab, daß 4 der Patienten mit „guter Prognose" normale AEP zeigten. In der Gruppe „schlechte Prognose" war bei 5 Patienten beiderseits kein AEP vorhanden, bei 2 Patienten waren einseitig alle Kompo-

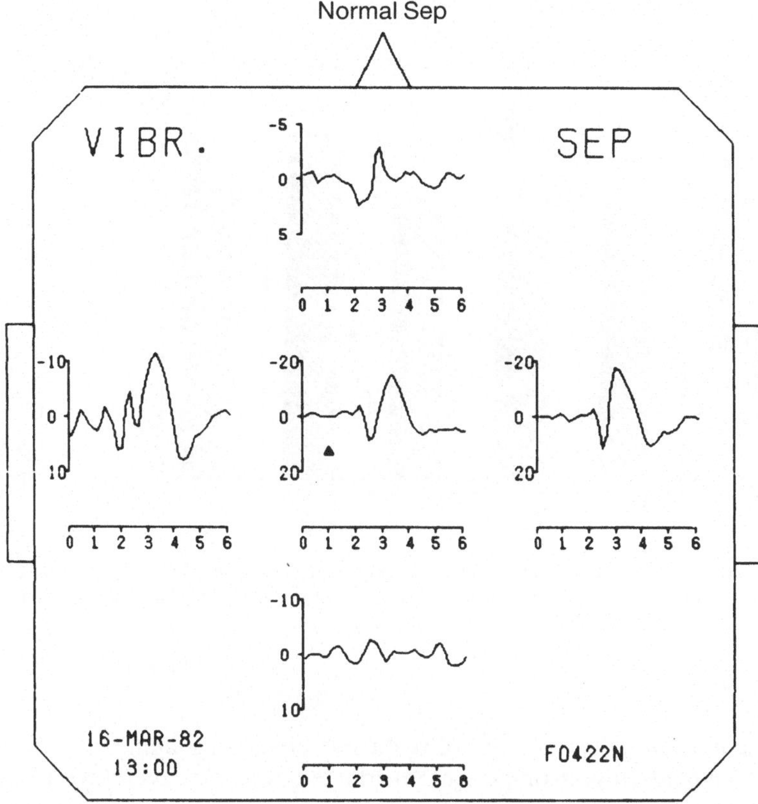

Abb. 1. Topographische Verteilung der SEP bei einer Vergleichsperson. Bipolare Ableitungen erfolgten frontal (F4-F3), zentral (Cz-C3, Cz-C4) und okzipital (02-0,1). Das Potential in der Mitte ist das Vertexpotential (Cz-Ohr)

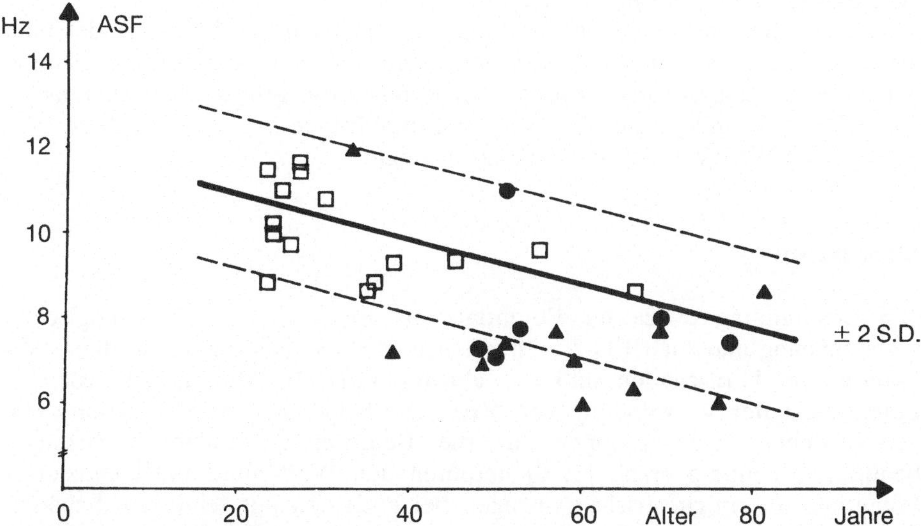

Abb. 2. Elektroenzephalographische Komaskala 1. Alpha-Mittelfrequenz. □ Vergleichspersonen, ● gute Prognose, ▲ schlechte Prognose

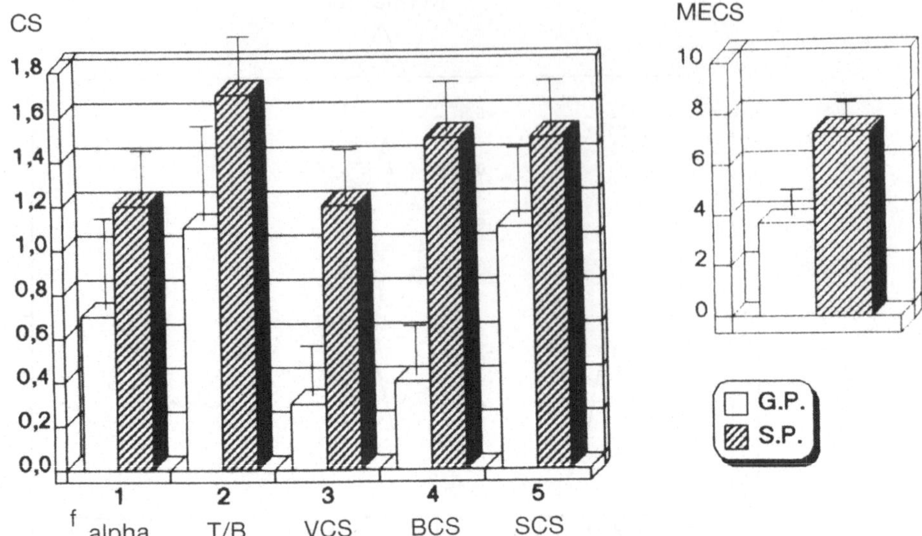

Abb. 3. Multimodale elektrophysiologische Komaskala (MECS). Vergleich der Subskalen. Die schraffierten Säulen entsprechen den Ergebnissen der Patienten mit schlechter Prognose

nenten ausgelöscht. Alle übrigen mit einer Ausnahme wiesen einseitige und/ oder beidseitige Komponentenverluste oder Latenzverlängerungen auf.

Die Auswertung der späten SEP ergab, daß in der Subgruppe mit „schlechter Prognose" bei 10 Kranken keine SEP vorhanden oder die SEP nur fraglich zu klassifizieren waren, in der Subgruppe mit „guter Prognose" zeigten sich derartige Befunde nur bei 2 Patienten.

Abb. 3 zeigt eine Gegenüberstellung der einzelnen Subskalen. Bildet man die Summe der angeführten Teilbewertungen, so zeigt sich, daß die Gruppe der Patienten mit zunächst günstigerem Remissionsergebnis einen Skalenwert von 3,7 ± 1,3 Punkten aufwies, während die Gruppe mit der schlechten Prognose einen Wert von 7,1 ± 2,3 Punkten zeigte.

Diskussion

Die Bestimmung evozierter Potentiale als Ergänzung zur neurologischen Untersuchung und zur EEG-Ableitung ermöglicht Rückschlüsse auf die Lokalisation von Hirnschäden und die Hirnfunktion [2]. Multimodal evozierte Potentiale unter Verwendung von VEP, AEP und SEP wurden bereits von verschiedenen Arbeitsgruppen für die Beurteilung komatöser Zustände benützt. Greenberg et al. [3, 8] betonten den Wert multimodal evozierter Potentiale für prognostische Aussagen bei Patienten mit schwerem Schädel-Hirn-Trauma. Ähnliche Erfahrungen liegen auch von Anderson et al. [1] und Lindsay et al. [7] vor.

Für die Beurteilung von Hirnstammläsionen finden zumeist AEP und frühe SEP Verwendung [2, 5, 6], da der primäre Leitungsweg in beiden Fällen den Hirnstamm passiert. Haupt [6] fand bei intensivpflichtigen infratentoriellen Gefäßprozessen in 95% der Untersuchungen pathologische Befunde als Hinweis auf einen Zusammenhang zwischen Erkrankungsschwere und Häufigkeit der Veränderung von AEP.

Bei unserem Untersuchungsprogramm wurden späte SEP nach mechanisch ausgelösten Vibrationsreizen mit Latenzen bis 500 ms verwendet. Die Generierung der späten Komponenten setzt einen mehr oder weniger intakten Leitungsweg voraus und wird von thalamischen und retikulären sowie intrakortikalen Projektionen beeinflußt [12]. Die späten Komponenten bieten deshalb für Funktionsmessungen an komatösen Patienten Vorteile, weisen jedoch eine vermehrte Empfindlichkeit gegenüber dem Einfluß von Sedativa auf. Das von uns untersuchte Patientenkollektiv wurde zu den jeweiligen Untersuchungszeitpunkten nicht mit Sedativa in relevanten Dosierungen behandelt.

Neben späten SEP und AEP wurden VEP und EEG-Analysen entsprechend einem von der Abteilung für Medizinische Informatik des Instituts für Elektro- und Biomedizinische Technik der Technischen Universität Graz übernommenen Meßprogramm durchgeführt.

Über der okzipitalen Region abgeleitete VEP haben bei der Untersuchung von Patienten mit Hirnstammprozessen nur eine untergeordnete Bedeutung, da der primäre Leitungsweg nicht durch den Hirnstamm führt.

Pfurtscheller et al. [10] konnten nach Registrierung des okzipitalen und des Vertex-VEP zeigen, daß das Vertex-VEP beim tiefkomatösen Patienten meist stark gedämpft erscheint, wobei im tiefen Koma die VEP über weite Bereiche des Schädels nicht oder nur in geringem Maße ableitbar und über der Sehrinde erhalten sind. Für die Modulation des Vertex-VEP in Abhängigkeit des Bewußtseinsverlustes werden extragenikulo-kalkarine Verbindungen über die oberen Schichten des Colliculus superior im Hirnstamm verantwortlich gemacht, wobei diese tectalen Verbindungen und die vom Hirnstamm aszendierenden Projektionen für die Veränderung des Vertex-VEP in Abhängigkeit des Bewußtseinsverlustes verantwortlich sein sollen, so daß die kombinierte Beurteilung von okzipitalem VEP und Vertex-VEP auch bei Hirnstammläsionen sinnvoll erscheint.

Betrachtet man die Ergebnisse der von uns zusammengestellten multimodalen elektrophysiologischen Komaskala, so zeigt sich, daß in allen 5 Untergruppen von den beiden Kollektiven mit „guter Prognose" und „schlechter Prognose" deutliche Punktunterschiede erzielt wurden. Auch unter Berücksichtigung der Tatsache, daß die Anzahl der untersuchten Patienten nur gering war und die Gruppe mit „schlechter Prognose" aufgrund der Grunderkrankung deutlich überwog, sprechen die Ergebnisse für eine prognostische Bedeutung multimodal evozierter Potentiale und quantitativer EEG-Untersuchungen bei Patienten mit Hirnstammläsionen. Ein niedriger Punktwert in der MECS spricht aufgrund der bisherigen Erfahrungen für ein günstigeres Remissionsergebnis. Bei derartigen Patienten sollten die intensivmedizinischen Möglichkeiten ausgeschöpft werden. Primär hohe Punktwerte können in etwaige Überlegungen zur Limitierung in weitere intensivmedizinische Maßnahmen einbezogen werden.

Literatur

1. Anderson DC, Bundlie S, Rockswold GL (1984) Multimodality evoked potentials in closed head trauma. Arch Neurol 41:369–374
2. Ferbert A, Riffel B, Buchner H, Ullrich A, Stöhr M (1985) Evozierte Potentiale in der neurologischen Intensivmedizin – eine Standortbestimmung. Aktuel Neurol 12:193–198
3. Greenberg RP, Newlon PG, Hyatt MS, Narayan RK, Becker DP (1981) Prognostic implications of early multimodality evoked potentials in severely head-injured patients. J Neurosurg 55:227–236
4. Hacke W (1985) Neuromonitoring. J Neurol 232:125–133
5. Hacke W (1986) Clinical relevance of multimodal assessment of brainstem functions in severe vascular brainstem lesions. In: Kunze K, Zangemeister WH, Arlt A (eds) Clinical problems of brainstem disorders. Thieme, Stuttgart, pp 101–110
6. Haupt FW (1988) Evozierte Potentiale bei Hirnstammprozessen. Thieme, Stuttgart
7. Lindsay KW, Carlin J, Kennedy I, Fry J, McInnes A, Teasdale GM (1981) Evoked potentials in severe head injury – analysis and relation to outcome. J Neurol Neurosurg Psychiatry 44:786–802
8. Newlon PG, Greenberg RP, Hyatt MS, Enas GG, Becker DP (1982) The dynamics of neuronal dysfunction and recovery following severe head injury assessed with serial mustimodality evoked potentials. J Neurosurg 57:168–177
9. Pfurtscheller G, Druschky K-F, Kamp H-D et al (1987) Multimodal evozierte Potentiale und Herzratenvariabilität bei komatösen Patienten – Teil 1: Meßmethode und Normbereiche. Z EEG EMG 18:108–114
10. Pfurtscheller G, Schwarz G, Gravenstein N (1985) Clinical relevance of long-latenly SEPs and VEPs during coma and emergence from coma. Elektroencephalogr Clin Neurophysiol 62:88–98
11. Pfurtscheller G, Schwarz G, List W (1986) Long-lasting EEG reactions in comatöse patients after repetitive stimulation. Electoencephalogr Clin Neurophysiol 64:402–410
12. Pfurtscheller G, Schwarz G, Pfurtscheller B, List W (1983) Computerunterstützte Analyse von EEG, evozierten Potentialen, EEG-Reaktivität und Herzfrequenzvariabilität an komatösen Patienten. Z EEG EMG 14:66–73
13. Schwarz G, Pfurtscheller G, Kopp W, Litscher G, Druschky K-F, List WF (1988) Multimodal evozierte Potentiale und Herzratenvariabilität bei komatösen Patienten – Teil 2: Visuell evozierte Potentiale und computertomographische Befunde. Z EEG EMG 19:65–70

Blink- und Masseterreflex bei hypoxisch bedingten Hirnstammschäden

E. Rumpl, M. Prugger, F. Badry und *F. Gerstenbrand*

Einleitung

Die Verbesserung der Reanimationstechniken hat die Überlebenschancen von Patienten mit zerebralen Hypoxien, insbesondere nach Herzstillstand, entscheidend erhöht. Wenn ein Herzstillstand länger als 1–2 min andauert, treten Veränderungen der Bewußtseinslage und der Körperhaltung auf. Die ersten irreversiblen Ganglienzellschäden werden nach 3–5 min zerebraler Anoxie/Ischämie beobachtet und sind in den phylogenetisch jüngsten Arealen des Gehirns im Kortex und Hippocampus nachzuweisen [1]. Bei Fortbestehen der Anoxie treten auch Schäden in resistenteren Gebieten, so den Hirnstammstrukturen auf. Nach schwerer zerebraler Hypoxie/Ischämie entwickeln viele Patienten ein apallisches Syndrom [6] mit der typischen Bewußtseinslage eines Coma vigile. Die Patienten sind dabei wach, Bewußtseinsinhalte fehlen jedoch. Die Atmung ist spontan, Hirnstammreflexe können jedoch fehlen oder abnorm verändert sein.

Aufgrund genauer anatomischer und klinischer Studien [11, 16, 17, 18, 25] kann der Masseterreflex (M-R) als einfacher elektrophysiologischer Test für Störungen auf pontomesenzephaler, der Blinkreflex (B-R) als ebensolcher für Störungen auf pontomedullärer Ebene angesehen werden [22]. Der M-R und die unilaterale R_1-Antwort des B-R repräsentieren einen oligosynaptischen Reflex, während die R_2-Komponenten des B-R auf polysynaptisch aufgebauten Reflexwegen entstehen [15]. In dieser Studie soll die Frage untersucht werden, in welchem Umfang diese Reflexe bei schweren zerebralen Hypoxien/Ischämien gestört sind und damit das Ausmaß der Hirnstammschädigung belegen können.

Patientengut und Methode

Bei 40 Patienten nach schwerer zerebraler Hypoxie/Ischämie wurden B-R-Untersuchungen durchgeführt, bei 38 Patienten wurde diese Untersuchung durch eine Analyse des M-R ergänzt. 11 Patienten wurden 7–9 Tage nach dem Akutereignis untersucht, bei den übrigen fand die Untersuchung 1–12 Monate – im Mittel 3,8 Monate – nach dem die Hypoxie auslösenden Ereignis statt. Die Untersuchung erfolgte somit nach Abklingen der akuten Behandlungsphase zu einem Zeitpunkt, wo keine sedierenden Medikamente verabreicht wurden. 9 Patienten boten zum Zeitpunkt der Untersuchung die Symptomatik eines prolongierten Mittelhirnsyndroms [7], 31 Patienten waren einem apallischen Syndrom oder frühen Remissionsphasen nach apallischem Syndrom [6] zuzuordnen. Bei der Untersuchung wurde darauf geachtet, daß sie in einer Wachphase des apallischen Syndroms oder in einem „aroused state" im Falle des prolongierten Mittelhirnsyndroms erfolgte [23]. Die Prognose der Patienten wurde in gute Wiederherstellung, mäßiggradige Behinderung, schwere Behinderung, apallisches Syndrom und Tod unterteilt [10]. Die Gruppe gute Wiederherstellung und mäßiggradige Behinderung wurde in einer Kategorie zusammengefaßt.

Die elektromyographische Analyse des B-R erfolgte nach mechanischer und elektrischer Einzelreizstimulation unter den bereits früher beschriebenen Ableitbedingungen [23]. Durch die technisch bedingte Verzögerung zwischen mechanischer Stimulation und Triggerung der Oszilloscopablenkung mußten alle Latenzzeiten nach mechanischer Stimulation um 2 ms verlängert werden. Diese Verzögerung wurde auch bei der Messung der M-R-Antwort berücksichtigt, da der M-R ebenfalls mechanisch durch einen starken Stimulus des Medelec-Reflexhammers ausgelöst wurde. Die Antworten über den Massetermuskeln wurden mit Oberflächenelektroden abgeleitet [19].

Als Abnormitäten des B-R wurde ein Fehlen sämtlicher Komponenten (R_1, R_2, R_{2i}), das Fehlen oder die Verzögerung der R_1-Komponente (über 12 ms), das Fehlen der R_2-Komponenten oder deren Nachweis mit nur minimaler Amplitude, gewertet.

Der M-R war abnorm, wenn uni- oder bilateral eine Antwort fehlte, eine uni- oder bilaterale Verzögerung der Latenzzeit auf über 8 ms (Normwerte Frauen 6,2 ± 0,7, Männer 6,8 ± 0,9 ms), das Amplitudenverhältnis (AR) über 1,5, d. h. die Antwort über einem Massetermuskel in ihrer Amplitude deutlich reduziert war, oder eine deutliche Amplitudendifferenz verbunden mit einer einseitigen Verzögerung der Latenzzeit vorlag. Ebenso wurden Seitendifferenzen von mehr als 0,5 ms als abnorm gewertet.

Ergebnisse

B-R-Untersuchungen

Nach mechanischer Stimulation zeigten nur die Patienten, die eine persistierende apallische Symptomatik entwickelten oder verstarben, ein einseitiges oder bilaterales Fehlen sämtlicher Komponenten (Abb. 1a, b). Auch das bilaterale Fehlen der R_2-Komponenten war an eine schlechte Prognose (schwere Behinderung, apallisches Syndrom oder Tod) gebunden. Ebenso zeigten sich abnorme R_1-Antworten nur in diesen Prognosekategorien (Abb. 3a). Die Patienten mit guter Erholung/mäßiggradiger Behinderung sind zu einem relativ frühen Zeitpunkt, 7 Tage nach dem Initialereignis untersucht worden. Auch die Zahl der R_2-Komponenten mit minimaler Amplitude ist bei Patienten mit schlechter Prognose hoch (Abb. 2a, b). Nur 8% der Patienten mit apallischem

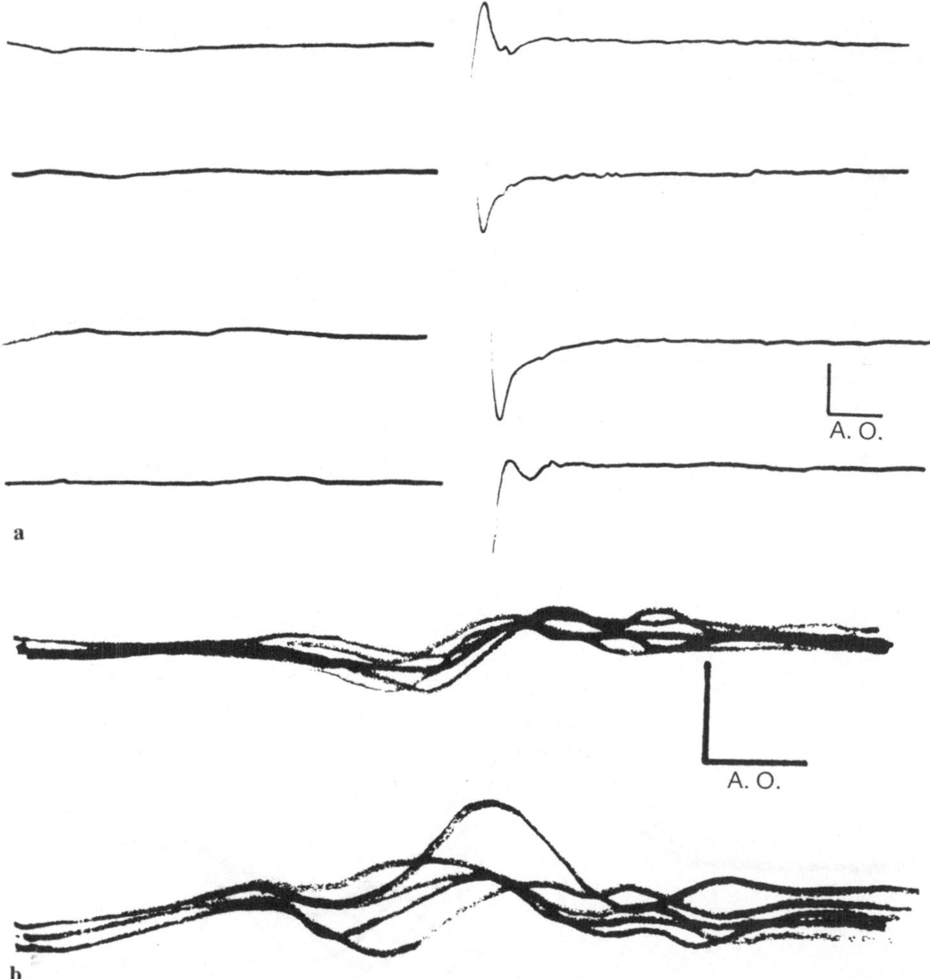

Abb. 1a, b. Patientin A.O., 42 Jahre; Strangulation. **a** Fehlende Blinkreflexantworten sowohl nach mechanischer *(linke Seite)* als auch nach elektrischer Stimulation *(rechte Seite);* nach elektrischer Stimulation ist die direkte Muskelantwort zu erkennen. **b** Masseterreflex: niederamplitudige Antwort bei normalen Latenzzeiten. – Prognose: Tod

Syndrom zeigten normale Antworten nach mechanischer Stimulation (Tabelle 1).

Nach elektrischer Stimulation zeigte sich ein ähnliches Verhalten in der Gesamtheit der abnormen Antworten. Allerdings fällt eine Zunahme der überhaupt fehlenden Komponenten, besonders aber der fehlenden R_2- und R_{2i}-Komponenten auf (Tabelle 2, s. Abb. 2a, 3a). In der Gruppe Tod sind mit dieser Auslösetechnik keine normalen Antworten zu erhalten.

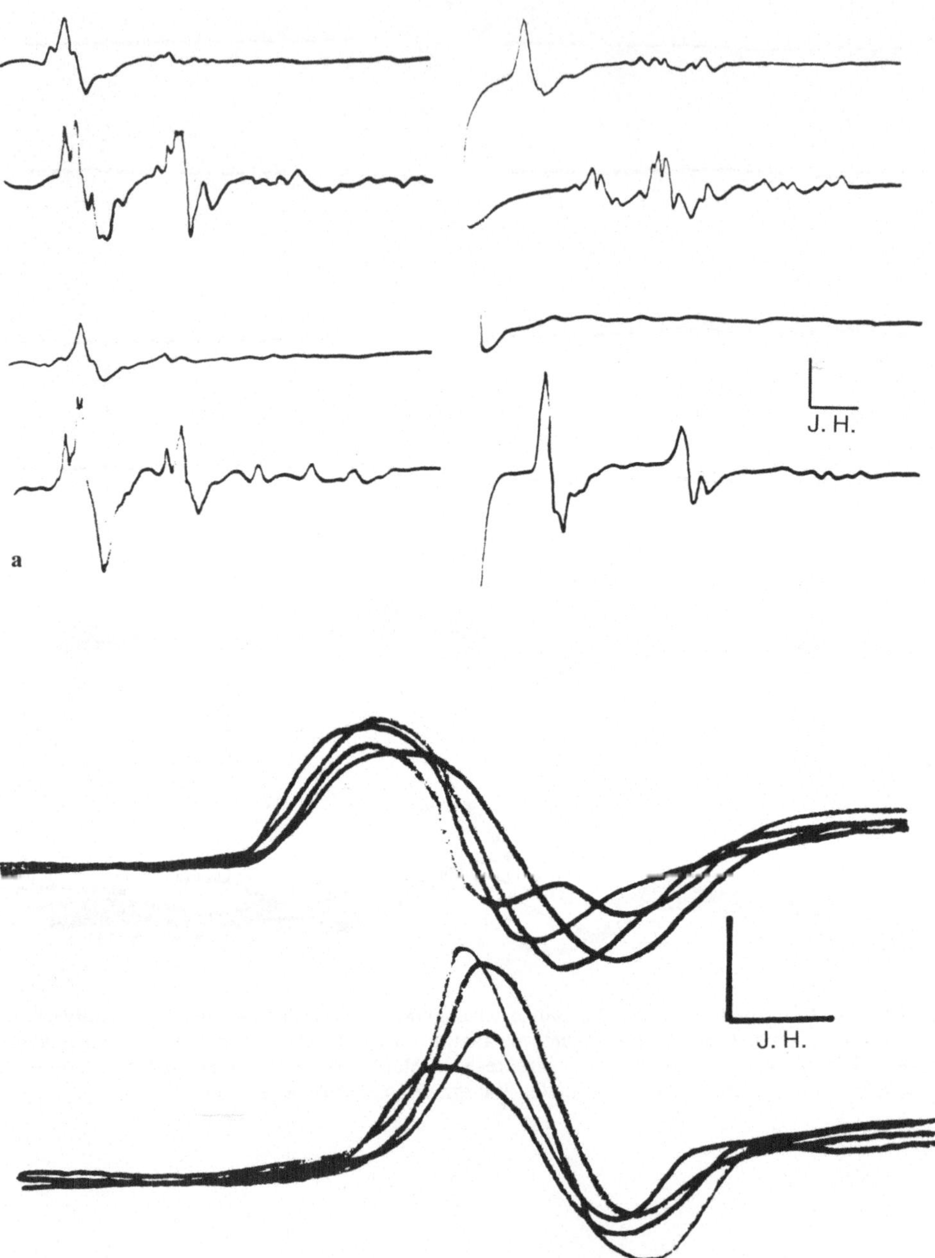

Abb. 2a, b. Patient J.H., 27 Jahre; Stromunfall. **a** Blinkreflex nach mechanischer Stimulation *(linke Seite):* minimale Amplitude der direkten R$_2$-Komponente nach rechtsseitiger Stimulation, ebenso minimale Amplitude der R$_{2i}$-Komponente nach linksseitiger Stimulation. Blinkreflex nach elektrischer Stimulation *(rechte Seite):* minimale Amplitude der direkten R$_2$-Komponente nach rechtsseitiger Stimulation, fehlende R$_{2i}$-Komponente nach linksseitiger Stimulation. **b** Masseterreflex: linksseitige Latenzverzögerung um 0,2 ms (als normal gewertet). – Prognose: Mäßiggradige Behinderung

Tabelle 1. Abnorme Befunde des B-R nach mechanischer Stimulation, bezogen auf die Prognose der Patienten. Überhaupt fehlen R_1-, R_2- und R_{2i}-Komponenten nur bei Patienten, die ein persistierendes apallisches Syndrom entwickeln oder versterben; nur 8% der Patienten mit apallischem Syndrom haben normale Antworten

Blinkreflex Mechanische Stimulation		R_1, R_2, R_{21} fehlend		R_2 fehlend		R_{2i} fehlend		R_1 abnormal		R_2 minimale Amplitude		R_{2i} minimale Amplitude		nor-mal	%
Prognose	N	Unilat.	Bilat.	Unilat.	Bilat.	Unilat.	Bilat.	Unilat.	Bilat.	Unilat.	Bilat.	Unilat.	Bilat.		
Gute Wiederh. Mässiggrad. Behinderung	2					1				1					
Schwere Behinderung	7				1	1	1		2	1		1	1	2	
Apallisches Syndrom	24	1	2	3	4	2	6	1	5	3	3	3	3	2	8
Tod	7		3		2		2							2	

Tabelle 2. Abnorme Befunde des B-R nach elektrischer Stimulation, bezogen auf ihre Prognose. Fehlende R_1-, R_2- und R_{2i}-Komponenten nur bei Patienten, die ein persistierendes apallisches Syndrom entwickeln oder versterben; nur 8% der Patienten mit apallischem Syndrom haben normale Antworten nach elektrischer Stimulation; gleicher Prozentsatz an abnormen Befunden wie nach mechanischer Stimulation, jedoch wesentlich häufiger fehlende R_2- und R_{2i}-Komponenten als nach mechanischer Stimulation

Blinkreflex Elektrische Stimulation		R_1, R_2, R_{2i} fehlend		R_2 fehlend		R_{2i} fehlend		R_1 abnormal		R_2 minimale Amplitude		R_{2i} minimale Amplitude		nor-mal	%
Prognose	N	Unilat.	Bilat.	Unilat.	Bilat.	Unilat.	Bilat.	Unilat.	Bilat.	Unilat.	Bilat.	Unilat.	Bilat.		
Gute Wiederh. Mässiggrad. Behinderung	2					1				2		1			
Schwere Behinderung	7			1	1	1	3			1	1	1		2	
Apallisches Syndrom	24	3	3	2	8	4	9	2	1	3	2	3	2	2	8
Tod	7	4		2		2				2		1	1		

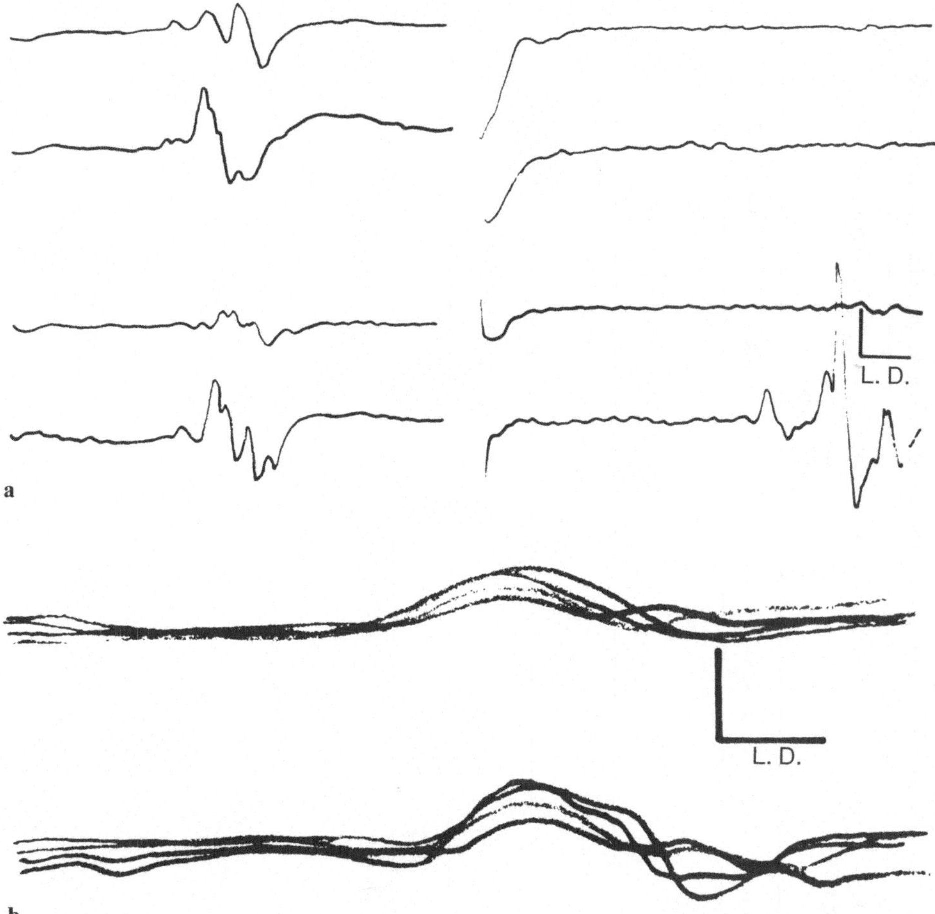

Abb. 3a, b. Patient L.D., 55 Jahre; Asystolie bei Myokardinfarkt. **a** Blinkreflex nach mechanischer Stimulation *(rechte Seite):* sowohl nach rechts- als auch nach linksseitiger Stimulation fehlende R_1-Komponenten. Nach elektrischer Stimulation *(linke Seite):* fehlende Antworten bei Reizung rechts supraorbital, nach linksseitiger Stimulation verzögerte direkte R_2-Komponente, fehlende R_1- und R_{2i}-Komponente. *b* Masseterreflex: extreme Verzögerung der Latenzzeiten (9,4, 9,8 ms). – Prognose: Persistierendes apallisches Syndrom.

M-R-Untersuchungen

Ein uni- oder bilaterales Fehlen der M-R-Antworten ist nur bei Patienten mit persistierendem apallischen Syndrom oder Tod zu beobachten. Auch bilaterale Verzögerungen der Latenzzeiten über 8 ms sind nur bei Patienten mit schlechter Prognose zu sehen (Abb. 3b). Bei Patienten, die versterben, kann keine normale Antwort abgeleitet werden. 43% der Patienten mit apallischem Syndrom haben aber einen normalen M-R (Tabelle 3).

Tabelle 3. Abnorme Befunde des M-R, bezogen auf die Prognose der Patienten. Uni- oder bilaterales Fehlen der M-R-Antworten nur bei Patienten mit persistierendem apallischen Syndrom oder Tod; 43% der Patienten im apallischen Syndrom haben aber einen normalen M-R

Masseterreflex		fehlend		Latenz > 8 ms		Ar > 1,5		Latenz Differenz > 0,5 ms		Normal		%
Prognose	N	Unilat.	Bilat.	Unilat.	Bilat.	rechts	links	rechts	links	Unilat.	Bilat.	
Gute Wiederh. Mässiggrad. Behinderung	2							1			1	
Schwere Behinderung	7				1	1	1				3	
Apallisches Syndrom	23	1	1	1	7	3	2			2	10	43
Tod	6	2		1	1	3	1			1		

Diskussion

Der B-R und der M-R können als Tests für die Funktion des Hirnstamms angesehen werden. Uni- und bilaterale Abnormitäten von R_1 wurden bei den meisten Patienten mit pontinen und mehrherdigen Hirnstammläsionen, aber auch bei mesenzephalen Läsionen beobachtet [3, 9, 17, 18, 22]. Auch die R_2-Komponenten waren bei den meisten pontinen und mehrherdigen Hirnstammläsionen abnorm, ebenso bei fast allen Patienten mit Läsionen der lateralen Medulla oblongata [12, 20]. Pathologische M-R-Antworten wurden bei mesenzephalen und weniger häufig bei pontinen Läsionen gefunden [19, 26].

Allerdings können auch supratentorielle Läsionen zu Veränderungen des B-R führen [4, 12, 13]. Dabei wurden bei Patienten mit unilateralen Hemisphärenläsionen vor allem die R_2-Komponenten beeinflußt. Während Kimura [14] fehlende oder in ihrer Amplitude verminderte R_2- und R_{2i}-Komponenten unabhängig vom Stimulationsort nachweisen konnte, wurde von anderen Autoren in ihrer Amplutide verminderte R_1- und R_2-Antworten nur auf der hemiplegischen Seite nachgewiesen, während die Antworten auf der normalen Seite in ihrer Amplitude erhöht waren [2]. Eine quantitative Analyse des B-R konnte 2 Arten des supratentoriellen Einflusses mit Überwiegen des sensorischen Defizits und Herabsetzung der R_2-Komponenten auf der paretischen und nichtparetischen Seite einerseits, von einem supratentoriellen Einfluß mit Überwiegen des motorischen Defizits und Veränderungen der späten Komponenten nur auf der paretischen Seite andererseits, abgrenzen [4]. Abnorm verlängerte Latenzen der R_1-Komponente und fehlende R_2-Komponenten konnten nur in der Akutphase der Erkrankung der Hemisphären nachgewiesen werden. Beide Veränderungen bildeten sich innerhalb von Wochen zurück [5].

Bei schweren zerebralen Hypoxien kann eine diffuse Schädigung beider Hemisphären als gesichert angenommen werden. Ein isolierter hemisphärischer Einfluß ist deshalb bei unseren Patienten nicht anzunehmen. Diffuse zerebrale Schäden haben das Fehlen der Habituation nach Serienreizen und damit das Fehlen einer Amplitudenabnahme oder Verschwinden der R_2-Komponenten erkennen lassen [8, 21].

Eigene Erfahrungen bestätigten die fehlende Habituation des B-R bei Patienten im apallischen Syndrom. Wochen und Monate nach dem Akutereignis dürften deshalb supratentorielle Einflüsse auf den B-R, aber auch auf den M-R bei unserem Krankengut keine Rolle spielen. Die in dieser Studie dargelegten Veränderungen des B-R und M-R reflektieren deshalb bei den meisten Patienten den Schweregrad einer hypoxischen Schädigung, die auch die Hirnstammstrukturen erreicht hat [1].

Sedierende Medikamente unterdrücken die Reflexaktivität, wobei besonders rasch die R_2-Komponenten ausgelöscht werden [23]. Die Patienten wurden deshalb nur untersucht, wenn sie nicht sediert waren. Auch in Phasen des synchronisierten Schlafes werden die R_2-Komponenten unterdrückt [14]. Bei bewußtseinsgetrübten Patienten fehlen die R_2-Komponenten, wenn sich elektroenzephalographisch Zeichen des synchronisierten Schlafes (Spindeln) nachweisen lassen [23]. Die Patienten wurden deshalb nur in Wachphasen untersucht, wobei durch den raschen Wechsel von Schlaf- und Wachphasen bei

Patienten im apallischen Syndrom gewisse Schwierigkeiten bei der Wahl des Reizzeitpunktes auftreten können. Eigene Beobachtungen konnten auch eine Zunahme der Latenzzeiten des M-R in einer Schlafphase belegen. Ähnlich wie bei Patienten im akuten traumatischen Mittelhirnsyndrom [23] wurden auch bei den hier vorgestellten Patienten im apallischen Syndrom Unterschiede zwischen den Reflexantworten des B-R nach mechanischer und elektrischer Stimulation beobachtet. So waren nach elektrischer Stimulation wesentlich häufiger fehlende R_2-Komponenten nachzuweisen. Dies dürfte vor allem auf die unterschiedliche Reizintensität bei mechanischer oder elektrischer Stimulation zurückzuführen sein, obwohl auch die Stimulation unterschiedlicher Rezeptoren nicht ausgeschlossen werden kann [24]. Trotz dieser Unterschiede war jedoch der Gesamtanteil abnormer B-R-Antworten nach beiden Stimulationsarten gleich. Nur jeweils 8% der Patienten hatten normale Antworten. Wesentlich höher war der Anteil normaler Antworten beim M-R, doch hatten immerhin 57% der Patienten einen abnormen M-R. Patienten mit schlechter Prognose (schwere Behinderung, apallisches Syndrom und Tod) hatten in 85% der Fälle abnorme Antworten im elektrisch ausgelösten B-R, aber auch in 65% der Fälle pathologische M-R-Antworten. Diese elektrophysiologischen Parameter bestätigen somit die neuropathologische Aussage einer zunehmenden anoxischen Hirnstammschädigung bei schweren und schwersten Formen zerebraler Hypoxien/Ischämien [1].

Zusammenfassung

Bei 40 Patienten, die eine schwere zerebrale Hypoxie/Ischämie erlitten, wurden der mechanisch und elektrisch ausgelöste Blinkreflex (B-R) abgeleitet. Bei 38 Patienten erfolgte eine ergänzende Untersuchung des Masseterreflexes (M-R).

Nur 8% der Patienten im hypoxisch bedingten apallischen Syndrom hatten normale B-R-Antworten nach mechanischer Stimulation. Ein gleicher Prozentsatz normaler Befunde wurde auch nach elektrischer Stimulation beobachtet, doch waren hier wesentlich häufiger fehlende R_2-Komponenten nachzuweisen. 57% der Patienten im apallischen Syndrom hatten auch einen abnormen M-R. Patienten mit schlechter Prognose (schwere Behinderung, apallisches Syndrom und Tod) zeigten in 85% der Fälle abnorme Antworten im elektrisch ausgelösten B-R, aber auch in 65% der Fälle einen pathologischen M-R. Diese elektrophysiologischen Untersuchungen belegten die beträchtliche Störung von Hirnstammstrukturen nach ausgeprägten hypoxisch/ischämischen Gehirnschäden.

Literatur

1. Brierley JB, Meldrum BS, Brown AW (1973) The threshold and neuropathology of cerebral anoxic-ischemic cell change. Arch Neurol 29:367–374
2. Dehen H, Willer JC, Bathien N, Cambier J (1976) Blink reflex in hemiplegia. Electroencephalogr Clin Neurophysiol 40:393–400

3. Dengler R, Struppler A (1981) Beurteilung der Lokalisation und Ausdehnung von Hirnstammaffektionen mit Hilfe des Orbicularis-oculi-Reflexes. Z EEG EMG 12:50–55

4. Dengler R, Kossev A, Gippner C, Struppler A (1982) Quantitative analysis of blink reflexes in patients with hemiplegic disorder. Electroencephalogr Clin Neurophysiol 53:513–524

5. Fisher MA, Shahani BT, Young RR (1979) Assessing segmental excitability after acute rostral lesions. II. The blink reflex. Neurology (Minneap) 29:45–50

6. Gerstenbrand F (1967) Das traumatische apallische Syndrom. Springer, Wien, New York

7. Gerstenbrand F, Rumpl E (1983) Das prolongierte Mittelhirnsyndrom traumatischer Genese. In: Neumärker KJ (Hrsg) Hirnstammläsionen Hirzel, Leipzig, S 236–248

8. Gregoric M (1973) Habituation of the blink reflex. In: Desmedt JE (ed) developments in electroencephalography and clinical neurophysiology. Karger, Basel, pp 673–677

9. Hacke W, Schaff C, Zeumer H (1983) Der Orbicularis-oculi-Reflex bei computertomographisch verifizierten Läsionen der hinteren Schädelgrube. Fortschr Neurol Psychiat 51:313–324

10. Jennet B, Bond M (1975) Assessment of outcome after severe brain damage. Lancet I:480–484

11. Kimura J (1971) Elektrodiagnostic study of brainstem strokes. Stroke 2:576–586

12. Kimura J (1973) The blink reflex as a test for brainstem and higher central nervous system function. In: Desmedt JE (ed) New developments in electroencephalography and clinical neurophysiology. Vol 3. Karger, Basel, pp 682–691

13. Kimura J (1974) Effect of hemispheral lesions on the contralateral blink reflex. Neurology (Minneap) 24:168–174

14. Kimura J, Harada O (1972) Excitability of the orbicularis reflex in all night sleep: Its suppression in non-rapid eye movement and recovery in rapid eye movement sleep. Electroencephalogr Clin Neurophysiol 33:369–377

15. Kugelberg E (1952) Facial reflexes. Brain 75:385–396

16. McIntyre AK, Robinson RG (1959) Pathway of the jaw-jerk in man. Brain 82:468–474

17. Namerow NS, Etemadi A (1970) The orbicularis oculi reflex in multiple sclerosis. Neurology (Minneap) 20:1200–1203

18. Ongerboer de Visser BW (1982) Afferent limb of the human jaw reflex: Electrophysiologic and anatomic study. Neurology (Minneap) 32:536–566

19. Ongerboer de Visser BW, Goor C (1976) Jaw reflexes and masseter electromyograms in mesencephalic and pontine lesions: An electrodiagnostic study. J Neurol Neurosurg Psychiatry 39:90–92

20. Ongerboer de Visser BW, Kuypers HGJM (1978) Late blink reflex changes in laterial medullary lesions. An electrophysiological and neuranatomic study of Wallenberg's syndrome. Brain 101:285–294

21. Penders CA, Delwaide PJ (1971) Blink reflex studies in patients with parkinsonism before and during therapy. J Neurol Neurosurg Psychiatry 34:674–678

22. Ronchi O, Arnetoli G, Campostrini R, Nencioni L, Zappoli R (1983) Somatic brainstem reflexes in vertebral-basilar insufficiency: An electrophysiological study. Electromyogr Clin Neurophysiol 23:577–585

23. Rumpl E, Gerstenbrand F, Hackl JM, Prugger M (1982) Some observations on the blink reflex in posttraumatic coma. Electroencephalogr Clin Neurophysiol 54:406–417

24. Rushworth G (1962) Observations on blink reflexes. J Neurol Neurosurg Psychiatry 25:93–109

25. Smith RD, Marcarian HQ, Niemer WT (1968) Direct projection from the masseteric nerve to the mesencephalic nucleus. J Comp Neurol 133:495–502

26. Yates SK, Brown WF (1981) The human jaw jerk: Electrophysiologic methods to measure the latency, normal values, and changes in multiple sclerosis. Neurology (NY) 31:632–634

Personalbedarf auf einer neurologischen Intensivstation – nachgewiesen an Arbeitszeitanalysen

M.-J. *Bauer* und W. *Pinter*

Einleitung – Ziel der Untersuchung

Für die Berechnung des personellen Bedarfs im Pflegebereich auf Intensivstationen wird in der Regel von 2 Planstellen pro Bett (Anhaltszahl „AZ" = 1:0,5) ausgegangen, bestenfalls gibt es hierauf eine Anrechnung von 15% Ausfall, das bedeutet eine AZ von 1:0,43. Diese Zahlen sind in den vergangenen 15 Jahren im wesentlichen konstant geblieben. Nur spezielle Abteilungen, wie z. B. chirurgische Intensivstationen mit ein oder zwei Transplantationsbetten, bekommen einen besseren Bettenschlüssel bis zu 1:0,22 zugestanden.

Auf welche amtlichen Vorgaben kann man sich stützen?

DKG-Richtlinien für die Organisation von Intensivstationen von 1974:
– Intensivbehandlung AZ 1:0,5;
– bei einem Beatmungsanteil von über 20% AZ 1:0,33;
– bei 12 Betten eine Stelle für Administration extra;
– die leitende Pflegekraft kommt nicht in Anrechnung;
– man geht von 15% Ausfall aus.

DKG-Empfehlungen vom Dezember 1985:
Sie empfiehlt die analytische statt der pauschalen Personalbedarfsermittlung weil:
– mehr Patienten durch kürzere Verweildauer;
– zunehmende Mehrfacherkrankungen;
– zunehmende Schwersterkrankungen;
– Zunahme der Belastung im organisatorischen Bereich.

Unbedingt berücksichtigt werden müssen: die differenzierteren juristischen Auslegungen für das Pflegepersonal, die Zunahme der Pflegeintensität aus technischen und therapeutischen Erfordernissen, der vermehrte Zeitaufwand durch die Auflagen der MedGV. Die Empfehlungen der DKG sind realistisch, sie können für die neurologische Intensivmedizin nur bestätigt werden. Die Belastung auf unseren Intensivstationen ist durch Plasmapheresen, Lysen und immer aufwendigere Diagnostik und Therapie weiter gestiegen. Wir haben vorwiegend mit sehr langwierigen Erkrankungen bei bewußtseinsklaren Patienten mit maximalen Behinderungen zu tun. Diese Patienten fordern Zuwendung und Betreuung bis zur Belastbarkeitsgrenze des Personals. Die Personalbemessung nach Anhaltszahlen stimmt überhaupt nicht mehr (AT: 1:0,5).

Bei einer 12-Bettenstation sind das 24 Planstellen, 24 Planstellen $\times$ 251 Schichten = 6024 Schichten, 6024 Schichten : 365 Tage = 16,5 Mitarbeiter/ Tag. Es wäre eine Schichtbesetzung 6,5 : 5 : 5 möglich, wenn nicht schon ein tarifrechtlich abgesicherter Ausfall von 15,5% zuzüglich eines etwa 12%igen Anteils an Krankheit eine Schichtbesetzung von 3,8 : 4 : 4 zuließe.

Realistischer ist da schon eine Personalberechnung nach Mindestbesetzung: 12 Patienten müssen in 3 Schichten pflegerisch versorgt werden. 6 Pflegekräfte $\times$ 3 Schichten $\times$ 365 Tage = 8760 Schichten, 8760 Schichten : 251 Schichten/MA = 35 Planstellen. Es wäre eine Schichtbesetzung 6 : 6 : 6 + 2 MA im Außendienst möglich. Am sinnvollsten ist jedoch die Personalberechnung nach Pflegeaufwand. Die analytische Beweisführung setzt natürlich voraus, daß der Pflegeaufwand exakt erhoben wurde. Die vor 15 Jahren festgelegten 700 Pflegeminuten/Tag und Intensivpatient sind lange überholt. Selbst bei einer noch möglichen Schichtbesetzung von 4 MA/Schicht gibt es einen Personalmangel von 5,5 Pflegekräften pro Tag:

12 Patienten $\times$ 700 min = 8400 min,

12 MA $\times$ 480 min = 5760 min,

8400 min − 5760 min = 2640 min : 480 min = 5,5 MA.

Wir haben für unseren Bereich der neurologischen Intensivmedizin einen Pflegeaufwand von durchschnittlich 1172 min/Patient/Tag erhoben:

12 Patienten $\times$ 1172' = 14064',

14064' : 480' = 29,3 MA,

29,3 MA − 27,5% = 21,2 MA.

Schichtbesetzung : 7 : 6 : 6 + 2 MA Außendienst. Mit dieser Besetzung würde man den Bedürfnissen der Patienten gerecht werden und bekäme mit Sicherheit auch noch Pflegekapazität durch einen geringeren Krankenstand frei.

Methodik

Wie sind diese 1172 Pflegeminuten zustande gekommen? 1987 haben wir in den Monaten Mai und Juni Arbeitszeitanalysen durchgeführt. Täglich wurden bei 2 Patienten alle Verrichtungen und Tätigkeiten mit und am Patienten zeitlich gemessen. Gegliedert wurden diese Tätigkeiten nach Grund- und Behandlungspflege, Administration, hauswirtschaftlichen Tätigkeiten und Sonstigem. Es wurden genau 129 Bögen geführt. Jedoch waren nicht alle über alle drei Schichten auswertbar. Nur 41 konnten berechnet werden. In der Jahresbilanz hatten wir SHT/Polytraumen = 28%, intrakranielle Blutungen/zerebrale Durchblutungsstörungen = 27%, entzündliche Erkrankungen des ZNS = 12%, Myasthenie/Thymektomie = 9%, Polyneuropathie/Guillain-Barré-Patienten = 4%, bei 291 Patienten gesamt.

Von großer Bedeutung ist die Beurteilung der Krankheitsbilder nach Schweregrad. Wir beurteilen die Patienten nach drei Pflegekategorien:

Kategorie I: Erfaßt Patienten die hinsichtlich ihrer Vitalfunktionen und/oder ihrer neuromuskulären Funktionsstörungen akut gefährdet sind. Keine Beatmung.

Kategorie II: Erfaßt Überwachung und Behandlung von Patienten, die bereits gestörte Vitalfunktionen und/oder neuromuskuläre Funktionsstörungen aufweisen. Keine Beatmung/Beatmung/bewußtseinsklar und beatmet.

Kategorie III: Erfaßt Überwachung und Behandlung von Patienten, die hinsichtlich ihrer Vitalfunktionen und ihrer neuromuskulären Funktionen schwerstgestört sind. Beatmet/bewußtseinsklar und beatmet.

Im Jahr 1985 hatten wir nach Falldaten für Kat. I 10%, für Kat. II 30% und für Kat. III 60% Pflegeaufwand errechnet. Durch die Zeitanalyse sind wir zu veränderten Anteilen gekommen. Kat. I 1%, Kat. II 25% und Kat. III 74%. Der Anteil an beatmeteten Patienten betrug im Jahresdurchschnitt 42%.

Seit 1985 erheben wir täglich 25 Daten von Patientenaufnahmen über Transporte, Pflegekategorien, Plasmapheresen bis hin zur Schichtbesetzung, ab Juni dieses Jahres sogar auf Wunsch der Kassen die Beatmungsstunden. Diese ganzen Daten in Verbindung mit Apothekenetat und Bandagenverbrauch sind ein abgerundeter Leistungsnachweis. Im Jahre 1987 sind auf unserer Station 5650 Ampullen Fentanyl verbraucht worden. Wenn man den Aufwand im Umgang mit BTM-Mitteln berücksichtigt, wird an diesem Beispiel deutlich, welcher enorme Verwaltungsaufwand dazukommt.

Ergebnis

Zeit	Grundpfl.	Behdlpfl.	Adminst.	Hausw.	Sonstiges
1172'	29,5%	30,2%	9,2%	10,5%	20%

Aus diesen Zahlen läßt sich sehr schnell ableiten, daß bei Zusammenlegung der Administration und Sonstiges auch ein Wert von 29,2% entsteht. So haben wir die klassische Gliederung in der Krankenpflege.

In *Krankenhausbetriebslehre,* Band I, von Siegfried Eichhorn, stehen unverändert seit 15 Jahren normative Vorgabewerte für den Pflegezeitaufwand auf Intensivstationen von 700 min:

Zeit	Grundpfl.	Behdlpfl.	Adminst.	Hausw.
700'	43%	51%	3%	3%

Für die neurologische Intensivmedizin mit einem hohen Pflegeaufwand bei Langzeitintensivbehandlung stimmen weder der Pflegeaufwand noch die Gliederung nach Tätigkeiten. Ganz deutlich wird die Gliederung erst, wenn man die einzelnen Krankheitsbilder im Aufwand über längere Zeiträume und unter veränderten Krankheitsbedingungen betrachtet. Ein Guillain-Barré-Syndrom hat in der Akutphase natürlich bei Beatmung höhere Behandlungspflegewerte. In der Phase der Entwöhnung vom Beatmungsgerät steigt erwartungsgemäß der Grundpflegeanteil sehr stark an. In der Stabilisierungsphase steigen die Zeiten für Administration und hauswirtschaftliche Tätigkeiten, weil die Pflegekraft vermehrt diese „Nebentätigkeiten" erledigen muß. Bei Reintubation einer Guillain-Barré-Syndrom-Patientin und Beatmung wurde die Umkehr dieser Aussage eindrucksvoll dokumentiert.

Ein nichtbeatmeter hoher Querschnitt hat einen um 10% höheren Anteil an Grundpflege, weil hier die persönliche Zuwendung mit Handreichungen, psychische Betreuung und aufwendige Lagerung einen großen Zeitaufwand bedeuten. Bei kraniellen Blutungen oder Schädel-Hirn-Traumen mit Hirndruckmessungen, kontinuierlichen EEG-Ableitungen und anderen diagnostischen Messungen ist der Behandlungspflegeaufwand wegen differenzierter Therapie und immensem technischen Aufwand sehr hoch. Höher als üblich ist in diesen Fällen auch der Anteil an Administration, denn die regelmäßige Überprüfung und Protokollierung der technischen Geräte nach MedGV sind zeitraubend.

Abb. 1 dokumentiert den hohen Anteil der Behandlungspflege bei beatmeten Patienten mit neuromuskulären Erkrankungen im Gegensatz zu Patienten mit Erkrankungen des zentralen Nervensystems (Schädel-Hirn-Traumen, Subarachnoidalblutungen usw.). Dies ist auf die besondere Zuwendung zurückzuführen, deren der beatmete, bewußtseinsklare Patient bedarf. Seine

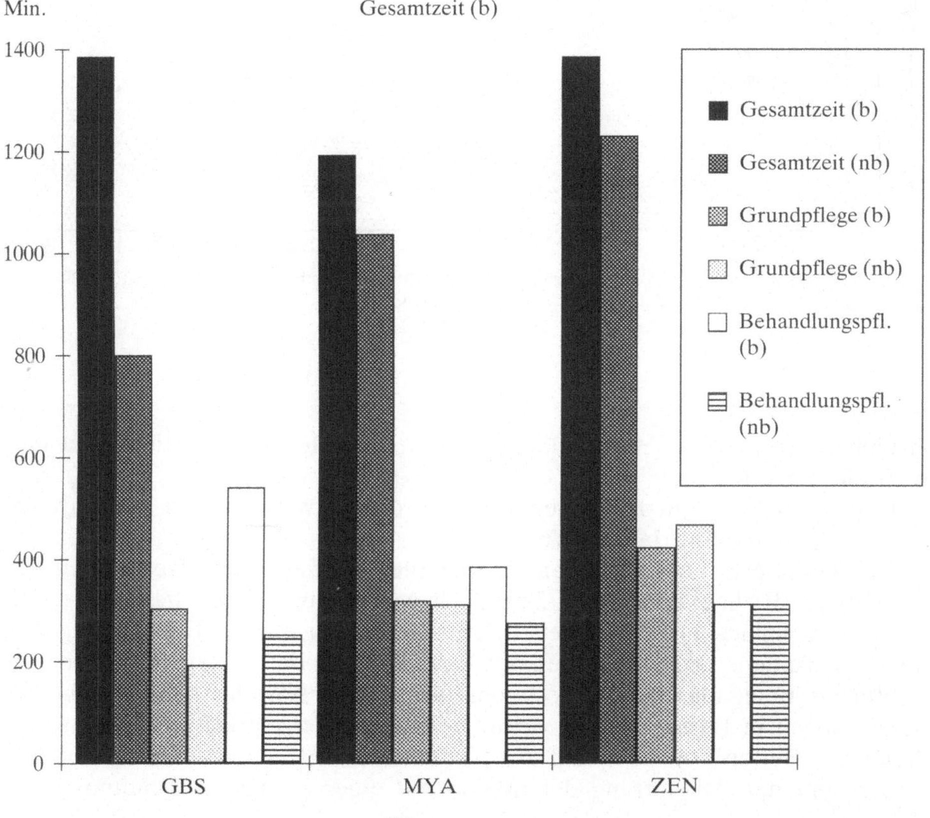

Abb. 1. Mittelwerte der Pflegezeit nach Diagnosen *(GBS* Guillain-Barré-Syndrom, *MYA* Myasthenie, *ZEN* Erkrankungen des Zentralnervensystem, *b* beatmet, *nb* nicht beatmet)

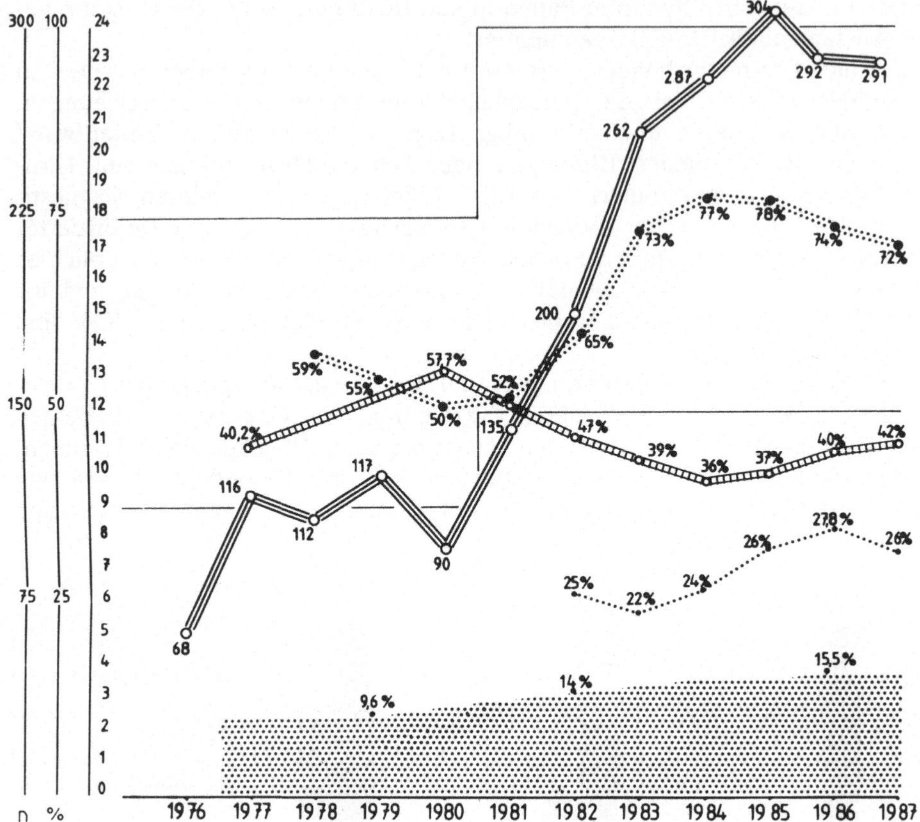

Abb. 2. Patientenbelegungs- und Personalausfallsstatistik der neurologischen Intensivstation der Universitätsklinik Hamburg-Eppendorf 1976–1987

maximale körperliche Hilflosigkeit erfordert viele technische Hilfsmittel und spezielle Lagerung.

In der Abb. 2 zeigt das Liniendiagramm die Entwicklung der Station nach der Neugestaltung im Jahre 1976.

Das punktierte Feld zeigt den tarifrechtlich abgesicherten fixen Anteil der Ausfallzeit. Er liegt bei 15,5%. Zuzüglich Ausfall durch Krankheit sind es um 25% Personalausfall. Die Dreistrichlinie verdeutlicht die Entwicklung der Patientenzahlen. Die Doppelpunktdarstellung zeigt die Entwicklung der prozentualen Belegung nach Berechnungstagen. Die Karodarstellung zeigt die Beatmungen in Prozentzahlen. Schwarze Strichlinien markieren die Aufstokkung der Betten von neun auf zwölf im Jahre 1980. Verbunden war dieser Schritt mit der Ausstattung der Station mit einer ärztlichen Rundumversorgung.

Aus Abb. 3 kann man die Entwicklung der Station nach der Aufstockung 1980 ersehen. Eine Pflegekraft pro Schicht mehr und eine ärztliche Rundumbe-

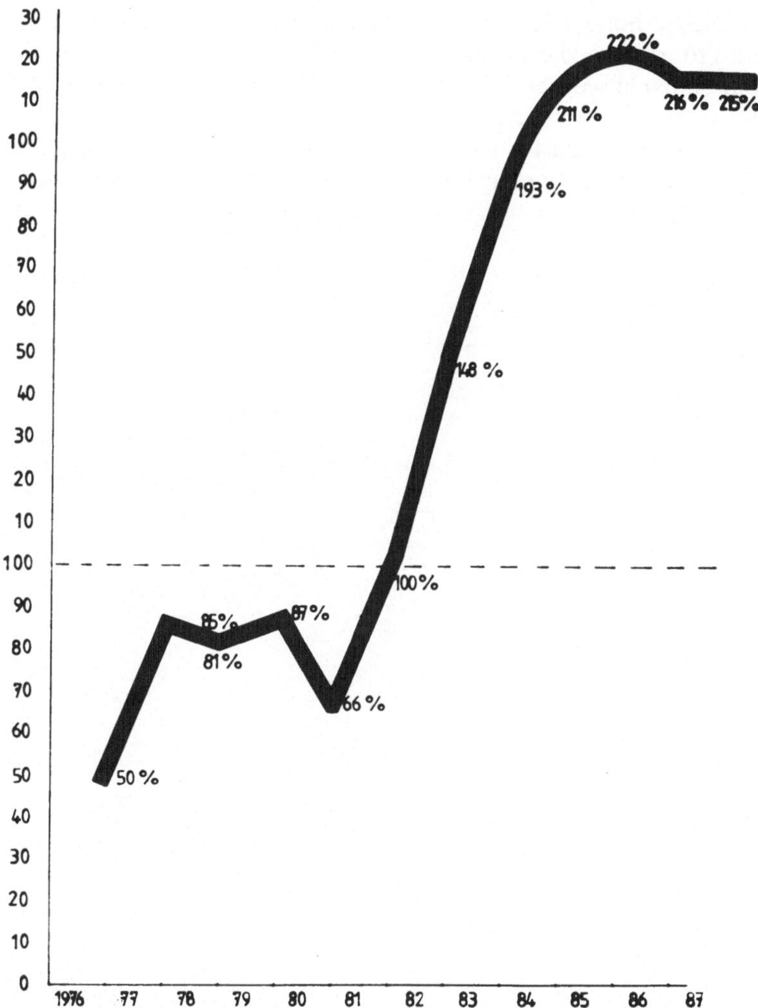

Abb. 3. Prozentuale Belegungszahlen der neurologischen Intensivstation in bezug auf das Jahr 1981 = 100%

setzung haben die Station wesentlich leistungsstärker gemacht. Es ist aber auch erkennbar, daß sich die Kurve neigt und stabilisiert.

Schlußfolgerung

Durch die Arbeitszeitanalyse haben wir den großen Pflegeaufwand auf einer neurologischen Intensivstation darstellen können. Mit 1172 min pro Patient und Tag ist von uns analytisch nachgewiesen worden, daß die geltenden Anhaltszahlen für die Personalberechnung nicht mehr zeitgemäß sind und einer Korrektur bedürfen.

Dieser hohe Pflegeaufwand bedeutet auch eine Überlastung des Personals und führt zusätzlich zu hohen Ausfallzeiten, die auch durch die Analyse sichtbar gemacht werden konnten und die ihrerseits die Situation weiter verschlechtern.

Es ist daher zu fordern, durch Anhebung der Anhaltszahlen auf einen aufwandgerechten Standard den Erfordernissen in der pflegerischen Patientenbetreuung auf einer neurologischen Intensivstation besser gerecht zu werden.

Sachverzeichnis